U0392688

临床护理技术与护理要点

于　淼　朱昕彤　王　玉　主编

中国纺织出版社有限公司

图书在版编目（CIP）数据

临床护理技术与护理要点 / 于淼, 朱昕彤, 王玉主编. -- 北京：中国纺织出版社有限公司, 2024.12.

ISBN 978-7-5229-2287-4

Ⅰ. R47

中国国家版本馆CIP数据核字第2024BB7119号

责任编辑：樊雅莉　　　责任校对：王蕙莹　　　责任印制：王艳丽

中国纺织出版社有限公司出版发行

地址：北京市朝阳区百子湾东里A407号楼　邮政编码：100124

销售电话：010—67004422　传真：010—87155801

http://www.c-textilep.com

中国纺织出版社天猫旗舰店

官方微博 http://weibo.com/2119887771

北京虎彩文化传播有限公司印刷　各地新华书店经销

2024年12月第1版第1次印刷

开本：787×1092　1/16　印张：14.5

字数：339千字　定价：98.00元

编　委　会

丁海彦　哈尔滨医科大学附属第二医院

傅开美　哈尔滨医科大学附属第四医院

杜　雯　哈尔滨医科大学附属肿瘤医院

聂雪梅　哈尔滨医科大学附属第一医院

张　微　哈尔滨医科大学附属第二医院

许博薇　哈尔滨医科大学附属第二医院

刘　佳　哈尔滨医科大学附属第二医院

孔祥凝　哈尔滨医科大学附属第二医院

刘佳丽　哈尔滨医科大学附属第二医院

李　倩　哈尔滨医科大学附属第二医院

李　辉　哈尔滨医科大学附属第一医院

李超男　哈尔滨医科大学附属肿瘤医院

马晓波　哈尔滨医科大学附属第二医院

张晓楠　哈尔滨医科大学附属第二医院

郭庆杰　哈尔滨医科大学附属第一医院

耿健鹏　哈尔滨医科大学附属第四医院

庄佳铭　哈尔滨医科大学附属第二医院

前　言

护理工作是为保持和促进人们健康的服务，对患者的生命健康负有重大责任，护理工作必须体现以健康为中心的服务思想，对大众的健康负责，为此护理人员要不断提高技术水平和服务质量。近年来随着国民经济不断发展，护理业务范围也不断扩大和深入，护理分工越来越细，这就对护理人员的业务水平提出了更高的要求。临床护理人员既要有扎实的理论知识，又要具备过硬的实践能力，本书正是在此背景下编写而成的。

本书在编写过程中搜集相关资料，参考相关文献及各科领域的最新研究动态和学术成果，同时结合各位编者丰富的临床护理经验，使得内容具有实用性、科学性和先进性。本书先介绍急诊急救护理，然后系统阐述临床上常见疾病的诊疗护理要点，对外科疾病的手术室护理也作了介绍。全书内容涵盖了理论与实践，既可用于年轻护士的规范化培训，也可作为各科室专科护士临床工作的参考书。

由于参编人数较多，文笔不尽一致，加上编者时间和内容篇幅有限，书中不足之处在所难免，特别是现代医学发展迅速，书中阐述的某些观点、理论可能需要及时修订，望广大读者提出宝贵意见和建议，以便再版时修订，谢谢。

编　者

2024 年 7 月

目 录

第一章

急诊急救护理

第一节 休克的抢救

一、概述

休克是各种原因引起的组织灌注不良，不能满足代谢需要所产生的复杂的病理生理过程和对全身具有十分严重危害的临床综合征。

二、症状

1. 意识和表情

非全身麻醉患者早期表现为烦躁不安、呼吸促迫及自诉口渴等现象。晚期表现为意识模糊甚至昏迷。

2. 末梢循环

脸色、皮肤苍白发凉，肢端发冷，口唇、甲床发绀等。

3. 血压与脉搏

脉搏细弱、增快，脉率常在 100 次/分以上，脉压减小，血压急剧下降。

4. 颈静脉与外周静脉充盈情况

当血容量不足时，能看到仰卧位的患者颈静脉塌陷。

5. 尿量

尿量减少，少于 20 mL/h。

三、护理

无论何种原因引起的休克，都需要进行对症治疗，重点是稳定血流动力学、改善微循环恢复组织灌注、输送足够的氧满足代谢需要。

1. 一般处理

（1）维持呼吸道通畅、保证足够的通气量：检查呼吸道是否通畅，及时清除口腔及呼吸道异物，必要时可做气管插管辅助通气。

（2）给氧：无论何种原因引起的休克均应通过面罩等方法给氧，以提高氧分压。吸入的氧浓度应保证动脉血氧分压（PaO_2）在 70~90 mmHg。

（3）快速止血：应尽快控制活动性出血，采取压迫、结扎等方法减少失血量。

（4）保暖：保持适宜的室温。手术中应注意伤口内脏器不能暴露过多，防止热能的散失。如有寒战应及时纠正，以免增加耗氧量。

（5）止痛：疼痛可进一步增加心脏的负担，因此可适当应用止痛药。

2. 建立 2~3 条良好的静脉通道，及时补充血容量

为了在休克抢救中能及时补充液体，必须建立一条或多条良好的静脉通道，进行快速输液。必要时可做上腔静脉插管，既能测定中心静脉压，又可作为快速输液、输血的通道。

（1）晶体液：休克发生后，体内组织细胞外液大量丢失，电解质溶液作为首选液体被广泛应用，特别是平衡盐溶液，能快速补充血容量，使血液稀释，改善微循环的灌流，纠正功能钠和细胞外液的缺乏以及具有缓冲碱的作用等，在休克的抢救中发挥积极的作用。补充电解质的量取决于休克发生时间的长短或休克严重程度，休克时间越长或程度越严重，需要补充电解质的量就越多。

（2）胶体液：外伤引起的休克最常见的是以失血为主的低血容量性休克，因此应根据情况进行成分输血补充失血量，维持有效循环血量及血液携氧能力，改善组织的灌流与供氧。常用的胶体液有全血、血浆、清蛋白等血制品及血浆代用品，如右旋糖酐、羟乙基淀粉等。

在补液救治中，如果输血和血浆以及平衡盐溶液不能使休克状态有所好转，即补液治疗不能改善供氧，则应考虑输注红细胞。

3. 辅助心血管功能，谨慎使用血管活性药

（1）应用血管收缩药物：交感胺类药物是治疗休克最常用的心血管药物，如去甲肾上腺素能激活 β_1 受体，使心肌收缩力与心排血量增加；多巴胺主要兴奋 α 受体使血管收缩，引起血压升高。

（2）应用血管扩张药物：血管扩张药可通过减少心脏充盈而减轻心脏的代谢需求，如硝普钠可通过促使血管平滑肌细胞内环鸟苷酸增加使心脏的前后负荷降低，增加心脏的每搏输出量；酚妥拉明可以降低外周血管的阻抗，使血压下降，从而达到降低心脏后负荷的目的。

（3）其他作用于心脏的药物：洋地黄类药可用于治疗对扩容反应差或伴有房颤后心力衰竭的休克患者。

4. 纠正酸碱平衡紊乱

（1）纠正代谢性酸碱平衡紊乱的基本措施是恢复有效循环血量，改善组织灌流。

（2）纠正呼吸性酸碱平衡紊乱的方法是调整呼吸频率，改善通气。

（3）应用利尿药。

5. 其他

减轻组织损伤和针对体液因子丢失的治疗等。

（于 淼）

第二节　心肺脑复苏技术

凡因创伤、疾病、中毒等原因导致心搏及呼吸突然停止，所采取的一切急救措施，称心肺脑复苏术。

一、症状

（1）神志突然消失。

（2）呼吸停止或叹息样呼吸，面色苍白或发绀。

（3）大动脉搏动消失，心音听不到。

（4）瞳孔散大，对光反射消失。

（5）手术创面出血停止。

二、护理

当心搏呼吸骤停时，应采取的复苏措施可归纳为9项，这9项措施的英文名称的第1个字母分别为A、B、C、D、E、F、G、H、I。为便于记忆，按A至I的顺序介绍：A. 保持气道通畅，这是人工呼吸的先决条件。B. 人工呼吸，口对口（鼻）呼吸。C. 建立人工循环，胸外心脏按压。D. 用药和输液，开放静脉，应用肾上腺素、利多卡因等药物，纠正酸中毒等。E. 心电图监测，明确心律失常的性质，便于治疗。F. 除颤，用除颤器或药物除颤。G. 诊断，查明心脏停搏的原因，并对症处理。H. 低温，头部冰袋降温，降低脑代谢，提高脑对缺氧的耐受性。I. 加强治疗，重点是脑复苏，支持各器官功能。

急救可分为基础生命支持、进一步生命支持和持续生命支持三期。每期的救治方法各有不同侧重点，要求每个医护人员熟练掌握。

1. 基础生命支持（现场救治）

基础生命支持又称现场急救，主要是保持气道通畅，尽快进行人工呼吸和胸外心脏按压，以恢复呼吸和循环以及脑的血氧供应。这一步骤应力争在4分钟内开始。

（1）迅速判断患者的情况。

1）轻摇患者肩部并大声询问："你没事吧？"

2）若患者无反应，立即请在场其他人员呼叫急救系统。

（2）保持呼吸道通畅。

1）气道不畅的原因：昏迷或意识消失的患者，常因舌后坠，舌根和会厌紧贴咽后壁或因异物阻塞气道，致使呼吸不畅。

2）气道不畅的处理方法：患者仰卧，松解衣领及裤带，挖出口中污物、摘除义齿等。开放气道，可采用下列方法：①仰面抬颈法（无颈部损伤者）；②仰面举颏法；③双手托颌法（有颈部损伤者）。

（3）人工呼吸：主要是口对口（鼻）呼吸。医者位于患者一侧，一手捏住患者的鼻孔，另一手抬起下颌，深吸一口气，紧贴患者口缓慢吹气 $1\sim1.5$ 秒，连续2次，以胸廓抬起为度，然后松开鼻孔，令其呼气。由于救护者过度通气，呼出气的氧浓度可达 $16\%\sim18\%$（空气为 21%），CO_2 浓度为 2%，此种直接呼出气通气比延迟供给空气或氧气为好。

1）吹气之前：耳朵位于患者口鼻处，同时观察胸廓判断有无呼吸；如无呼吸迅速向肺内吹气2次。

2）吹气的方法：医者一手捏住患者鼻孔，另一手托住下颌保持气道通畅；医者深吸气；双唇含住患者口部用力吹气；吹气完毕，松开握鼻孔的手，让患者胸部自动回缩呼气。

3）触摸患者的颈动脉有无搏动。

4）若有搏动，则需反复进行人工呼吸。

5）吹气频率：成人 10~12 次/分，儿童或婴儿 12~20 次/分。

（4）人工循环：胸外心脏按压是维持人工循环的主要方法。现场抢救时，若患者无脉搏，可迅速实施人工呼吸与胸外心脏按压。两者同时进行，具体操作方法如下。

1）术者跪于患者右侧肩旁。

2）确定按压部位：成人为胸骨正中、双乳头水平连线中点；婴儿为双乳头连线下方，用双手指按压胸骨。

3）术者双肩正对患者的胸骨，双手掌根重叠，手指互扣（紧贴患者胸骨的手指）翘起，双上肢伸直，利用上身重量垂直下压。下压深度成人为 4~5 cm，儿童与婴儿为胸廓的 1/3~1/2，按压频率为 100 次/分。

4）心脏按压必须与人工呼吸配合，按压/通气比例：单人救治（成人 30：2），双人救治（成人 30：2、儿童 15：2、婴儿 3：1）。

胸外心脏按压与人工呼吸交替进行 5 个周期，若双人或多人实施救治时，应在 2 分钟或 5 个周期时更换按压者，施救者转换时间不超过 5 秒。

在进行胸外心脏按压和人工呼吸过程中，如出现瞳孔缩小、睫毛反射、肌张力良好、呼吸好转等，表明有效，应坚持抢救，并尽快争取 8 分钟内进行二期抢救。

2. 进一步生命支持（二期救治）

进一步生命支持又称二期救治，目的在于促进心脏复跳、恢复自主循环和正常血压。

（1）仪器救治。

1）气管内插管进行机械通气吸氧，以建立和维持有效的通气和循环。

2）心电监护，发现并控制心律失常。

3）电除颤：心搏骤停 2 分钟内可立即除颤，首次除颤为 200 Ws，如失败，可用 400 Ws 除颤。

4）人工起搏器起搏：任何类型的心搏骤停均可用人工起搏器，用皮肤电极起搏和皮下—心肌针起搏。

（2）开胸心脏按压：胸外心脏按压血流量不足，因此有条件时应开胸心脏按压，一般心搏骤停 4~5 分钟后即可施行，并应在停跳后 8~10 分钟开胸按压。

（3）药物治疗。

1）用药途径：①开放静脉，选择上肢大静脉为好；②气管内给药，如已行气管插管，可将药物稀释成 10 mL，气管内注入，但去甲肾上腺素、钙盐、碳酸氢钠等对黏膜有刺激，不宜气管内注入；③心内注射，在进行心外按压时，一般不主张应用心内注射，因注射时要暂停心脏按压；而且穿刺时易损伤冠状血管或刺破胸膜而并发气胸及心脏压塞；误入心肌可致顽固性心室颤动。此法在开胸按压时可用。

2）常用药物：①肾上腺素，是恢复心搏的首选药物，用量每次 1~2 mg，5 分钟重复 1 次；②异丙肾上腺素、去甲肾上腺素等拟肾上腺素药，能改善心脑复苏时心肌和脑血流供应；③利多卡因，是治疗各种室性心律失常的首选药，还能提高心室颤动阈值，治疗心室颤动，用量为 1~2 mg/kg；④碳酸氢钠，纠正与治疗酸中毒，应根据二氧化碳结合力降低的情况计算剂量，以后在血气监测下应用；⑤其他，如升压药、钙通道阻滞药、脱水利尿药等，根据病情酌情选用。

3. 持续生命支持（后期救治）

持续生命支持又称后期救治，目的是对原发病、并发症进行救治，防治多器官衰竭，重点为脑复苏。具体措施如下。

（1）控制动脉压，适当输液与输血：对动脉压进行主动控制，维持并改善循环功能，增进脑及全身血液灌流。复苏时输液应适当，不但注意输液的量和种类，而且应补充携氧能力和胶体渗透压。除输血外，应补入适量的平衡盐，还应尽可能取得脱水、降低颅内压的效果。同时要考虑改进微循环。

（2）呼吸管理：气管插管机械通气应保持满意的 PaO_2，保证脑组织氧供，适当降低 PaO_2。控制 pH 在 7.3~7.6，PaO_2 为 13.3 kPa，$PaCO_2$ 为 3.3~4.0 kPa。当患者出现有效自主呼吸后，仍应间歇辅助呼吸，待动脉血气分析正常，胸部 X 片检查示肺部正常后方可拔管。

（3）降温：重点为头部降温，以降低脑代谢及降低颅内压，降温应尽早开始。心脏复跳后，使鼻咽温度降至 30 ℃，维持 24 小时，而后待体温自然回升，保持鼻咽温度 34 ℃，直至出现意识活动。

（4）降低颅内压：心肺复苏后，在控制血压、过度通气、降温治疗的前提下，同时给予 20% 甘露醇（每 4~6 小时 1 g/kg）利尿，第 1 日尿量可超过 500~1 000 mL，精确记录出入量，利尿过程中注意保钾。尿量不多时加用呋塞米和依他尼酸钠。同时早期足量应用肾上腺皮质激素。

（5）其他药物的应用：视病情给予自由基消除剂、低分子右旋糖酐、硫喷妥钠、维生素 K、维生素 C、超氧歧化酶及钙通道阻滞药等。

三、结局

1. 评估要求

（1）进行胸外心脏按压—人工呼吸 4 个循环后，应触摸颈动脉有无搏动，如无搏动时继续进行按压和通气。如此反复进行。

（2）实施 CPR 过程中进行评估，救护人员替换时间不得超过 5~7 秒。

2. 复苏有效的指征

除按压心脏时可触及大动脉搏动外，同时应出现下列 1 个脑活动征象。

（1）瞳孔变小，出现对光反射。

（2）睫毛反射出现，通常预示心跳恢复后意识将恢复。

（3）肌张力良好，并有吞咽活动。

（4）挣扎是复苏的有效征象。

（5）自主呼吸恢复。

3. 脑损伤恢复的情况

（1）立即恢复：复苏术后 1~2 小时苏醒者，一般无神经系统后遗症。

（2）快速恢复：复苏术后 10 小时内苏醒者，也多无神经系统后遗症。

（3）延迟恢复：复苏术中自主呼吸及循环恢复，意识数日后方恢复，可遗有情绪障碍、瘫痪、遗忘症等后遗症。

（4）大脑死亡：即去大脑皮质状态，是大脑特别是新皮质及其他幕上结构的不可逆性破坏，仅少数人可能有好转，多数人停留在"植物性状态"，称"植物人"，现称为"社会死亡"。

（5）全脑死亡：是大脑死亡加整个脑坏死，包括小脑、中脑与脑干坏死，通常在心肺复苏恢复循环后变明显。大多数国家的医学与法律以脑死亡为死亡判断标准，可停止抢救。

（于　淼）

第三节　洗胃术

洗胃术即洗胃法，是将一定成分的液体灌入胃腔内，混合胃内容物后再抽出，如此反复多次，其目的是清除胃内未被吸收的毒物或清洁胃腔。常见的洗胃术包括以下两种。

1. 催吐洗胃术

呕吐是人体排出胃内毒物的本能自卫反应。因催吐洗胃术简便易行，对于服毒物不久且意识清醒的急性中毒患者（除外服用腐蚀性毒物、石油制品，患有食管静脉曲张、上消化道出血等）是一种现场抢救有效的自救、互救措施。

2. 胃管洗胃术

就是将胃管从鼻腔或口腔经食管插入胃内，先吸出毒物后注入洗胃液，并将胃内容物排出，以达到清除毒物的目的。口服毒物的患者有条件应尽早插胃管洗胃。对服用大量毒物在4~6小时之内者，因排毒效果好且并发症少，故应首选此种洗胃方法。本节重点阐述经胃管自动洗胃机洗胃术。

一、护理评估

（1）评估患者意识状态、生命体征、瞳孔变化等中毒症状及情绪反应。

（2）了解患者服用毒物的类别、剂量、时间等。

（3）了解患者有无洗胃的禁忌证，如吞服强腐蚀性毒物，上消化道有静脉曲张、肿瘤、溃疡及近期有出血、穿孔，胸主动脉瘤，重度心功能不全者，呼吸困难等。

（4）检查患者胃潴留的程度。

二、准备

1. 环境

环境宽敞，便于操作。

2. 用物

清洁水桶内盛洗胃溶液（按需要准备 10 000~20 000 mL，温度为 25~37 ℃）、塑料围裙、水温计、压舌板、镊子、纱布、液状石蜡、舌垫、手套、一次性乳胶洗胃管、污水桶、自动洗胃机。必要时准备压舌板、开口器。

3. 常用洗胃液

（1）原因不明的急性中毒：温水，0.9%氯化钠溶液。

（2）生物碱、有机磷中毒：1：5 000 高锰酸钾溶液。

（3）有机磷农药等中毒：2%碳酸氢钠（敌百虫除外）。

（4）重金属、生物碱中毒：2%～4%鞣酸。

三、护理

（1）携用物置床旁，查对床号、姓名，解释治疗目的，取得合作。

（2）接通电源，检查机器性能。将灌洗液倒入清洁水桶内，将接水管、接胃管和排水管分别与自动洗胃机的接水口、接胃口和排水口相连接。将接水管的另一端放入洗胃液桶内（管口必须在液面以下）；排水管的另一端放入污水桶内，接胃管的另一端与胃管相连接。

（3）插胃管。协助患者取坐位，危重或昏迷患者取去枕头低左侧卧位，头偏向一侧，以免液体误入气管内。将塑料围裙围于胸前，如有义齿应先取下。用纱布蘸取液状石蜡润滑胃管，经口腔插管时，嘱患者张口，将牙垫置于两齿之间且将舌压于牙垫之下，以免加大下胃管的阻力（若患者昏迷可使用开口器，放入牙垫），避免患者咬住胃管；胃管插入10～15 cm时即达到咽喉部，如患者清醒，嘱其做吞咽动作，使声门关闭，胃管进入食管，无法做吞咽动作者，抬高患者头部使下颌靠近胸骨柄以增大咽喉部通道的弧度；胃管插入食管45～55 cm即至胃内（插胃管的长度45～55 cm，相当于患者鼻尖到耳垂到剑突）；判定胃管在胃内后方可洗胃，否则可引起窒息，危及生命。判断胃管在胃内的方法：①接注射器抽吸，有胃液抽出；②置听诊器于左上腹部，用注射器快速向胃管注入10 mL空气，能听到气过水声；③将胃管末端放入盛水碗内，无气体逸出，如有大量气体逸出，表明误入气管。

（4）按机器"自动"键开始对胃进行自动冲洗，直至洗出的液体澄清，按开关停止操作。

（5）洗毕，拔出胃管（拔胃管时应反折夹紧胃管口，以免误吸）。拔管前可遵医嘱从胃管内注入解毒药、药用炭、30%硫酸镁、甘露醇等。

（6）整理与记录。

1）协助患者取舒适体位，漱口，整理床单位和用物。

2）观察并记录灌洗液名称、液量和洗出液的颜色、性状、气味，以及患者的一般情况。必要时将标本送检。

3）用物：分类清理用物，进行污物处理，对机器进行终末消毒。

四、注意事项

（1）接妥地线，以防触电。

（2）患者摆放体位根据病情安全稳妥；急性中毒病例，应即刻采用口服催吐法，必要时进行洗胃以减轻中毒物的吸收。

（3）插管时，动作要轻快，切勿损伤食管黏膜或误入气管；洗胃过程中保持各管道通畅。

（4）当中毒物性质不明时，应抽胃内容物送检。洗胃溶液可选用温开水或等渗盐水，待毒物性质明确后，再采用对抗剂洗胃；为中毒患者洗胃，直至洗出液呈澄清、无色、无味为止。

（5）强酸或强碱等腐蚀性药物禁忌洗胃，可按医嘱给予药物或迅速给予物理性对抗剂。

（6）严禁灌入过多的洗胃液，灌入量与吸出量要基本相等，以免超过胃容量，造成急性胃扩张。洗胃液的温度应保持在35～37 ℃，过热可能促进局部血液循环，加快吸收；过冷可能加速胃蠕动，从而促进毒物排入肠腔。

（7）洗胃过程中应随时观察患者的血压、脉搏和呼吸变化，正确判断，及时处理。如出现腹痛，洗出液呈血性或出现休克现象等，应立即停止洗胃，并及时通知医生。

（8）如患者呼吸停止、心搏存在或呼吸困难、发绀，应先行气管插管，保证有效的呼吸支持后再洗胃。在洗胃的过程中，如呼吸道分泌物多，应及时吸出。

（9）洗胃溶液有温开水、生理盐水、2%~4%碳酸氢钠溶液、1：5 000 高锰酸钾溶液。

（10）口服催吐法是让患者口服洗胃液（1 000~1 500 mL），用压舌板刺激咽部引起呕吐，如此反复进行直至胃内容物洗净为止。

（于　淼）

第四节　心脏电复律

心脏电复律是指应用高能电脉冲直接或经胸壁间接作用于心脏，终止快速性心律失常，使之转复为窦性心律的一种电治疗方法。其原理是使高能量脉冲电流瞬间通过心脏，使所有心肌纤维同时去极化，从而消除折返激动，终止异位心律，使心脏自律性最高的起搏点（窦房结）重新恢复正常起搏功能而主导心脏节律。

心脏电复律包括同步与非同步两种，非同步电复律可在任何时间放电，用于转复心室颤动，又称为电除颤。本节主要介绍非同步电复律。

一、护理评估

1. 患者的表现

心悸、气促，面色苍白，严重者意识丧失，血压下降。心电图示心室扑动或心室颤动。

2. 电除颤禁忌证

洋地黄中毒所致心律失常，病态窦房结综合征，室上性心动过速并发完全性房室传导阻滞，快速心律失常并发低钾血症或低氧血症，高碳酸血症及酸碱平衡紊乱等需先纠正后再进行电复律。近期内动脉或静脉曾发生栓塞者，左心房有附壁血栓者，心脏明显扩大者，严重心功能不全者。

二、准备

1. 操作者

衣帽整洁，洗手，戴口罩。

2. 患者

向清醒者简要说明除颤的目的。

3. 环境

操作者和其他人与患者没有任何直接和间接的接触。

4. 用物

心脏电复律器，抢救用物，盐水纱布或导电糊。

三、注意事项

（1）在行电复律治疗时，去除患者身上所有金属物品；任何人不能接触患者及床沿，施术者不要接触盐水纱布或将导电糊涂在电极板以外的区域，以免遭电击。

（2）尽量使电极板与皮肤接触良好，并用力按紧，在放电结束前不能松动，此有利于电复律成功。

（3）电复律时，应保持呼吸道通畅，呼吸停止者应持续人工呼吸和胸外心脏按压，必须中断时，时间不应超过5秒。

（4）电复律电能一般自150~200 J开始，电复律最大能量可用至360 J；胸内电复律，可自10~20 J开始，若未成功，每次再增加10 J，但不能超过60 J。

（5）对于心室扑动或心室颤动的患者来说，电复律仅是心肺复苏的一部分，其后应继续按心肺复苏进行处理。

（6）除颤完毕，应将两个电极板上的导电糊擦净，防止其干涸后使电极板表面不平，影响下次使用，易造成患者皮肤烧伤。

（7）操作时禁忌手带湿操作，可戴塑胶手套绝缘。

（8）禁忌电极板对空放电，以及电极板面对面放电。

（9）操作结束检查设备性能是否完好，按时充电，使其处于备用状态。

四、护理

（1）术后心电监护，密切观察血压、心律、心率、呼吸及神志变化，随时了解有无心律失常的发生，以便及时处理。

（2）患者绝对卧床休息2~3日，做好生活护理。

（3）给予高热量、高维生素、易消化的饮食，避免便秘。

（4）注意有无皮肤灼伤，局部肌肉酸痛3~5日后可缓解。

（5）除颤后并发症的观察和处理。

1）低血压：多见于电复律能量较高者（>300 J），如患者情况良好，可不必处理，多数在4小时内恢复，在护理观察中加强血压、心电监测。

2）心律失常：电击后常有短暂心律失常，个别室颤复律后出现频发性多源性室性期前收缩者，有再发心室颤动的可能，应提高警惕，加强监护。

3）肺水肿：及早给予强心利尿药治疗。

4）心肌损伤：多见于高能量电击，可检查心肌酶谱、心电图，多为一过性，也可持续数月。

5）皮肤灼伤：见于电极板与皮肤接触不良及电极板间产生弧光或反复电复律者，一般不需处理。

6）乳突肌断裂。

（于 淼）

第五节　气道通路的建立

一、环甲膜穿刺术的护理

环甲膜穿刺是一种紧急气道开放方法，是呼吸复苏急救措施之一，不能作为确定性处理，但能为进一步的救治工作赢得时间。

（一）适应证及禁忌证

（1）各种异物、声门水肿所致喉梗阻。

（2）喉外伤所致呼吸困难。

（3）下呼吸道分泌物引起气道梗阻，不能经口插管吸引。

（4）有紧急气管插管或气管切开指征，但无条件立即执行者。

（5）3岁以下的小儿不宜作环甲膜切开者。

（二）准备

16号抽血粗针头，T形管，氧气及氧气连接管。

（三）护理措施

（1）体位。患者仰卧，肩下垫枕，头向后仰。

（2）穿刺部位。甲状软骨与环状软骨之间的凹陷处。

（3）穿刺方法。一手示指触摸穿刺部位，拇指及中指将两侧皮肤绷紧，另一手将环甲膜穿刺针垂直刺入，通过阻力进入气管，取出针芯有气液冲出，表明穿刺成功。病情危急时，可不做局麻。

（4）固定针头后连接供氧管道，若气道内有分泌物可负压吸引。

（四）注意事项

（1）穿刺时要正确定位，垂直进针，防止出血或皮下气肿。

（2）必须回抽有空气，确定针尖在喉腔内才能注射药物。

（3）做好气管切开或气管插管的准备。

二、气管插管术的护理

气管插管是指将特制的气管导管，经口腔或鼻腔插入气管内，借以保持呼吸道通畅，以利于清除呼吸道分泌物，保证有效的通气，为有效给氧、人工正压呼吸及气管内给药等提供条件，是抢救危重患者和施行全身麻醉过程中建立人工气道的重要方法之一。

（一）适应证

（1）各种呼吸功能不全而导致严重低氧血症或高碳酸血症，需较长时间进行人工加压给氧或辅助呼吸而暂不考虑进行气管切开者。

（2）呼吸、心搏骤停而进行心肺脑复苏者。

（3）昏迷或神志不清而有胃内容物反流，随时有误吸危险者。

（4）呼吸道内分泌物不能自行咳出需气管内吸引者。

（5）需建立人工气道而行全身气管内麻醉的各种手术患者。

（6）颌面部、颈部等部位大手术，呼吸道难以保持通畅者。

（7）婴幼儿气管切开前需行气管插管定位者。

（8）新生儿窒息复苏者等。

（二）禁忌证

（1）喉头水肿、急性喉炎、喉头黏膜下血肿。

（2）咽喉部烧伤、肿瘤或异物残留者。

（3）主动脉瘤压迫气管者。

（4）下呼吸道分泌物潴留所致呼吸困难，难以经插管内清除者，应考虑气管切开。

（5）颈椎骨折或脱位者。

（三）准备

1. 器械准备

应根据患者的年龄、性别、身材选用不同型号的气管导管。经口插管时成年男性一般用F36~40号导管，女性用F32~36号；经鼻腔插管相对小2~3号，并备相应大、小号的导管各一副。插管前应仔细检查气囊是否漏气，检查咽喉镜电池是否充足、灯泡是否明亮；此外还需备有开口器、插管钳、导管芯、牙垫、注射器、吸引器、吸痰管、听诊器及简易呼吸器等，平时各种物品应常备在一个气管插管专用箱中，并专人定期检查各项物品是否处于备用状态。

2. 患者准备

先清除患者口、鼻、咽内分泌物、血液或胃反流物。取下义齿，检查有无牙齿松动并给予适当固定。对清醒患者，应首先解释插管的必要性，以消除患者心理负担并取得合作，同时进行咽部局部麻醉以防咽反射亢进，必要时可考虑适当应用镇静剂或肌松剂。插管前给予患者吸纯氧以纠正缺氧状态。

（四）注意事项

（1）应按置管的目的和患者的不同选择插管方法，若需较长时间置管可选经鼻插管，而手术麻醉一般选口插管。

（2）对鼻插管者，应先检查鼻腔是否有鼻中隔歪曲异常等，选择通气良好侧鼻孔。

（3）操作喉镜时，不应以门牙为支持点，以防门牙脱落。

（4）对颈短、喉结过高、体胖而难以暴露声门者，可借助手按压喉结、肩垫高以便清楚暴露声门。

（5）插管时，喉头声门应充分暴露，动作要轻柔、准确而迅速，以防损伤组织，尽量减少患者的缺氧时间以免发生心搏、呼吸骤停或迷走反射亢进等并发症而产生不良后果。

（6）插管后应检查两肺呼吸音是否对称，以确保导管位置正确，防止过深或过浅。导管插入深度一般为鼻尖至耳垂处加4~5 cm（小儿2~3 cm），然后适当固定，以防引起单侧通气或滑脱。

（7）经口插管留置时间一般不超过72小时，经鼻插管不超过1周。

（8）拔除气管导管时，应注意发生喉头水肿的可能，须采取必要的防范措施。

（9）拔管后应观察患者发音情况，必要时给予适当的对症处理。若发现由于杓状关节脱位而导致的发音困难，应及时给予复位。

（五）护理措施

（1）气管插管要固定牢固并保持清洁，随时观察固定情况和导管外露的长度。方法是口腔插管采用交叉固定；鼻插管则以宽胶布先固定于鼻，两条延长细胶布交叉固定管壁。此法既牢固又不易压伤，每日擦洗面部后更换胶布1次，防止脱落。

（2）注意插管后的各种护理，保持导管通畅，防止扭曲，包括口腔、鼻咽部的护理，及时进行气道的湿化以防止气管内分泌物稠厚结痂而影响通气，吸痰时尽量做到无菌操作以防交叉感染。每次吸痰时间勿超过 15 秒以防加重缺氧，定期进行气囊的充气和放气以防止损伤气管黏膜。

（3）湿化气道。气管插管本身增加了食管的长度和阻力，加之失去鼻黏膜的正常保护，因此除每日补充足够的液体量外，可通过插管滴注适量的 0.9%氯化钠溶液，刺激患者咳嗽，防止黏稠的分泌物结痂。每次吸痰前滴注气道 5 ~ 10 mL，每日供给 0.9%氯化钠溶液200 ~ 400 mL。

（4）保持口腔、鼻腔清洁。气管插管后由于患者禁食，口腔失去咀嚼运动，口干，口腔异味加重；同时口腔插管者要用牙垫填塞固定而不利口腔清洁。对此，应用过氧化氢液加0.9%氯化钠溶液冲洗，去除口腔异味，减少溃疡面发生。还应用温水棉签擦洗鼻腔，湿润鼻黏膜，保持清洁，液状石蜡涂于口唇或鼻腔保护黏膜。

三、气管切开术的护理

通过气管切开造口确保有效通气，同时建立人工气道，具有有效减少呼吸道无效腔及气道阻力、有利于气道内分泌物的清除及气道护理、患者容易耐受且不妨碍进食、易于外周固定的优点。但此方法毕竟是一个有创的方法，操作不当可导致一定的并发症，如术后感染、拔管后气管狭窄等，临床上应给予重视。

（一）适应证

（1）各种原因造成的上呼吸道梗阻而导致呼吸困难。
（2）各种原因造成的下呼吸道阻塞而导致呼吸困难。
（3）需长时间进行机械通气治疗。
（4）预防性气管切开，对某些额面部手术，为了便于麻醉管理和防止误吸，可做预防性气管切开。

（二）禁忌证

严重出血性疾病及下呼吸道占位而导致的呼吸道梗阻。

（三）准备

气管切开包、吸引器、吸痰管、气管套管、照明灯、无菌手套、局麻药、呼吸机等。

（四）注意事项

（1）术前尽量避免使用过量镇静剂，以免加重呼吸抑制。
（2）皮肤切口要保持在正中线上，防止损伤颈部两侧血管及甲状腺，进刀时避免用力过度而损伤气管后壁发生气管食管瘘。
（3）打开气管时，所取分泌物应及时送细菌培养。
（4）应同时切开气管及气管前筋膜，两者不可分离，以免引起纵隔气肿。
（5）严禁切断或损伤第一软骨和环状软骨以免形成喉狭窄，在环甲膜切开术时更应注意。
（6）气管套管固定要牢固，术后应经常检查固定带的松紧，一般以固定带和皮肤之间恰能伸进一指为度调节，太松套管容易脱出，太紧则影响血液循环。
（7）术后应仔细做好术后检查。注意伤口有无出血，导管是否通畅，呼吸运动情况，听诊双肺通气情况及心音、心律是否正常，一切无误后方可离去。

（8）做好气管切开的护理，防止医源性感染，保持适当的气囊内压，定期进行放气和充气，防止气管黏膜损伤，定期进行气道湿化及清除分泌物，以保持呼吸道湿润和通畅。

（9）正确掌握拔管的适应证及方法。若患者的气道阻塞或引起呼吸衰竭的病因已去除，可考虑拔除气管套管。先给气囊放气（此时应注意及时清除潴留在气囊上方口咽部或气道内的分泌物，以防拔管后流入下呼吸道而引起窒息或感染），拔管前可先试行塞管，若患者经喉呼吸平稳，方可拔管。创口可用油纱布填塞换药，拔管时及拔管后 1~2 日应常规配备抢救设施，以防不测。

（五）护理措施

（1）医务人员要严格执行无菌操作，特别强调在接触每个患者前后，在各种技术操作前后，需认真、有效地洗手，这是预防交叉感染的重要措施之一。

（2）认真做好开放气道的护理。人工气道便于吸痰，减少了解剖无效腔和气道阻力，增加了有效通气量，但由于吸入的气体未经过鼻咽腔，失去原有的生理保护作用，增加了肺部感染机会。因此护理中应注意扬长避短。

1）定期及时吸痰：常规吸引每小时 1 次，具体视分泌物多少决定吸引时间和次数，每次吸引时应监测 SaO_2 和心律变化。要求边吸引边观察监护仪上心率、心律变化，若出现心率骤然下降或心律不齐，需暂停吸引，待缓解后再重复操作，吸痰动作宜轻、稳、快。对清醒患者必须做好解释工作，以取得患者配合。具体操作如下。①吸痰管选择：根据气管插管、套管内径选择粗细、长短合适的吸痰管。②吸引器压力：根据患者的情况及痰液黏稠度，正确调节负压，压力为 40.0~53.3 kPa。③吸痰时间：每次操作时间不超过 15 秒，时间过长会引起憋气和缺氧。④吸痰方法：操作时左手夹闭吸引管，阻断负压，右手持吸痰管，以慢而轻柔的动作下送吸痰管至深部，放开左手充分吸引，右手保持旋转，左右旋转或向上提拉吸痰管，吸出痰液。切勿上下抽动，一根吸痰管只能用一次气道吸引。⑤吸痰前后可给予患者 1~2 分钟高浓度吸氧，应用呼吸机患者可给予 1~2 分钟纯氧吸入。

正确规范的吸痰术，有利于保持呼吸道通畅，减少气道阻力；防止分泌物坠积而致肺不张、肺炎；防止分泌物干结脱落而致气道阻塞。吸取痰液作细菌培养加药物敏感试验指导临床用药。

2）湿化：开放气道破坏了鼻口咽部的正常湿化机制，气体湿化不充分，气道干燥，造成分泌物浓缩，容易发生呼吸道阻塞。24 小时湿化耗水量为 300~500 mL（至少>250 mL）。湿化方法如下。①雾化：用 0.9%氯化钠溶液+适量抗生素+地塞米松+糜蛋白酶配制雾化吸入液，每日 4~6 次，每次 10~20 分钟为宜，用面罩方法吸入，患者清醒时嘱其深呼吸，尽量将气雾吸入下气道；患者昏迷时将面罩固定于其口鼻部。②气道滴注：0.9%氯化钠溶液内加入少量抗生素，一种方法是在吸痰前用注射器（去掉针头）直接自套管内滴注 5~15 mL液体，软化干痂状脓性分泌物，刺激患者咳嗽，有利吸引；另一种方法是在不吸痰的情况下用注射器沿导管每次注入 2~3 mL（每隔 30~60 分钟/次）。③空气湿化：未接用呼吸机者，套管口覆盖单层湿纱布，湿化干燥气体，防止灰尘和异物坠入气道。在给患者呼吸道湿化护理后，注意观察吸引的分泌物量、色、味和黏度。若湿化不足，则分泌物黏稠，有结痂或黏液块，味臭，甚至脓性，吸引困难，可有突然的呼吸困难、发绀加重；而湿化过度，分泌物稀薄而量多，咳嗽频繁，听诊痰鸣音多，患者烦躁不安，发绀加重，需要不断吸引。

3）口腔护理：气管切开手术后或插管患者，口腔正常的咀嚼减少或停止，很容易导致口腔黏膜或牙龈感染、溃疡。正确的口腔清洁冲洗每日不少于 2 次，用 0.9%氯化钠溶液或 2.5%碳酸氢钠漱口液等。昏迷患者禁忌漱口。每日清晨口腔护理前采集分泌物标本，进行涂片和细菌培养及药敏检查，指导临床护理及用药。

（3）认真做好气管套管的护理。

1）气囊：气囊充气后长时间压迫气道黏膜易导致局部糜烂、溃疡和坏死，因此气囊应 2~3 小时放气 1 次，时间 5~10 分钟。每次充气不可过于饱满，阻止气体漏出即可。

2）局部伤口护理：皮肤与套管之间的无菌纱布垫 4~6 小时换 1 次，观察有无红肿、异味分泌物，局部保持干燥。

（4）并发症的护理。

1）皮下、纵隔气肿：常因气管与所选择的气管套管不匹配、切口缝合太紧引起。一般不需特殊治疗，可在 1 周左右自行吸收。气肿严重者有纵隔压迫症状并影响呼吸循环时应施减压术，将气体放出。

2）气胸：若手术分离偏向右侧，位置较低，易伤及胸膜顶引起气胸。若双侧胸膜顶均受损伤，形成双侧气胸，患者可立即死亡。对轻度气胸可密切观察。对张力性气胸立即用较粗针头作胸腔穿刺抽出空气或行胸腔闭式引流。

3）支气管肺部感染：肺部感染是最常见的并发症。人工气道的建立、湿化、雾化吸入、吸痰等各种操作，增加了病原菌的侵入机会，分泌物潴留而阻塞下呼吸道引起肺不张，全身营养状况减退，局部、全身的免疫防御功能的减弱。护理：①严格执行无菌操作，掌握规范的吸痰术，要待"气管如血管"；②预防吸入性肺炎和胃内容物反流，病情许可时，患者应置于 30°的体位，尤其是鼻饲时头应抬高 30°~45°，并至少保持 1 小时；③吸净气囊上的滞留物，避免口咽部分泌物进入下呼吸道；④呼吸机的螺纹管路应低于插管连接管，冷凝水收集瓶应置于管道最低位置，随时倾倒，以防倒流；⑤加强口腔护理。

4）出血：出现于凝血功能障碍患者或手术中损伤甲状腺止血不完善，表现为切口包扎处不正常渗血、出血。早期出血多由于手术止血不充分引起，少量出血多由于创口感染或肉芽组织增生所致；致命性大出血多数是由于气管套管远端压迫损伤气管前壁及无名动脉壁，加之感染致无名动脉糜烂破溃，而致大出血。护理：①手术中应操作仔细，避免损伤周围组织血管，术后伤口用凡士林纱条填塞有助于止血，每日伤口换药；少量出血可用局部压迫法止血；出血多者要重新打开伤口止血，要防止血液流入呼吸道引起窒息；②应用抗凝药物者应在停药后 24 小时再行手术为宜；③预防致命性大出血应注意，气管切开的位置不应过低，不可低于 5~6 环；尽量少分离气管前软组织，避免损伤前壁的血液供应；选择适当的气管套管并检查套管气囊是否正确充气。若发现套管引起刺激性咳嗽或有少量鲜血咯出，应立即换管；对于严重出血可静脉滴注垂体后叶素，有条件者可行纤维支气管镜下止血。

5）窒息或呼吸骤停：小儿多见。小儿气管较软，术中钝性剥离或误用拉钩将气管压瘪可引起窒息；在长期阻塞性呼吸困难者，呼吸中枢靠高浓度的二氧化碳刺激来维持呼吸。当气管切开后，突然吸入大量的新鲜空气，血氧增加，二氧化碳突然减少。呼吸中枢没有足够的二氧化碳刺激，因而呼吸表浅以致骤停。可采用人工呼吸，保持氧管套管的通畅，给予二氧化碳和氧的混合气体吸入，注射兴奋剂及纠正酸中毒。

6）气管狭窄：气囊压力过高压迫气管黏膜上的毛细血管，致使此位置的循环中断，由此产生局部缺血、结痂和狭窄；不适当的导管移位，导管的每次细微移动都会给气管造成微小的创伤，最终致气管狭窄，形成瘢痕。护理：①掌握正确的气囊充气方法；②患者要有正确的体位，颈部不可过曲、过伸；③当连接、脱离呼吸机时，必须固定好导管；④套管与皮肤夹角应该保持90°。

7）气囊疝：气囊压力过高，可以在它所置的位置引起疝，疝能在插管壁和气管壁之间滑动，在导管的顶端产生一个活门，此时患者可出现窒息。护理上主要是注意正确的气囊充气方法。

8）气管食管瘘：这是较少见但很严重的并发症。手术操作粗暴损伤食管前壁及气管后壁或损伤气管后壁，感染后形成瘘管；气管套管位置不合适，套管压迫及摩擦气管后壁，引起局部溃疡及感染；如同气管狭窄一样，可由反复的气管、食管微小损伤引起，瘘管使胃液反流，食物残渣或胃液的被吸入，称为 Mendelson 综合征。慢性消耗性疾病及全身营养不良者容易发生。护理：对疑有气管食管瘘患者可行食管吞碘造影，明确后禁食。轻者可更换短的气管套管，除下鼻饲管，使糜烂处的刺激减少而得到休息，加强营养，待其自愈；重者需手术缝合及行肌肉修补术。

四、经皮穿刺气管套管置管术的护理

气管切开，建立一个新的呼吸通道是保证重症患者气道通畅的重要措施之一，但在紧急抢救时有其不便之处。近年来，国内外正在逐步开展一种新的建立方法，即采用经皮穿刺气管套管置管术，其操作原理来自 Seldinger 的血管穿刺术，具有操作简便、快速、微创等优点。

（一）适应证

同气管切开术。

（二）禁忌证

气管切开部位以下占位性病变引起的呼吸道梗阻者。

（三）准备

经皮穿刺气管套管置管术器械包一套。其中包括：①手术刀；②套管针；③10 mL 注射器；④导引钢丝；⑤皮下软组织扩张器；⑥扩张钳；⑦气管套管；⑧其他，无菌手套、无菌手术巾、1%普鲁卡因、0.9%氯化钠溶液。

（四）护理措施

1. 体位

患者仰卧，肩背部垫一小枕，头颈后仰，下颌、喉结、胸骨切迹呈一直线。

2. 穿刺点

颈部正中第 1~2 或第 2~3 气管软骨环。

3. 操作步骤

（1）常规皮肤消毒，局部麻醉。手术刀横行或纵行切开穿刺点皮肤 1.5~2.0 cm，并作钝性分离。

（2）套管针接有 0.9%氯化钠溶液的注射器，在正中穿刺，针头向尾侧略倾斜。

（3）有突破感、回抽有气体入注射器，证实套管针已进入气管。

（4）固定外套管，退出注射器及穿刺针。

（5）插入导引钢丝 10 cm 左右并固定。

（6）用扩张器穿过导引钢丝尾端扩张软组织及气管壁。

（7）退出扩张器，进一步用扩张钳扩张。

（8）气管套管穿过导引钢丝，放置气管套管并退出导引钢丝及内套管。及时清除气道内分泌物，保证气道通畅。

（9）气管套管气囊注气。

（五）注意事项

（1）严格执行无菌操作及消毒隔离制度。

（2）术前清除口腔和气道内分泌物，并给予纯氧吸入 1~2 分钟，术中监测患者生命体征变化。

（3）术前不用过量镇静剂，以免加重呼吸抑制。

（4）术前应检查患者的凝血功能，若有明显异常，应给予纠正。

（5）颈部切口位置应在第三气管软骨环以上，切忌切口过深。

（6）分离时注意作钝性分离，以免损伤大血管及甲状腺。

（7）放置气管套管后及时清除气道分泌物，并保持通畅。

（朱昕彤）

第六节　静脉输液通道的建立

静脉输液通道的建立，在临床实际工作中广泛应用，是用于急诊患者，尤其是抢救危重患者的一条重要生命线。常用的经皮静脉通道建立有以下三种途径：①外周静脉穿刺，位于上肢静脉、下肢静脉和颈外静脉；②外周中心静脉导管置管术；③中央静脉穿刺，股静脉、颈内静脉和锁骨下静脉。本节介绍后两种途径。

一、外周中心静脉导管置管术及护理

（一）适应证

外周中心静脉导管（PICC）是专门为以下静脉输液治疗所设计：补液、静脉营养、抗生素治疗、化疗、疼痛治疗等。

（二）禁忌证

有局部感染。

（三）护理措施

1. 选择合适的静脉

评估患者的静脉状况，一般贵要静脉为最佳穿刺血管。

2. 测量定位

（1）测量时手臂外展呈 90°。应当注意外部的测量不能准确地显示体内静脉的解剖。

（2）上腔静脉测量法：从预穿刺点沿静脉走向到右胸锁关节再向下至第三肋间隙。

（3）锁骨下静脉测量法：从预穿刺点沿静脉走向到胸骨切迹，再减去 2 cm。

3. 建立无菌区

（1）打开 PICC 导管包，戴手套。

（2）应用无菌技术，准备肝素帽，抽吸 0.9%氯化钠溶液和肝素盐水。

（3）将第一块治疗巾垫在患者手臂下。

4. 穿刺点的消毒

（1）按照无菌原则消毒穿刺点，范围 10 cm×10 cm。

（2）更换手套。

（3）铺孔巾及治疗巾。

5. 预冲导管，按预计导管长度修剪导管

（1）用 0.9%氯化钠溶液冲洗导管，润滑亲水性导丝。

（2）剥开导管的保护外套至预计的部位。

（3）撤出导丝至比预计长度短 0.5~1 cm 处。

（4）在预测刻度处，修剪导管。

6. 扎上止血带

让助手在上臂扎上止血带，使静脉膨胀。

7. 去掉保护套

将保护套从穿刺针上去掉。

8. 施行静脉穿刺

一旦有回血，立即减小穿刺角度，推进导引套管，确保导引套管进入静脉。

9. 从导引套管内取出穿刺针

（1）左手示指固定导引套管，避免移位。

（2）中指压在套管尖端所处的血管上，减少血液流出。

（3）让助手松开止血带。

（4）从导引套管中抽出穿刺针。

10. 置入 PICC

用镊子夹住导管尖端，开始将导管逐渐送入静脉。

11. 退出导引套管

（1）置入导管 10~15 cm 之后，即可退出导引套管。

（2）指压导引套管上端静脉，固定导管。

（3）从静脉内退出导引套管，使其远离穿刺部位。

12. 劈开并移去导引套管

（1）劈开导引套管并从置入的导管上剥下。

（2）在移去导引套管时要注意保持导管的位置。

13. 置入导管

（1）用力均匀、缓慢地将导管置入静脉。

（2）当导管进到肩部时，让患者头转向穿刺侧（下颌靠肩以防导管误入颈静脉）。

（3）完全将导管置到预计深度，并达到皮肤参考线。

14. 移去导引钢丝

一手固定导管圆盘，另一手移去导丝。移去导丝时，要轻柔、缓慢。若导管呈串珠样皱褶改变，表明有阻力。禁止暴力抽去导丝，阻力能损坏导管及导丝的完整，如遇阻力或导管呈串珠样皱褶，应立即停止抽取导丝，并使导管恢复原状，然后连同导管、导线一起退出 1~2 cm，再试着抽出导丝。重复这样的过程直到导丝较容易地移去。一旦导丝撤离，再将导管推进到预计的位置。

15. 抽吸与封管

（1）连接 0.9%氯化钠溶液注射器，抽吸回血，并注入 0.9%氯化钠溶液，确定是否畅通。

（2）肝素盐水正压封管（肝素液浓度：50~100 U/mL）。

16. 清理穿刺点

（1）移去孔巾。

（2）用乙醇棉签清理穿刺点周围皮肤。

（3）涂以皮肤保护剂（注意不能触及穿刺点）。

17. 固定导管，覆盖无菌敷料

（1）注意导管的体外部分必须有效固定，任何的移动都意味着导管尖端位置的改变。

（2）将体外导管放置呈"S"状弯曲，在圆盘上贴一胶带。

（3）在穿刺点上方放置一小块纱布吸收渗血，并注意不要盖住穿刺点。

（4）覆盖一透明薄膜在导管及穿刺部位，但不要超过圆盘装置。

（5）用第二条胶带在圆盘远侧交叉固定导管，第三条胶带再固定圆盘。

（6）固定外露的延长管使患者感觉舒适。

18. 进行 X 线检查

（1）X 线拍片确定导管尖端位置。

（2）记录导管型号、置入长度、穿刺过程、固定状况及 X 线检查结果。

（四）注意事项

（1）体表测量法不能完全符合体内实际的静脉解剖长度，导管过深进入心房会导致心律失常，心脏损坏，心脏压塞。

（2）严格执行无菌操作规范，局部消毒严密，以防感染。

（3）当穿刺失败的时候不可将导入针重新回插导入销，否则会使套管开裂。

（4）如遇阻力，不能强行送入导管，应适当后退，再行送入。

（5）不能剪断导丝，否则导丝尖端会损伤导管及静脉。

（6）导管材料特性较脆，操作时必须仔细认真，不能用镊子过紧钳夹导管，不能用力撤导丝。阻力太大会损伤导管及导丝，应轻柔和逐渐地撤出导丝。硅胶导管不能使用高压注射器，如少于 5 mL 的注射器和机械性的高压注射泵，可能造成导管破损。不能用胶带直接粘贴导管，否则会影响导管的弹性，并使导管不能保持清洁。不能在导管上进行缝合，缝线可能会割断导管。若有必要缝合，使用圆盘上的小孔，没有小孔的圆盘不能缝合。

二、中心静脉穿刺置管术及护理

（一）适应证

（1）严重创伤、休克及急性循环衰竭等危重患者无法作周围静脉穿刺。

（2）需接受大量快速补充血容量或输血。

（3）需长期静脉输注高渗或有刺激性液体及实施全静脉营养。

（4）经中心静脉导管安置心脏临时起搏器。

（5）利用中心静脉导管测定中心静脉压，随时调节输入液体的量和速度。

（6）需长期多次静脉取血化验及临床研究。

（7）循环功能不稳定及施行心血管和其他大而复杂手术。

（二）禁忌证

（1）锁骨外伤，局部有感染。

（2）凝血功能障碍。

（3）兴奋、躁动，极为不合作者。

（三）护理措施

1. 颈内静脉穿刺插管术

（1）穿刺径路：①前路，常于胸锁乳突肌的中点前缘入颈内静脉；②中路，胸锁乳突肌的胸骨头、锁骨头与锁骨上缘构成颈动脉三角，在此三角形顶点穿刺；③后路，在胸锁乳突肌的外侧缘中下 1/3 交点，约锁骨上 5 cm 处进针。

（2）穿刺步骤：①患者取仰卧头低位，头后仰并转向对侧，必要时肩部垫高；②常规消毒皮肤，铺巾，局部麻醉；③常取中路进针，边进针边回抽，并保持一定的负压，抽到静脉血时，固定穿刺针的位置；④经穿刺针插入导引钢丝，插入至 30 cm 刻度，退出穿刺针；⑤从导引钢丝尾端插入扩张管，按一个方向旋转，将扩张管旋入血管后，左手用无菌纱布按压穿刺点并拔除扩张管；⑥将导管顺导引钢丝置入血管中，同时将导引钢丝自导管的尾端拉出，边插导管边退出导引钢丝；⑦将装有 0.9%氯化钠溶液的注射器连接导管尾端，在抽吸无回血后，向管内注入 2～3 mL 0.9%氯化钠溶液，锁定卡板，换上肝素帽；⑧将导管固定片缝在接穿刺点处，用棉球擦干穿刺处及缝合处，透明胶膜固定；⑨连接输液器。

2. 锁骨下静脉穿刺插管术

（1）穿刺径路：①锁骨下，锁骨中、内 1/3 交界处的锁骨下 1 cm 处为穿刺点；②锁骨上，胸锁乳突肌锁骨头外侧缘的锁骨上约 1 cm 处为穿刺点。

（2）穿刺步骤：①患者肩部垫高，头转向对侧，取头低位；②消毒皮肤，铺巾，穿刺点局部麻醉，穿刺工具同颈内静脉穿刺；③按锁骨下或锁骨上径路穿刺；④其余同颈内静脉插管术。

（四）注意事项

1. 选择穿刺途径

左侧穿刺易损伤胸导管，且左肺尖与胸膜顶较右侧高，所以，临床上多采用右颈内静脉穿刺。

2. 定位准确

应选用自己最熟练的定位方法，不要直接用粗针反复探试锁骨下静脉。

3. 判断动静脉

通过血的颜色和血管内的压力来判断动静脉。但在严重缺氧、休克或静脉压力升高、三尖瓣关闭不全的患者，常难以作出准确的判断。

4. 插入导引钢丝

"J"导丝的弯曲方向必须与预计的导管走向一致，否则可能会出现导引钢丝打折或导管异位的情况。

5. 导管留置的护理

导管的重力滴速可达每分钟 80 滴，如发生导管打折、移动、脱出或凝血，可导致滴速明显减慢，应拔除导管。在导管留置期，每日用 2~3 mL 的含肝素（10~100 U/mL）0.9% 氯化钠溶液冲洗管道；穿刺点每 2~3 日更换 1 次敷料，如发现局部红肿、导管位置变化、皮下渗液或缝合线松动等情况，应及时作出相应处理。

（五）并发症

1. 气胸

是较常见的并发症，多发生于经锁骨下的锁骨下静脉穿刺。穿刺后患者如出现呼吸困难、同侧呼吸音减低，就要考虑到有气胸的可能。应及早拍摄胸部 X 线片加以证实，以便及时作胸腔抽气减压或闭式引流等处理。

2. 血胸

穿刺过程中若将静脉甚至锁骨下动脉壁撕裂或穿透，同时又将胸膜刺破，血液可经破口流入胸腔，形成血胸。患者可表现为呼吸困难、胸痛和发绀，胸片有助于诊断。临床一旦出现肺受压症状，应立即拔出导管，并作胸腔穿刺引流。

3. 血肿

由于动、静脉紧邻，操作中可能会误伤动脉。当刺破动脉时，回血色鲜红且压力较大，应立即拔出穿刺针，经压迫局部后可不引起明显血肿。

4. 神经损伤

损伤臂丛神经时，患者出现放到同侧手、臂的触电样感或麻刺感，应立即退出穿刺针或导管。

5. 胸导管损伤

做左侧锁骨下静脉或颈内静脉穿刺插管时有可能损伤胸导管，表现为穿刺点渗出清亮的淋巴液，此时应拔除导管。如发生乳糜胸，应及时放置胸腔引流管。

6. 空气栓塞

中心静脉在吸气时可能形成负压，穿刺过程中，更换输液器及导管和接头脱开时，尤其是头高半卧位的患者，容易发生空气栓塞。患者应取头低位穿刺，插管时不要大幅度呼吸，多可避免空气栓塞发生。同时，输液时注意输液瓶绝对不应输空，更换接头时应先弯折或夹住导管，以防空气进入，发生气栓。

7. 血栓形成和栓塞

主要发生于长期置管和全静脉营养的患者，应注意保证液体持续滴注及定期肝素生理盐水冲洗。

8. 感染

导管留置期间局部护理十分重要，一般每 2~3 日更换 1 次敷料，有渗血或污染时及时更换。如患者出现不能解释的寒战、发热、白细胞数升高，导管穿出皮肤处压痛和红肿等，应立即拔除导管，做导管头端及患者血液的细菌培养，并同时应用抗生素。

9. 大血管和心脏穿孔

为少见的严重并发症。

（1）主要表现：血胸、纵隔血肿和心脏压塞。一旦发生后果严重，心脏压塞病死率可高达80%。穿孔原因往往与导管太硬及插入过深有关，尤其多见于原有心脏病变、腔壁变薄而脆的情况。留置中心静脉导管的患者若突然出现发绀、面颈部静脉怒张、恶心、胸骨后和上腹部疼痛、不安和呼吸困难，进而血压下降、脉压变窄、奇脉、心动过速、心音遥远时，都提示有心脏压塞的可能。

（2）应对措施：①立即中止静脉输注；②降低输液容器的高度至低于患者心脏的水平，以利用重力尽可能吸出心包腔或纵隔内积血或积液，然后慢慢地拔出导管；③必要时应考虑做心包穿刺减压。

（3）预防措施：①导管质地不可太硬；②导管顶端插至上腔静脉与右心房交界处即可，不宜过深；③怀疑导管行进路线时，可经导管注入 2 mL X 线显影剂，以判断导管尖端的位置。

（王 玉）

第二章

呼吸内科疾病护理

第一节　急性呼吸道感染

一、急性上呼吸道感染

急性上呼吸道感染简称上感，为外鼻孔至环状软骨下缘包括鼻腔、咽或喉部急性炎症的概称。其特点是起病急、病情轻、病程短、可自愈，预后好，但发病率高，并具有一定的传染性。本病是呼吸道最常见的一种感染性疾病，发病不分年龄、性别、职业和地区，免疫功能低下者易感。全年皆可发病，以冬春季节多见，多为散发，但在气候突变时可小规模流行。

（一）病因与发病机制

1. 病因

常见病因为病毒，少数由细菌引起，可单纯发生或继发于病毒感染之后发生。病毒包括鼻病毒、冠状病毒、腺病毒、流感和副流感病毒以及呼吸道合胞病毒、埃可病毒和柯萨奇病毒等。细菌以口腔定植菌溶血性链球菌最为多见，其次为流感嗜血杆菌、肺炎链球菌和葡萄球菌等，偶见革兰阴性杆菌。

2. 发病机制

正常情况下健康人的鼻咽部有病毒、细菌存在，一般不会发病。接触病原体后是否发病，取决于传播途径和人群易感性。淋雨、受凉、气候突变、过度劳累等可降低呼吸道局部防御功能，致使原存的病毒或细菌迅速繁殖引起发病。老幼体弱，免疫功能低下或有慢性呼吸道疾病如鼻窦炎、扁桃体炎患者更易发病。病原体主要通过飞沫传播，也可由于接触患者污染的手和用具而传染。

（二）临床表现

1. 临床类型

（1）普通感冒：俗称"伤风"，又称急性鼻炎或上呼吸道卡他。以冠状病毒和鼻病毒为主要致病病毒。起病较急，主要表现为鼻部症状，如打喷嚏、鼻塞、流清水样鼻涕，早期有咽部干痒或烧灼感。2~3日后鼻涕变稠，可伴咽痛、流泪、味觉迟钝、呼吸不畅、声嘶、咳嗽等，有时由于咽鼓管炎致听力减退。严重者有发热、轻度畏寒和头痛等。体检可见鼻腔黏膜充血、水肿、有分泌物，咽部可轻度充血。若无并发症，一般经 5~7 日痊愈。

（2）急性病毒性咽炎和喉炎：急性病毒性咽炎常由鼻病毒、腺病毒、流感病毒、副流感病毒以及肠病毒、呼吸道合胞病毒等引起。临床表现为咽痒和灼热感，咽痛不明显，但并发链球菌感染时常有咽痛。体检可见咽部明显充血、水肿。急性喉炎多为流感病毒、副流感病毒及腺病毒等引起，临床表现为明显声嘶、讲话困难，可有发热、咽痛或咳嗽，咳嗽时咽喉疼痛加重。体检可见喉部充血、水肿，颌下淋巴结轻度肿大和触痛，有时可闻及喉部喘息声。

（3）急性疱疹性咽峡炎：多由柯萨奇病毒 A 引起，表现为明显咽痛、发热，病程约为 1 周。查体可见咽部充血，软腭、腭垂、咽及扁桃体表面有灰白色疱疹及浅表溃疡，周围伴红晕。多发于夏季，儿童多见，成人偶见。

（4）急性咽结膜炎：主要由腺病毒、柯萨奇病毒等引起。表现为发热、咽痛、畏光、流泪，咽及结膜明显充血。病程 4~6 日，多发于夏季，由游泳传播，儿童多见。

（5）急性咽扁桃体炎：病原体多为溶血性链球菌，其次为流感嗜血杆菌、肺炎链球菌、葡萄球菌等。起病急，以咽、扁桃体炎症为主，咽痛明显，伴发热、畏寒，体温可达 39 ℃以上。查体可发现咽部明显充血，扁桃体肿大、充血，表面有黄色脓性分泌物。有时伴有颌下淋巴结肿大、压痛，而肺部查体无异常体征。

2. 并发症

一般预后良好，病程常在 1 周左右。少数患者可并发急性鼻窦炎、中耳炎、气管—支气管炎。以咽炎为表现的上呼吸道感染，部分患者可继发于溶血性链球菌引起的风湿热、肾小球肾炎等，少数患者可并发病毒性心肌炎。

（三）辅助检查

1. 血液检查

病毒感染者，白细胞计数常正常或偏低，伴淋巴细胞比例升高。细菌感染者可有白细胞计数与中性粒细胞占比增多和核左移现象。

2. 病原学检查

因病毒类型繁多，一般无须进行此项检查。需要时可用免疫荧光法、酶联免疫吸附法、血清学诊断或病毒分离鉴定等方法确定病毒的类型。细菌培养可判断细菌类型并做药物敏感试验以指导临床用药。

（四）诊断

根据鼻咽部的症状和体征，结合周围血象和阴性胸部 X 线检查可作出临床诊断。一般无须病因诊断，特殊情况下可进行细菌培养和病毒分离或病毒血清学检查等确定病原体。但须与初期表现为感冒样症状的其他疾病鉴别，如过敏性鼻炎、流行性感冒、急性气管—支气管炎、急性传染病前驱症状等。

（五）治疗

对症处理为主，以减轻症状，缩短病程和预防并发症。

1. 对症治疗

病情较重或发热者或年老体弱者应卧床休息，忌烟，多饮水，室内保持空气流通。如有发热、头痛，可选用解热镇痛药如对乙酰氨基酚等口服。咽痛可用消炎喉片含服，局部雾化治疗。鼻塞、流鼻涕可用 1% 麻黄素滴鼻。

2. 抗菌药物治疗

一般不需用抗生素，除非有白细胞升高、咽部脓苔、咳黄痰和流鼻涕等细菌感染证据，可根据当地流行病学史和经验用药，选择口服青霉素、第一代头孢菌素、大环内酯类或喹诺酮类。

3. 抗病毒药物治疗

如无发热，免疫功能正常，发病超过两日一般无须应用。对于免疫缺陷患者，可早期常规使用广谱的抗病毒药，如利巴韦林和奥司他韦，可缩短病程。具有清热解毒和抗病毒作用的中药也可选用，有助于改善症状，缩短病程，如板蓝根冲剂、银翘解毒片等。

（六）护理措施

1. 生活护理

症状轻者适当休息，避免过度疲劳；高热患者或年老体弱者应卧床休息。保持室内空气流通，温湿度适宜，定时空气消毒，进行呼吸道隔离，患者咳嗽或打喷嚏时应避免对着他人，防止交叉感染。饮食应给予高热量、高维生素的流食或半流食，鼓励患者多饮水及漱口，保持口腔湿润和舒适。患者使用的餐具、毛巾等可进行煮沸消毒。

2. 对症护理

高热者遵医嘱物理降温，如头部冷敷，冰袋置于大血管部位，温水或乙醇擦浴，4 ℃冷盐水灌肠等。注意 30 分钟后测量体温并记录。必要时遵医嘱药物降温。咽痛者可用淡盐水漱咽部或含服消炎喉片，声嘶者可行雾化疗法。

3. 病情观察

注意观察生命体征，尤其是体温变化及咽痛、咳嗽等症状的变化。警惕并发症，如中耳炎患者可有耳痛、耳鸣、听力减退、外耳道流脓；并发鼻窦炎者会出现发热、头痛加重，伴脓涕，鼻窦有压痛。

4. 用药护理

遵医嘱用药，注意观察药物不良反应。

5. 健康教育

积极体育锻炼，增强机体免疫力。生活饮食规律，改善营养。避免受凉、淋雨、过度疲劳等诱发因素，流行季节避免到公共场所。注意居住、工作环境的通风换气。年老体弱易感者应注意防护，上呼吸道感染流行时应戴口罩。

二、急性气管—支气管炎

急性气管—支气管炎是由生物、物理、化学刺激或过敏等因素引起的气管—支气管黏膜的急性炎症。临床症状主要为咳嗽和咳痰。常发生于寒冷季节或气候突变时，也可继发于上呼吸道感染或为一些急性呼吸道传染病（麻疹、百日咳等）的一种临床表现。

（一）病因

1. 感染

病毒或细菌是本病最常见的病因。常见的病毒有呼吸道合胞病毒、副流感病毒、腺病毒等。细菌以肺炎球菌、流感嗜血杆菌、链球菌和葡萄球菌较常见。

2. 理化因素

冷空气、粉尘、刺激性气体或烟雾对气管—支气管黏膜的急性刺激。

3. 过敏反应

花粉、有机粉尘、真菌孢子、动物毛皮及排泄物等的吸入，钩虫、蛔虫的幼虫在肺部移行或对细菌蛋白质过敏均可引起本病。

感染是最主要的病因，过度劳累、受凉是常见诱因。

（二）临床表现

1. 症状

起病较急，通常全身症状较轻，可有发热，体温多于3~5日内恢复正常。大多先有上呼吸道感染症状，以咳嗽为主，初为干咳，以后有痰，为黏液或黏液脓性痰，偶伴血痰。气管受累时在深呼吸和咳嗽时感胸骨后疼痛；伴支气管痉挛，可有气急和喘鸣。咳嗽、咳痰可延续2~3周才消失，如迁延不愈，可演变成慢性支气管炎。

2. 体征

体检肺部呼吸音粗，可闻及不固定的散在干、湿啰音，咳嗽后可减少或消失。

（三）辅助检查

病毒感染者白细胞正常或偏低，细菌感染者可有白细胞总数和中性粒细胞占比增高。胸部 X 线检查多无异常改变或仅有肺纹理增粗。痰涂片或痰培养可发现致病菌。

（四）诊断

（1）肺部可闻及散在干、湿啰音，咳嗽后可减轻。

（2）胸部 X 线检查无异常改变或仅有肺纹理增粗。

（3）排除流行性感冒及某些传染病早期呼吸道症状，即可作出临床诊断。

（4）痰涂片或痰培养有助于病因诊断。

（五）治疗

1. 病因治疗

有细菌感染证据时应及时应用抗生素。可首选青霉素、大环内酯类，也可选用头孢菌素类或喹诺酮类等药物或根据细菌培养和药敏试验结果选择药物。多数口服抗菌药物即可，症状较重者可肌内注射或静脉滴注给药。

2. 对症治疗

咳嗽剧烈而无痰或少痰可用右美沙芬、喷托维林镇咳。咳嗽痰黏而不易咳出，可口服祛痰剂如复方甘草合剂、盐酸氨溴索或溴己新等，也可行超声雾化吸入。支气管痉挛时可用平喘药，如茶碱类等。

（六）护理措施

1. 保持呼吸道通畅

（1）保持室内空气清新，温湿度适宜，减少对支气管黏膜的刺激，以利于排痰。

（2）注意休息，经常变换体位，叩击背部，指导并鼓励患者有效咳嗽，必要时行超声雾化吸入，以湿化呼吸道，利于排痰，促进炎症消散。

（3）遵医嘱使用抗生素、止咳祛痰剂、平喘剂，密切观察用药后的反应。

（4）哮喘性支气管炎的患者，注意观察有无缺氧症状，必要时给予吸氧。

2. 发热护理

（1）密切观察体温变化，体温超过 39 ℃时采取物理降温或遵医嘱给予药物降温。

（2）保证充足的水分及营养的供给，多饮水，给予营养丰富、易于消化的饮食。保持口腔清洁。

3. 健康教育

（1）增强体质，避免劳累，防治感冒。

（2）改善生活、卫生环境，防止有害气体污染，避免烟雾刺激。

（3）清除鼻、咽、喉等部位的病灶。

（高鹤菲）

第二节　慢性阻塞性肺疾病

慢性阻塞性肺疾病（COPD）是一组以气流受限为特征的肺部疾病，气流受限不完全可逆，呈进行性发展。COPD 是一种慢性气道阻塞性疾病的统称，主要指具有不可逆性气道阻塞的慢性支气管炎和肺气肿两种疾病。患者在急性发作期过后，临床症状虽有所缓解，但肺功能仍在继续恶化，并且由于自身防御和免疫功能的降低以及外界各种有害因素的影响，经常反复发作，而逐渐产生各种心肺并发症。

COPD 是呼吸系统疾病中的常见病和多发病，患病率和病死率均居高不下。因肺功能进行性减退，严重影响患者的劳动力和生活质量，给家庭和社会造成巨大的负担，根据世界银行/世界卫生组织发表的研究，2020 年 COPD 居世界疾病经济负担的第 5 位。

一、病因与发病机制

确切的病因不清楚，但认为与肺部对香烟烟雾等有害气体或有害颗粒的异常炎症反应有关。这些反应存在个体易感因素和环境因素的互相作用。

1. 吸烟

吸烟为重要的发病因素，吸烟者慢性支气管炎的患病率比不吸烟者高 2~8 倍，烟龄越长，吸烟量越大，COPD 患病率越高。烟草中含焦油、尼古丁和氢氰酸等化学物质，可损伤气道上皮细胞和纤毛运动，促使支气管黏液腺和杯状细胞增生肥大，黏液分泌增多，气道净化能力下降。还可使氧自由基产生增多，诱导中性粒细胞释放蛋白酶，破坏肺弹力纤维，诱发肺气肿形成。

2. 职业粉尘和化学物质

接触职业粉尘及化学物质，如烟雾、变应原、工业废气及室内空气污染等，浓度过高或时间过长时，均可能产生与吸烟类似的 COPD。

3. 空气污染

大气中的有害气体如二氧化硫、二氧化氮、氯气等可损伤气道黏膜上皮，使纤毛清除功能下降，黏液分泌增加，为细菌感染增加条件。

4. 感染因素

感染也是 COPD 发生发展的重要因素之一。病毒感染以流感病毒、鼻病毒、腺病毒和呼吸道合胞病毒为常见。细菌感染常继发于病毒感染，常见病原体为肺炎链球菌、流感嗜血杆菌、卡他莫拉菌和葡萄球菌等。这些感染因素造成气管、支气管黏膜的损伤和慢性炎症。

5. 蛋白酶—抗蛋白酶失衡

蛋白水解酶对组织有损伤、破坏作用；抗蛋白酶对弹性蛋白酶等多种蛋白酶具有抑制功能，其中 α 抗胰蛋白酶是活性最强的一种。蛋白酶增多或抗蛋白酶不足均可导致组织结构破坏并产生肺气肿。吸入有害气体、有害物质可以导致蛋白酶产生增多或活性增强，而抗蛋白酶产生减少或灭活加快；同时氧化应激、吸烟等危险因素也可以降低抗蛋白酶的活性。先天性 α 抗胰蛋白酶缺乏，多见北欧血统的个体，我国尚未见正式报道。

6. 氧化应激

有许多研究表明 COPD 患者的氧化应激增加。氧化物主要有超氧阴离子（具有很强的氧化性和还原性，过量生成可致组织损伤，在体内主要通过超氧歧化酶清除）、羟根（OH^-）、次氯酸（HCL^-）和一氧化氮（NO）等。氧化物可直接作用并破坏许多生化大分子如蛋白质、脂质和核酸等，导致细胞功能障碍或细胞死亡，还可以破坏细胞外基质；引起蛋白酶—抗蛋白酶失衡；促进炎症反应，如激活转录因子，参与多种炎症因子的转录，如 IL-8、TNF-α、NO 诱导合成酶和环氧化物诱导酶等。

7. 炎症机制

气道、肺实质及肺血管的慢性炎症是 COPD 的特征性改变，中性粒细胞、巨噬细胞、T 淋巴细胞等炎症细胞均参与了 COPD 发病过程。中性粒细胞的活化和聚集是 COPD 炎症过程的一个重要环节，通过释放中性粒细胞弹性蛋白酶、中性粒细胞组织蛋白酶 G、中性粒细胞蛋白酶 3 和基质金属蛋白酶引起慢性黏液高分泌状态并破坏肺实质。

8. 其他

如自主神经功能失调、营养不良、气温变化等都有可能参与 COPD 的发生、发展。

二、临床表现

（一）症状

起病缓慢、病程较长。主要症状如下。

1. 慢性咳嗽

咳嗽时间持续在 3 周以上，随病程发展可终身不愈。常见晨间咳嗽明显，夜间有阵咳或排痰。

2. 咳痰

一般为白色黏液痰或浆液性泡沫性痰，偶可带血丝，清晨排痰较多。急性发作期痰量增多，可有脓性痰。

3. 气短或呼吸困难

早期在劳动时出现，后逐渐加重，以致在日常活动甚至休息时也感到气短，是 COPD 的标志性症状。

4. 喘息和胸闷

部分患者特别是重度患者或急性加重时支气管痉挛而出现喘息。

5. 其他

晚期患者有体重下降、食欲减退等。

（二）体征

早期体征可无异常，随疾病进展出现以下体征。

1. 视诊

胸廓前后径增大，肋间隙增宽，剑突下胸骨下角增宽，称为桶状胸。部分患者呼吸变浅、频率增快，严重者可有缩唇呼吸等。

2. 触诊

双侧语颤减弱。

3. 叩诊

肺部过清音，心浊音界缩小，肺下界和肝浊音界下降。

4. 听诊

两肺呼吸音减弱，呼气延长，部分患者可闻及湿啰音和（或）干啰音。

（三）并发症

1. 慢性呼吸衰竭

常在 COPD 急性加重时发生，其症状明显加重，发生低氧血症和（或）高碳酸血症，可具有缺氧和二氧化碳潴留的临床表现。

2. 自发性气胸

如有突然加重的呼吸困难，并伴有明显的发绀，患侧肺部叩诊为鼓音，听诊呼吸音减弱或消失，应考虑并发自发性气胸，通过 X 线检查可以确诊。

3. 慢性肺源性心脏病

由于 COPD 肺病变引起肺血管床减少及缺氧致肺动脉痉挛、血管重塑，导致肺动脉高压、右心室肥厚扩大，最终发生右心功能不全。

三、辅助检查

1. 肺功能检查

这是判断气流受限的主要客观指标，对 COPD 诊断以及严重程度评价，判断疾病进展、预后及治疗反应等有重要意义。吸入支气管舒张药后第一秒用力呼气容积占用力肺活量百分比（FEV_1/FVC）<70% 及 FEV_1<80% 预计值者，可确定为不能完全可逆的气流受限。肺总量（TLC）、功能残气量（FRC）和残气量（RV）增高，肺活量（VC）减低，表明肺过度充气，有参考价值。由于 TLC 增加不及 RV 增高程度明显，故 RV/TLC 增高大于 40% 有临床意义。

2. 胸部影像学检查

X 线胸片改变对 COPD 诊断特异性不高，早期可无变化，以后可出现肺纹理增粗、紊乱等非特异性改变，也可出现肺气肿改变。高分辨率胸部 CT 检查对有疑问病例的鉴别诊断有一定意义。

3. 血气检查

对确定发生低氧血症、高碳酸血症、酸碱平衡失调以及判断呼吸衰竭的类型有重要价值。

4. 其他检查

COPD 并发细菌感染时，外周血白细胞增高，核左移。痰培养可能查出病原菌，常见病原菌为肺炎链球菌、流感嗜血杆菌、卡他莫拉菌、肺炎克雷伯杆菌等。

四、诊断

1. 诊断依据

主要根据吸烟等高危因素接触史、临床症状、体征及肺功能检查等综合分析确定诊断。不完全可逆的气流受限是 COPD 诊断的必备条件。

2. 临床分级

根据 FEV_1/FVC、$FEV_1\%$ 预计值和症状可对 COPD 的严重程度做出分级（表2-1）。

表2-1 COPD 的临床严重程度分级

分级	临床特征
Ⅰ级（轻度）	$FEV_1/FVC<70\%$
	$FEV_1 \geqslant 80\%$ 预计值
	伴或不伴有慢性症状（咳嗽，咳痰）
Ⅱ级（中度）	$FEV_1/FVC<70\%$
	50% 预计值 $\leqslant FEV_1<80\%$ 预计值
	常伴有慢性症状（咳嗽，咳痰，活动后呼吸困难）
Ⅲ级（重度）	$FEV_1/FVC<70\%$
	30% 预计值 $\leqslant FEV_1<50\%$ 预计值
	多伴有慢性症状（咳嗽，咳痰，呼吸困难），反复出现急性加重
Ⅳ级（极重度）	$FEV_1/FVC<70\%$
	$FEV_1<30\%$ 预计值或 $FEV_1<50\%$ 预计值
	伴慢性呼吸衰竭，可并发肺心病及右心功能不全或衰竭

3. COPD 病程分期

（1）急性加重期：指在慢性阻塞性肺疾病过程中，短期内咳嗽、咳痰、气短和（或）喘息加重，痰量增多，呈脓性或黏液脓性，可伴发热等症状。

（2）稳定期：指患者咳嗽、咳痰、气短等症状稳定或症状较轻。

五、治疗

（一）稳定期治疗

1. 去除病因

教育和劝导患者戒烟，因职业或环境粉尘、刺激性气体所致者，应脱离污染环境。接种流感疫苗和肺炎疫苗可预防流感和呼吸道细菌感染，避免它们引发的急性加重。

2. 药物治疗

主要是支气管舒张药，如 β_2 肾上腺素受体激动剂、抗胆碱能药、茶碱类和祛痰药、糖皮质激素，以平喘、祛痰，改善呼吸困难症状，促进痰液排泄。某些中药具有调理机体状况的作用，可予以辨证施治。

3. 非药物治疗

（1）长期家庭氧疗（LTOT）：长期氧疗对 COPD 并发慢性呼吸衰竭患者的血流动力学、呼吸生理、运动耐力和精神状态产生有益影响，可改善患者生活质量，提高生存率。

1）氧疗指征（具有以下任何一项）：①静息时，$PaO_2 \leq 55$ mmHg 或 $SaO_2 < 88\%$，有或无高碳酸血症；②56 mmHg $\leq PaO_2 < 60$ mmHg，$SaO_2 < 89\%$ 伴下述之一：继发红细胞增多（血细胞比容 > 55%）；肺动脉高压（平均肺动脉压 ≥ 25 mmHg）；右心功能不全导致水肿。

2）氧疗方法。一般采用鼻导管吸氧，氧流量为 1.0~2.0 L/min，吸氧时间 > 每日 15 小时，使患者在静息状态下，达到 $PaO_2 \geq 60$ mmHg 和（或）使 SaO_2 升至 90% 以上。

（2）康复治疗：康复治疗适用于中度以上 COPD 患者。其中呼吸生理治疗包括正确咳嗽、排痰方法和缩唇呼吸等；肌肉训练包括全身性运动及呼吸肌锻炼，如步行、踏车、腹式呼吸锻炼等；科学的营养支持与加强健康教育也为康复治疗的重要方面。

（二）急性加重期治疗

最多见的急性加重原因是细菌或病毒感染。根据病情严重程度决定门诊或住院治疗。治疗原则为抗感染、平喘、祛痰、低流量持续吸氧。

六、主要护理诊断/问题

1. 气体交换受损

与呼吸道阻塞、呼吸面积减少引起通气和换气功能受损有关。

2. 清理呼吸道无效

与呼吸道炎症、阻塞、痰液过多有关。

3. 营养失调：低于机体需要量

与长期咳痰、呼吸困难致食欲下降或感染机体代谢加快有关。

4. 焦虑

与日常活动时供氧不足、疲乏有关，也与经济支持不足有关。

5. 活动无耐力

与疲劳、呼吸困难有关。

七、护理措施

1. 气体交换受损

与呼吸道阻塞、呼吸面积减少引起通气和换气功能受损有关。

（1）休息与体位：保持病室内环境安静、舒适，温度 20~22 ℃，湿度 50%~60%。卧床休息，协助患者生活需要以减少氧耗。明显呼吸困难者摇高床头，协助身体前倾位，以利于辅助呼吸肌参与呼吸。

（2）病情观察：监测患者的血压、呼吸、脉搏、意识状态、血氧饱和度，观察患者咳嗽、咳痰情况，痰液的量、颜色及形状，呼吸困难有无进行性加重等。

（3）有效氧疗：COPD 氧疗一般主张低流量低浓度持续吸氧。对患者加强正确的氧疗指导，避免出现氧浓度过高或过低而影响氧疗效果。氧疗装置定期更换、清洁、消毒。急性加重期发生低氧血症者可鼻导管吸氧或通过文丘里面罩吸氧。鼻导管给氧时，吸入的氧浓度与给氧流量有关，估算公式为吸入氧浓度（%）= 21 + 4 × 氧流量（L/min）。一般吸入氧浓度为

28%～30%，应避免吸入氧浓度过高引起二氧化碳潴留。

（4）呼吸功能锻炼：在病情允许的情况下指导患者进行呼吸功能锻炼，以加强胸、膈呼吸肌肌力和耐力，改善呼吸功能。

1）缩唇呼吸：目的是增加气道阻力，防止细支气管由于失去放射牵引和胸内高压引起的塌陷，以利于肺泡通气。方法：患者取端坐位，双手扶膝，舌尖放在下颌牙齿内底部，舌体略弓起靠近上颌硬腭、软腭交界处，以增加呼气时气流阻力，口唇缩成"吹口哨"的嘴形。吸气时闭嘴用鼻吸气，呼气时缩唇，慢慢轻轻呼出气体，吸气与呼气之比为 1：2，慢慢呼气达到 1：4。吸气时默数 1、2，呼气时默数 1、2、3、4。缩唇口型大小以能使距嘴唇 15～20 cm 处蜡烛火焰随气流倾斜但不熄灭为度。呼气是腹式呼吸的组成部分，应配合腹式呼吸锻炼。每日 3～4 次，每次 15～30 分钟。

2）腹式呼吸：目的为锻炼膈肌，增加肺活量，提高呼吸耐力。方法：根据病情采取合适体位，初学者以半卧位为宜。

仰卧位的腹式呼吸：让患者髋关节、膝关节轻度屈曲，全身处于舒适的体位。患者一手放在腹部上，另一只手放在上胸部，此时治疗师的手与患者的手重叠放置，进行缩唇呼吸。精神集中，让患者在吸气和呼气时感觉手的变化，吸气时治疗师发出指令让患者放置于腹部的手轻轻上抬，治疗师在呼气的结束时，快速地徒手震动并对横膈进行伸张，以促进呼吸肌的收缩。此训练是呼吸系统物理治疗的基础，要对患者进行充分的指导，训练的时间每次5～10 分钟，训练的效果随次数增加显现。训练时注意：①把握患者的呼吸节律，顺应患者的呼吸节律进行呼吸指导可避免加重患者呼吸困难程度；②开始时不要进行深呼吸，腹式呼吸不是腹式深呼吸，在开始时期指导患者进行集中精力的深呼吸，可加重患者的呼吸困难；腹式呼吸的指导，应在肺活量 1/3～2/3 通气量的程度上进行练习；应理解腹式深呼吸是充分的腹式呼吸；③应了解横膈的活动。横膈在吸气时向下方运动，腹部上升，了解横膈的运动，易理解腹式呼吸。

坐位的腹式呼吸：坐位腹式呼吸的基础是仰卧位的腹式呼吸。患者采用的体位是坐在床上或椅子上足跟着地，让患者的脊柱伸展并保持尽量前倾坐位。患者一手放在膝外侧支撑体重，另一手放在腹部。治疗师一手放在患者的颈部，触及斜角肌的收缩。另一手放在患者的腹部，感受横膈的收缩。这样能够发现患者突然出现的意外和不应出现的胸式呼吸。正确的腹式呼吸是吸气时横膈开始收缩，然后斜角肌等呼吸辅助肌使收缩扩大，呼气时吸气肌放松处于迟缓状态。

立位的腹式呼吸：患者用单手扶床栏或扶手支撑体重，上半身取前倾位，治疗师按照坐位的腹式呼吸指导法指导患者训练。

（5）用药护理：按医嘱给予支气管舒张气雾剂、抗生素等药物，并注意用药后的反应。应用氨茶碱后，患者在 21 日出现心率增快的症状，停用氨茶碱加用倍他乐克减慢心率治疗后好转。

2. 清理呼吸道无效

与呼吸道炎症、阻塞、痰液过多有关。

（1）减少尘埃与烟雾刺激，避免诱因，注意保暖。

（2）补充水分：饮水（保持每日饮水 1.5～2 L 以上）、雾化吸入（每日 2 次，每次 20分钟）及静脉输液，有利于痰液的稀释而便于咳出。

（3）遵医嘱用药，口服及静滴沐舒坦祛痰，静滴氨茶碱扩张支气管。

（4）注意无菌操作，加强口腔护理。

（5）定时巡视病房，加强翻身、叩背、吸痰。指导患者进行深呼吸和有效的咳嗽咳痰，定期（每2小时）进行数次随意的深呼吸（腹式呼吸），吸气末屏气片刻，然后进行咳嗽；嘱患者经常变换体位以利于痰液咳出，保证呼吸道通畅，防止肺不张等并发症。

3. 焦虑

与日常活动时供氧不足、疲乏有关，也与经济支持不足有关。

（1）入院时给予热情接待，注意保持病室的整洁、安静，为患者创造一个舒适的周围环境。

（2）鼓励家属陪伴，给患者心理上带来慰藉和亲切感，消除患者的焦虑。

（3）随时了解患者的心理状况，多与其沟通，讲解本病有关知识及预后情况，使患者对疾病有一定的了解，说明不良情绪对病情有害无利，积极配合会取得良好的效果。

（4）加强巡视病房，在患者夜间无法入睡时适当给予镇静治疗。

4. 营养失调：营养低于机体需要量

与长期咳痰、呼吸困难致食欲下降或感染机体代谢加快有关。

（1）评估营养状况并了解营养失调原因，宣传饮食治疗的意义和原则。

（2）制订适宜的饮食计划，呼吸困难可使热量和蛋白质消耗增加，因此应制订高热量、高蛋白、高维生素的饮食计划，不能进食或输注过多的糖类，以免产生大量 CO_2，加重通气负担。改善患者进食环境，鼓励患者进食。少量多餐，进软食，细嚼慢咽，避免摄入易产气食物。

（3）便秘者给予高纤维素食物和水果，有心衰或水肿者应限制水钠的摄入。

（4）必要时静脉补充营养。

5. 健康教育

（1）COPD 的预防主要是避免发病的高危因素、急性加重的诱发因素以及增强机体免疫力。戒烟是预防 COPD 的重要措施，也是最简单易行的措施，在疾病的任何阶段戒烟都有益于防止 COPD 的发生和发展。

（2）控制职业和环境污染，减少有害气体或有害颗粒的吸入，可减轻气道和肺的异常炎症反应。

（3）积极防治婴幼儿和儿童期的呼吸系统感染，可能有助于减少以后 COPD 的发生。流感疫苗、肺炎链球菌疫苗、细菌溶解物、卡介菌多糖核酸等对防止 COPD 患者反复感染可能有益。

（4）指导患者进行呼吸功能锻炼，防寒保暖，锻炼身体，增强体质，提高机体免疫力。

（5）对于有 COPD 高危因素的人群，应定期进行肺功能监测，以尽可能早期发现 COPD 并及时予以干预。

（刘宏伟）

第三节　肺血栓栓塞症

肺栓塞（PE）是以各种栓子阻塞肺动脉系统为发病原因的一组疾病或临床综合征的总

称，常见的栓子为血栓，少数为脂肪、羊水、空气等。肺血栓栓塞症（PTE）为来自静脉系统或右心的血栓阻塞肺动脉或其分支所致的疾病，主要临床特征为肺循环和呼吸功能障碍。PTE 为 PE 最常见的类型，通常所称的 PE 即 PTE。

引起 PTE 的血栓主要来源于深静脉血栓形成（DVT）。DVT 与 PTE 实质为一种疾病过程在不同部位、不同阶段的表现，两者合称为静脉血栓栓塞症（VTE）。

国外 PTE 发病率较高，病死率也高，未经治疗的 PTE 的病死率为 25%～30%，大面积 PTE 1 小时内死亡率高达 95%，是仅次于肿瘤和心血管病，威胁人类生命的第三大杀手。PTE-DVT 发病和临床表现隐匿、复杂，对 PTE-DVT 的漏诊率和误诊率普遍较高。虽然我国目前尚无准确的流行病学资料，但随着诊断意识和检查技术的提高，诊断例数已有显著增加。

一、病因与发病机制

1. 深静脉血栓形成引起肺栓塞

引起 PTE 的血栓可以来源于下腔静脉径路、上腔静脉径路或右心腔，其中大部分来源于下肢近端的深静脉，即腘静脉、股静脉、髂静脉。腓静脉血栓一般较细小，即使脱落也较少引起 PTE。只有当血栓发展到近端血管并脱落后，才易引起肺栓塞。任何可以导致静脉血液淤滞、静脉系统内皮损伤和血液高凝状态的因素均可引起深静脉血栓形成。深静脉血栓形成的高危因素有：①获得性高危因素，如高龄，肥胖，大于 4 日的长期卧床、制动，心脏疾病，如房颤并发心衰、动脉硬化等，手术，特别是膝关节、髋关节、恶性肿瘤手术，妊娠和分娩；②遗传性高危因素，如凝血因子 V 因子突变引起的蛋白 C 缺乏、蛋白 S 缺乏和抗凝血酶缺乏等造成血液的高凝状态。患者年龄一般在 40 岁以下，常以无明显诱因反复发生 DVT 和 PTE 为主要临床表现。

2. 非深静脉血栓形成引起肺栓塞

全身静脉血液回流至肺，故肺血管床极易暴露于各种阻塞和有害因素中，除上述深静脉血栓形成外，其他栓子也可引起肺栓塞，包括脂肪栓塞，如下肢长骨骨折、羊水栓塞、空气栓塞、寄生虫栓塞、感染病灶、肿瘤的癌栓、毒品引起血管炎或继发血栓形成。

二、病理生理

肺动脉的血栓栓塞既可以是单一部位的，也可以是多部位的。病理检查发现多部位或双侧性的血栓栓塞更为常见。一般认为栓塞更易发生于右侧和下肺叶。发生栓塞后有可能在栓塞局部继发血栓形成，参与发病过程。PTE 所致病情的严重程度取决于栓子的性质及受累血管的大小和肺血管床阻塞的范围，栓子阻塞肺血管后释放的 5-羟色胺、组胺等介质引起的反应及患者原来的心肺功能状态。栓塞部位的肺血流减少，肺泡无效腔量增大，故 PTE 对呼吸的即刻影响是通气/血流比值增大。右心房压升高可引起功能性闭合的卵圆孔开放，产生心内右向左分流；神经体液因素可引起支气管痉挛；毛细血管通透性增高，间质和肺泡内液体增多或出血；栓塞部位肺泡表面活性物质分泌减少，肺泡萎陷，呼吸面积减小；肺顺应性下降，肺体积缩小并可出现肺不张；如累及胸膜，则可出现胸腔积液。以上因素导致通气/血流比例失调，出现低氧血症。

急性 PTE 造成肺动脉较广泛阻塞时，可引起肺动脉高压，出现急性肺源性心脏病，致右心功能不全，回心血量减少，静脉系统瘀血；右心扩大致室间隔左移，使左心室功能受损，导致心排出量下降，进而可引起体循环低血压或休克；主动脉内低血压和右心房压升高，使冠状动脉灌注压下降，心肌血流减少，特别是心室内膜下心肌处于低灌注状态，加之PTE 时心肌耗氧增加，可致心肌缺血，诱发心绞痛。

肺动脉发生栓塞后，若其支配区的肺组织因血流受阻或中断而发生坏死，称为肺梗死（PI）。由于肺组织接受肺动脉、支气管动脉和肺泡内气体弥散等多重氧供，PTE 中仅约不足 15% 发生 PI。

若急性 PTE 后肺动脉内血栓未完全溶解或反复发生 PTE，则可能形成慢性血栓栓塞性肺动脉高压，继而出现慢性肺源性心脏病，右心代偿性肥厚和右心衰竭。

三、临床表现

（一）PTE 表现

1. 症状

常见症状有：①不明原因的呼吸困难及气促，尤以活动后明显，为 PTE 最多见的症状；②胸痛，包括胸膜炎性胸痛或心绞痛样疼痛；③晕厥，可为 PTE 的唯一或首发症状；④烦躁不安、惊恐甚至濒死感；⑤咯血，常为小量咯血，大咯血少见；⑥咳嗽、心悸等。各病例可出现以上症状的不同组合，具有多样性和非特异性。临床上若同时出现呼吸困难、胸痛及咯血，称为 PTE "三联征"，但仅见于约 20% 的患者。大面积肺栓塞时可发生休克甚至猝死。

2. 体征

（1）呼吸系统：呼吸急促最常见，发绀，肺部有时可闻及哮鸣音和（或）细湿啰音，肺野偶可闻及血管杂音，并发肺不张和胸腔积液时出现相应的体征。

（2）循环系统体征：心率快，肺动脉瓣区第二心音亢进及收缩期杂音；三尖瓣反流性杂音；心包摩擦音或胸膜心包摩擦音；可有右心衰竭体征如颈静脉充盈、搏动，肝肿大伴压痛，肝颈反流征（+）等。血压变化，严重时可出现血压下降甚至休克。

（3）其他：可伴发热，多为低热，少数患者有 38 ℃以上的发热。

（二）DVT 表现

主要表现为患肢肿胀、周径增粗、疼痛或压痛、皮肤色素沉着，行走后患肢易疲劳或肿胀加重。但需注意，半数以上的下肢 DVT 患者无自觉症状和明显体征。应测量双侧下肢的周径来评价其差别。进行大、小腿周径的测量点分别为髌骨上缘以上 15 cm 处，髌骨下缘以下 10 cm 处。双侧相差>1 cm 即考虑有临床意义。

最有意义的体征是反映右心负荷增加的颈静脉充盈、搏动及 DVT 所致的肿胀、压痛、僵硬、色素沉着及浅静脉曲张等，一侧大腿或小腿周径较对侧大 1 cm 即有诊断价值。

四、治疗

1. 急救措施

（1）一般处理：对高度疑诊或确诊 PTE 的患者，应进行重症监护，绝对卧床 1~2 周。剧烈胸痛者给予适当镇静、止痛对症治疗。

（2）呼吸循环支持，防治休克。

1）氧疗：采用经鼻导管或面罩吸氧，必要时气管插管机械通气，以纠正低氧血症。避免做气管切开，以免溶栓或抗凝治疗引发局部大出血。

2）循环支持：对于出现右心功能不全但血压正常者，可使用多巴酚丁胺和多巴胺；若出现血压下降，可增大剂量或使用其他血管加压药物，如去甲肾上腺素等。扩容治疗会加重右室扩大，减低心排出量，不建议使用。液体负荷量控制在 500 mL 以内。

2. 溶栓治疗

（1）溶栓指征：大面积 PTE 有明显呼吸困难、胸痛、低氧血症等。对于次大面积 PTE，若无禁忌证可考虑溶栓，但存在争议。对于血压和右心室运动功能均正常的病例，不宜溶栓。溶栓的时间窗一般定为急性肺栓塞发病或复发 14 日以内。症状出现 48 小时内溶栓获益最大，溶栓治疗开始越早，治疗效果越好。

（2）绝对禁忌证：有活动性内出血和近期自发性颅内出血。

（3）相对禁忌证：2 周内的大手术、分娩、器官活检或不能压迫止血部位的血管穿刺；2 个月内的缺血性脑卒中；10 日内的胃肠道出血；15 日内的严重创伤；1 个月内的神经外科或眼科手术；难以控制的重度高血压（收缩压>180 mmHg，舒张压>110 mmHg）；近期曾行心肺复苏；血小板计数<100×10^9/L；妊娠；细菌性心内膜炎；严重肝、肾功能不全；糖尿病出血性视网膜病变等。对于致命性大面积 PTE，上述绝对禁忌证也应被视为相对禁忌证，文献研究提示低血压和缺氧即是 PTE 立即溶栓的指征。

（4）常用的溶栓药物：尿激酶（UK）、链激酶（SK）和重组组织型纤溶酶原激活剂（rt-PA）。三者溶栓效果相仿，临床可根据条件选用。

1）尿激酶：负荷量 4 400 IU/kg，静注 10 分钟，随后以 2 200 IU/（kg·h）持续静滴 12 小时。快速给药：按 2 万 IU/kg 剂量，持续静滴 2 小时。

2）链激酶：负荷量 25 万 IU，静注 30 分钟，随后以 10 万 IU/h 持续静滴 24 小时。快速给药：150 万 IU，持续静滴 2 小时。链激酶具有抗原性，用药前需肌注苯海拉明或地塞米松，以防止过敏反应。链激酶 6 个月内不宜再次使用。

3）rt-PA：推荐 rt-PA 50 mg 持续静注 2 小时为国人标准治疗方案。

使用尿激酶、链激酶溶栓时无须同时使用肝素治疗；但以 rt-PA 溶栓，当 rt-PA 注射结束后，应继续使用肝素。

3. 抗凝治疗

抗凝为 PTE 和 DVT 的基本治疗方法，可以有效防止血栓再形成和复发，为机体发挥自身的纤溶机制溶解血栓创造条件。抗凝药物主要有非口服抗凝剂普通肝素（UFH）、低分子肝素（LMWH）、口服抗凝剂华法林。抗血小板药物阿司匹林或氯吡格雷的抗凝作用不能满足 PTE 或 DVT 的抗凝要求，不推荐使用。

临床疑诊 PTE 时，即可开始使用 UFH 或 LMWH 进行有效的抗凝治疗。用尿激酶或链激酶溶栓治疗后，应每 2~4 小时测定一次凝血酶原时间（PT）或活化部分凝血活酶时间（APTT），当其水平降至正常值的 2 倍时，即给予抗凝治疗。

UFH 给药时需根据 APTT 调整剂量，尽快使 APTT 达到并维持于正常值的 1.5~2.5 倍。LMWH 具有与 UFH 相同的抗凝效果。可根据体重给药，且无须监测 APTT 和调整剂量。UFH 或 LMWH 一般连用 5~10 日，直到临床情况平稳。使用肝素 1~3 日后加用口服抗凝剂华法林，初始剂量为 3.0~5.0 mg。当连续两日测定的国际标准化比率（INR）达到 2.5（2.0~3.0）时或 P 延长至正常值的 1.5~2.5 倍时，停止使用肝素，单独口服华法林治疗。根据 INR 或 PT 调节华法林的剂量。一般口服华法林的疗程至少为 3~6 个月。对复发性 VTE、并发肺心病或危险因素长期存在者，抗凝治疗的时间应延长至 12 个月或以上，甚至终身抗凝。

4. 其他治疗

如肺动脉血栓摘除术、肺动脉导管碎解和抽吸血栓，仅适用于经积极的内科治疗无效的紧急情况或存在溶栓和抗凝治疗绝对禁忌证。为防止下肢深静脉大块血栓再次脱落阻塞肺动脉，可考虑放置下腔静脉滤器。若阻塞部位处于手术可及的肺动脉近端，可考虑行肺动脉血栓内膜剥脱术。

五、护理

1. 一般护理

安置患者于监护室，监测呼吸、心率、血压、静脉压、心电图及动脉血气的变化。患者应绝对卧床休息。避免大幅度的动作及用手按揉下肢深静脉血栓形成处，翻身时动作要轻柔，以防止血栓脱落，栓塞其他部位。做好各项基础护理，预防并发症。进食清淡、易消化的高维生素类食物。保持大便通畅，避免用力，以免促进深静脉血栓脱落。大便干燥时可酌情给予通便药或做结肠灌洗。

2. 镇静、止痛、给氧

患者胸痛剧烈时遵医嘱给予镇静、止痛药，以减轻患者的痛苦症状，缓解患者的紧张程度。保持呼吸道通畅，根据血气分析和临床情况合理给氧，改善缺氧症状。床旁备用气管插管用物及呼吸机，便于患者出现呼吸衰竭时立即进行机械通气治疗。

3. 病情观察

密切观察患者的神志、血压、呼吸、脉搏、体温、尿量和皮肤色泽等，注意有无胸痛、晕厥、咯血及休克等现象。正确留取各项标本，观察动脉血气分析和各项实验室检查结果如血小板计数、凝血酶原时间（PT）或活化部分凝血活酶时间（APTT）、血浆纤维蛋白含量、3P 试验等。

4. 心理护理

PTE 患者多有紧张、焦虑、悲观的情绪，应减少不必要的刺激，给予相应的护理措施，如护理人员守护在患者床旁，允许家属陪伴，解释病情，满足患者所需等。鼓励患者配合治疗，树立战胜疾病的信心和勇气。

5. 溶栓及抗凝护理

（1）用药前：①溶栓前宜留置外周静脉套管针，以方便溶栓中取血监测，避免反复穿刺血管；②测定基础 APTT、PT 及血常规（含血小板计数、血红蛋白）等；③评估是否存在禁忌证，如活动性出血、凝血功能障碍、未予控制的严重高血压等。必要时应配血，做好输血准备。

（2）用药期间。

1）注意观察出血倾向。①溶栓治疗的主要并发症为出血，包括皮肤、黏膜及脏器的出血，最严重的是颅内出血，发生率约 1%~2%。在用药过程中，观察患者有无头痛、呕吐、意识障碍等情况；观察皮肤黏膜有无紫癜及穿刺点有无渗血；观察大小便的颜色，及时留取标本进行隐血检查。②肝素在使用的第 1 周每 1~2 日、第 2 周起每 3~4 日必须复查血小板计数一次，以发现肝素诱导的血小板减少症。若出现血小板迅速或持续降低达 30% 以上或血小板计数 $<100×10^9/L$，应停用 UFH。③华法林在治疗的前几周，有可能引起血管性紫癜，导致皮肤坏死。华法林所致出血可以用维生素 K 拮抗。

2）评估疗效：溶栓及抗凝后，根据医嘱定时采集血标本，对临床及相关辅助检查情况进行动态观察。

6. 健康教育

PTE 的预防和早期识别极为重要，应做好本病的相关预防和发病表现的宣教。老年、体弱、久病卧床的患者，应注意加强腿部的活动，经常更换体位，抬高下肢，以减轻下肢血液的淤滞，预防下肢深静脉血栓形成。长途空中旅行、久坐或久站或孕妇妊娠期内引起的下肢和脚部水肿、下肢静脉曲张，可采取非药物预防方法，如穿充气加压袜、使用间歇充气加压泵，以促进下肢静脉回流。已经开始抗凝药物治疗的患者应坚持长期应用抗凝药物并告诉患者注意观察出血倾向。当出现不明原因的气急、胸痛、咯血等表现时，应及时到医院诊治。

（王雪慧）

第四节　急性呼吸窘迫综合征

急性呼吸窘迫综合征（ARDS）是多种原因引起的急性呼吸衰竭。ARDS 不是独立的疾病，是多种疾病的一种严重并发症。ARDS 晚期多诱发或并发多脏器功能障碍综合征，甚至多脏器功能衰竭（MOF），病情凶险，预后恶劣，病死率高达 50%~70%。

一、病因

休克、创伤、淹溺、严重感染、吸入有毒气体、药物过量、尿毒症、糖尿病酮症酸中毒、弥散性血管内凝血、体外循环等原因均可导致 ARDS。

二、临床表现

急性呼吸窘迫综合征通常发生于原发疾病或损伤起病后 24~48 小时以内。最初的症状为气促，伴有呼吸浅快，肺部可有湿啰音或哮鸣音。患者皮肤可见花斑状或青紫。随着病情进展，出现呼吸窘迫，吸气费力，发绀，烦躁不安，动脉血氧分压（PaO_2）明显降低，二氧化碳分压（$PaCO_2$）低。如病情继续恶化，呼吸窘迫和发绀继续加重，并出现酸中毒、MOF 甚至死亡。凡存在可能引起 ARDS 的各种基础疾病或诱因，一旦出现呼吸改变或血气异常，均应警惕有 ARDS 发生的可能。

三、治疗

治疗原则是改善换气功能，纠正缺氧，及时去除病因，控制原发病等。ARDS 治疗的关键在于原发病及其病因，包括氧疗、机械通气等呼吸支持治疗，输新鲜血、利尿维持适宜的血容量，根据病因早期应用肾上腺皮质激素，纠正酸碱和电解质平衡紊乱，营养支持及体位治疗。

四、护理

在救治 ARDS 过程中，精心护理是抢救成功的重要环节。护士应做到及早发现病情，迅速协助医生采取有力的抢救措施。密切观察患者生命体征，做好各项记录，准确完成各种治疗，备齐抢救器械和药品，防止机械通气和气管切开的并发症。

1. 护理目标

（1）及早发现 ARDS 的迹象，及早有效地协助抢救。维持生命体征稳定，挽救患者生命。

（2）做好人工气道的管理，维持患者最佳气体交换，改善低氧血症，减少机械通气并发症。

（3）采取俯卧位通气护理，缓解肺部压迫，改善心脏灌注。

（4）积极预防感染等各种并发症，提高救治成功率。

（5）加强基础护理，增加患者舒适感。

（6）减轻患者心理不适，使其合作、平静。

2. 护理措施

（1）及早发现病情变化：ARDS 通常在疾病或严重损伤的最初 24~48 小时发生。首先出现呼吸困难，通常呼吸浅快。吸气时可存在肋间隙和胸骨上窝凹陷。皮肤可出现发绀和斑纹，吸氧不能使之改善。

护士发现上述情况要高度警惕，及时报告医生，进行动脉血气和胸部 X 线等相关检查。一旦诊断考虑 ARDS，立即积极治疗。若没有机械通气的相应措施，应尽早转至有条件的医院。患者转运过程中应有专职医生和护士陪同，并准备必要的抢救设备，氧气必不可少。若有指征行机械通气治疗，可以先行气管插管后转运。

（2）迅速连接监测仪，密切监护心率、心律、血压等生命体征，尤其是呼吸的频率、节律、深度及血氧饱和度等。观察患者意识、发绀情况、末梢温度等。注意有无呕血、黑便等消化道出血的表现。

（3）氧疗和机械通气的护理：治疗 ARDS 最紧迫的问题在于纠正顽固性低氧，改善呼吸困难，为治疗基础疾病赢得时间。需要对患者实施氧疗甚至机械通气。

严密监测患者呼吸情况及缺氧症状。若单纯面罩吸氧不能维持满意的血氧饱和度，应予以辅助通气。首先可尝试采用经面罩持续气道正压吸氧等无创通气，但大多需要机械通气吸入氧气。遵医嘱给予高浓度氧气吸入或使用呼气末正压呼吸（PEEP），并根据动脉血气分析值的变化调节氧浓度。

使用 PEEP 时应严密观察，防止患者出现气压伤。PEEP 是在呼气终末时给予气道以一恒定正压使之不能回复到大气压的水平。可以增加肺泡内压和功能残气量改善氧合，防止呼气使肺泡萎陷，增加气体分布和交换，减少肺内分流，从而提高 PaO_2。由于 PEEP 使胸腔内压升高，静脉回流受阻，致心搏减少、血压下降，严重时可引起循环衰竭，另外正压过高，肺泡过度膨胀、破裂有导致气胸的危险。所以在监护过程中，注意观察有无心率增快、突然胸痛、呼吸困难加重等相关症状，发现异常立即调节 PEEP 压力并报告医生处理。

帮助患者采取有利于呼吸的体位，如端坐位或高枕卧位。

人工气道的管理有以下 5 个方面。

1）妥善固定气管插管，观察气道是否通畅，定时对比听诊双肺呼吸音。经口插管者要固定好牙垫，防止阻塞气道。每班检查并记录导管刻度，观察有无脱出或误入一侧主支气管。套管固定松紧适宜，以能放入一指为准。

2）气囊充气适量。充气过少易产生漏气，充气过多可压迫气管黏膜导致气管食管瘘，可以采用最小漏气技术，用来减少并发症发生。方法：用 10 mL 注射器将气体缓慢注入，直至在喉及气管部位听不到漏气声，向外抽出气体每次 0.25~0.5 mL，至吸气压力到达峰值时出现少量漏气为止，再注入 0.25~0.5 mL 气体，此时气囊容积为最小封闭容积，气囊压力为最小封闭压力，记录注气量。观察呼吸机上气道峰压是否下降及患者能否发音说话，长期机械通气患者要观察气囊有无破损、漏气现象。

3）保持气道通畅。严格无菌操作，按需适时吸痰。过多反复抽吸会刺激黏膜，使分泌物增加。先吸气道再吸口腔、鼻腔，吸痰前给予充分气道湿化、翻身叩背、吸纯氧 3 分钟，吸痰管最大外径不超过气管导管内径的 1/2，迅速插吸痰管至气管插管，感到阻力后撤回吸痰管 1~2 cm，打开负压边后退边旋转吸痰管，吸痰时间不应超过 15 秒。吸痰后密切观察痰液的颜色、性状、量及患者心率、心律、血压和血氧饱和度的变化，一旦出现心律失常和呼吸窘迫，立即停止吸痰，给予吸氧。

4）用加温湿化器对吸入气体进行湿化，根据病情需要加入盐酸氨溴索、异丙托溴铵等，每日 3 次雾化吸入。湿化满意标准为痰液稀薄、无泡沫、不附壁、能顺利吸出。

5）呼吸机使用过程中注意电源插头要牢固，不要与其他仪器共用一个插座；机器外部要保持清洁，上端不可放置液体；开机使用期间定时倒掉管道及集水瓶内的积水，集水瓶安装要牢固；定时检查管道是否漏气、有无打折、压缩机工作是否正常。

（4）维持有效循环，维持出入液量轻度负平衡：循环支持治疗的目的是恢复和提供充分的全身灌注，保证组织的灌流和氧供，促进受损组织的恢复。在能保持酸碱平衡和肾功能前提下达到最低水平的血管内容量。①护士应迅速帮助完成该治疗目标。选择大血管，建立 2 个以上的静脉通道，正确补液，改善循环血容量不足。②严格记录出入量、每小时尿量。出入量管理的目标是在保证血容量、血压稳定前提下，24 小时出量大于入量 500~1 000 mL，利于肺内水肿液的消退。充分补充血容量后，护士遵医嘱给予利尿剂，消除肺水肿。观察患者对治疗的反应。

（5）俯卧位通气护理：由仰卧位改变为俯卧位，可使 75%ARDS 患者的氧合改善。可能与血流重新分布，改善背侧肺泡的通气，使部分萎陷肺泡再膨胀达到"开放肺"的效果有关。随着通气/血流比例的改善进而改善了氧合。但存在血流动力学不稳定、颅内压增高、脊柱外伤、急性出血、骨科手术、近期腹部手术、妊娠等为禁忌实施俯卧位。①患者发病 24~36 小时后取俯卧位，翻身前给予纯氧吸入 3 分钟。预留足够的管路长度，注意防止气管插管过度牵拉致脱出。②为减少特殊体位给患者带来的不适，用软枕垫高头部 15°~30°，嘱患者双手放在枕上，并在髋、膝、踝部放软枕，每 1~2 小时更换 1 次软枕的位置，每 4 小时更换 1 次体位，同时考虑患者的耐受程度。③注意血压变化，因俯卧位时支撑物放置不当，可使腹压增加，下腔静脉回流受阻而引起低血压，必要时在翻身前提高吸氧浓度。④注意安全，防止坠床。

（6）预防感染的护理：①注意严格无菌操作，每日更换气管插管切口敷料，保持局部清洁干燥，预防或消除继发感染；②加强口腔及皮肤护理，以防护理不当而加重呼吸道感染及发生压疮；③密切观察体温变化，注意呼吸道分泌物的情况。

（7）心理护理，减轻恐惧，增加心理舒适度：①评估患者的焦虑程度，指导患者学会自我调整心理状态，调控不良情绪。主动向患者介绍环境，解释治疗原则，解释机械通气、监测及呼吸机的报警系统，尽量消除患者的紧张感；②耐心向患者解释病情，对患者提出的问题要给予明确、有效和积极的信息，消除其心理紧张和顾虑；③护理患者时保持冷静和耐心，表现出自信和镇静；④如果患者由于呼吸困难或人工通气不能讲话，可提供纸笔或以手势与患者交流；⑤加强巡视，了解患者的需要，帮助患者解决问题；⑥帮助并指导患者及家属应用松弛疗法、按摩等。

（8）营养护理：ARDS 患者处于高代谢状态，应及时补充热量和高蛋白、高脂肪营养物质。能量的摄取既应满足代谢的需要，又应避免糖类的摄取过多，蛋白摄取量一般为每日 1.2~1.5 g/kg。

尽早采用肠内营养，协助患者取半卧位，充盈气囊，证实胃管在胃内后，用加温器和输液泵匀速泵入营养液。若有肠鸣音消失或胃潴留，暂停鼻饲，给予胃肠减压。一般留置 5~7 日后拔除，更换到对侧鼻孔，以减少鼻窦炎的发生。

五、健康教育

在疾病的不同阶段，根据患者的文化程度做好有关知识的宣传和教育，让患者了解病情的变化过程。

（1）提供舒适安静的环境以利于患者休息，指导患者正确卧位休息，讲解由仰卧位改变为俯卧位的意义，尽可能减少特殊体位给患者带来的不适。

（2）向患者解释咳嗽、咳痰的重要性，指导患者掌握有效咳痰的方法，鼓励并协助患者咳嗽，排痰。

（3）指导患者自己观察病情变化，如有不适及时通知医护人员。

（4）嘱患者严格按医嘱用药，按时服药，不要随意增减药物剂量及种类。服药过程中，需密切观察患者用药后反应，以指导用药剂量。

（5）出院指导。指导患者出院后仍以休息为主，活动量要循序渐进，注意劳逸结合。此外，患者病后生活方式的改变需要家人的积极配合和支持，应指导患者家属给患者创造一个良好的身心休养环境。出院后 1 个月内复查 1~2 次，出现情况随时复查。

（孟　瑶）

第三章

心血管内科疾病护理

第一节　心力衰竭

一、概述

心力衰竭是由于各种心脏疾病导致心功能不全的临床综合征。心力衰竭通常伴有肺循环和（或）体循环充血，故又称充血性心力衰竭。

心功能不全分为无症状和有症状两个阶段，无症状阶段是有心室功能障碍的客观指标如射血分数降低，但无充血性心力衰竭的临床症状，如果不积极治疗，将会发展成有症状心功能不全。

（一）临床分类

1. 根据发展速度分类

按心力衰竭发展速度可分为急性和慢性两种，以慢性居多。急性心力衰竭常因急性的严重心肌损害或突然心脏负荷加重，使心排血量在短时间内急剧下降，甚至丧失排血功能。临床以急性左侧心力衰竭最为常见，表现为急性肺水肿、心源性休克。

慢性心力衰竭病程中常有代偿性心脏扩大、心肌肥厚和其他代偿机制参与，为缓慢的发展过程。

2. 根据发生部位分类

按心力衰竭发生的部位可分为左心、右心和全心衰竭。左侧心力衰竭临床上较常见，是指左心室代偿功能不全而发生的，以肺循环瘀血为特征的心力衰竭。

右侧心力衰竭是以体循环瘀血为主要特征的心力衰竭，临床上多见于肺源性心脏病、先天性心脏病、高血压、冠心病等。

全心衰竭常是左侧心力衰竭使肺动脉压力增高，加重右心负荷，长此以往，右心功能下降、衰竭，即表现出全心功能衰竭症状。

3. 根据功能障碍分类

按有无舒缩功能障碍心力衰竭可分为收缩性和舒张性心力衰竭。收缩性心力衰竭是指心肌收缩力下降，心排血量不能满足机体代谢的需要，器官、组织血液灌注不足，同时出现肺循环和（或）体循环瘀血表现。

舒张性心力衰竭心肌收缩力没有明显降低，可使心排血量正常维持，心室舒张功能障碍以致左心室充盈压增高，使肺静脉回流受阻，而导致肺循环瘀血。

（二）心力衰竭分期

心力衰竭的分期可以从临床上判断心力衰竭的不同时期，从预防着手，在疾病源头上给予干预，减少和延缓心力衰竭的发生，减少心力衰竭的发展和死亡。心力衰竭分为四期。

A 期：心力衰竭高危期，无器质性心脏病或心力衰竭症状。如患者有高血压、代谢综合征、心绞痛，服用心肌毒性药物等，均可发展为心力衰竭的高危因素。

B 期：有器质性心脏病如心脏扩大、心肌肥厚、射血分数降低，但无心力衰竭症状。

C 期：有器质性心脏，病程中有过心力衰竭的症状。

D 期：需要特殊干预治疗的难治性心力衰竭。

心力衰竭的分期在病程中是不能逆转的，只能停留在某一期或向前发展，只有在 A 期对高危因素进行有效治疗，才能减少心力衰竭发生，在 B 期进行有效干预，可以延缓发展到有临床症状的心力衰竭。

（三）心功能分级

1. 根据主观症状和活动能力，心功能分为四级

Ⅰ级：患者表现为体力活动不受限制，一般活动不出现疲乏、心悸、心绞痛或呼吸困难等症状。

Ⅱ级：患者表现为体力活动轻度受限制，休息时无自觉症状，但日常活动可引起气急、心悸、心绞痛或呼吸困难等症状。

Ⅲ级：患者表现为体力活动明显受限制，稍事活动可有气急、心悸等症状，有脏器轻度瘀血体征。

Ⅳ级：患者表现为体力活动重度受限制，休息状态也有气急、心悸等症状，体力活动后加重，有脏器重度瘀血体征。

此分级方法多年来在临床应用，优点是简便易行，缺点是仅凭患者主观感觉，常与患者症状与客观检查有差距，患者个体之间差异比较大。

2. 根据客观评价指标，心功能分为 A、B、C、D 级

A 级：无心血管疾病的客观依据。

B 级：有轻度心血管疾病的客观依据。

C 级：有中度心血管疾病的客观依据。

D 级：有重度心血管疾病的客观依据。

此分级方法对于轻、中、重度的标准没有具体的规定，需要临床医师主观判断。但结合根据患者主观症状和活动能力进行分级的方案，是能弥补方案的主观症状与客观指标分离情况的。如患者心脏超声检查提示轻度主动脉瓣狭窄，但没有体力活动受限制的情况，联合分级定为Ⅰ级 B。又如患者体力活动时有心悸、气急症状，但休息症状缓解，心脏超声检查提示左心室射血分数（LVEF）为<35%，联合分级定为Ⅱ级 C。

3. 根据 6 分钟步行试验结果心功能不全分为重、中、轻三级

要求患者 6 分钟之内在平直走廊尽可能地快走，测定其所步行的距离，若 6 分钟步行距离<150 m，表明为重度心功能不全，150～425 m 为中度心功能不全，426～550 m 为轻度心功能不全。

此试验简单易行、安全、方便，用于评定慢性心力衰竭患者的运动耐力，评价心脏储备能力，也常用于评价心力衰竭治疗的效果。

二、慢性心力衰竭

慢性心力衰竭是多数心血管疾病的终末阶段，也是主要的死亡原因。心力衰竭是一种复杂的临床综合征，特定的症状是呼吸困难和乏力，特定的体征是水肿，这些情况可造成器官功能障碍，影响生活质量。主要表现为心脏收缩功能障碍的主要指标左心室射血分数下降，一般<40%；而心脏舒张功能障碍的患者左心室射血分数相对正常，通常心脏无明显扩大，但有心室充盈指标受损。

我国引起慢性心力衰竭的基础心脏病的构成比与过去有所不同，过去我国以风湿性心脏病为主，近10年来其所占比例趋于下降，而冠心病、高血压所占比例明显上升。

（一）病因与发病机制

1. 病因

各种原因引起的心肌、心脏瓣膜、心包或冠状动脉、大血管的结构损害，导致心脏容量负荷或压力负荷过重均可造成慢性心力衰竭。

冠心病、高血压、心脏瓣膜病和扩张性心肌病是主要的病因；心肌炎、肾炎、先天性心脏病是较常见的病因；而心包疾病、贫血、甲状腺功能亢进症与减退症、脚气病、心房黏液瘤、动脉—静脉瘘、心脏肿瘤和结缔组织病、高原病及少见的内分泌疾病等，是比较少见、易被忽视的病因。

2. 诱因

（1）感染：感染是最主要的诱因，最常见呼吸道感染，其次是风湿热，在幼儿患者中风湿热则占首位。女性患者泌尿系感染的诱发也常见，感染性心内膜炎、全身感染均是诱发因素。

（2）心律失常：特别是快速心律失常，如心房颤动等。

（3）生理、心理压力过大：如劳累过度、情绪激动、精神紧张。

（4）血容量增加：液体摄入过多过快、摄入高钠饮食。

（5）妊娠与分娩。

（6）其他：大量失血、贫血，各种原因引起的水、电解质、酸碱平衡紊乱，某些药物应用不当等。

3. 发病机制

慢性心力衰竭的发病机制很复杂，心脏功能大致经过代偿期和失代偿期。

（1）心力衰竭代偿期：心脏受损初始引起机体短期的适应性和代偿性反应，启动了Frank-Starling机制，增加心脏的前负荷，使回心血量增加，心室舒张末容积增加，心室扩大，心肌收缩力增强，而维持心排血量基本正常或相对正常。

机体的适应性和代偿性反应，激活交感神经—体液系统，交感神经兴奋性增强，增强心肌收缩力并提高心率，以增加心排血量，但同时机体周围血管收缩，增加了心脏后负荷，心肌增厚，心率加快，心肌耗氧量加大。

心脏功能下降，心排血量降低，肾素—血管紧张素—醛固酮系统被激活，代偿性增加血管阻力和潴留水、钠，以维持灌注压；交感神经兴奋性增加，同时激活神经内分泌细胞因子如心钠素、血管升压素、缓激肽等，参与调节血管舒缩，排钠利尿，对抗由于交感神经兴奋和肾素—血管紧张素—醛固酮系统激活造成的水钠潴留效应。在多因素作用下共同维持机体血压稳定，保证重要脏器的灌注。

（2）心力衰竭失代偿期：长期、持续的交感神经和肾素—血管紧张素—醛固酮系统高兴奋性，多种内源性的神经激素和细胞因子的激活与失衡，又造成继发心肌损害，持续性心脏扩大、心肌肥厚，使心肌耗氧量增加，加重心肌损伤。神经内分泌系统活性不断增加，加重血流动力学紊乱，损伤心肌细胞，导致心排血量不足，出现心力衰竭症状。

（3）心室重构：所谓的心室重构，就是在心脏扩大、心肌肥厚的过程中，心肌细胞、胞外基质、胶原纤维网等均有相应变化，左心室结构、形态、容积和功能发生一系列变化。研究表明，心力衰竭发生发展的基本机制就是心室重构。由于基础疾病不同，进展情况不同和各种代偿机制的复杂作用，有些患者心脏扩大、肥厚已很明显，但临床可无心力衰竭表现。但如基础疾病的病因不能去除，随着时间的推移，心室重构的病理变化，可自身不断发展，心力衰竭必然会出现。

从代偿到失代偿，除了因为代偿能力限度、代偿机制中的负面作用外，心肌细胞的能量供应和利用障碍，导致心肌细胞坏死、纤维化也是重要因素。

心肌细胞的减少使心肌收缩力下降，又因纤维化的增加使心室的顺应性下降，心室重构更趋明显，最终导致不可逆的心肌损害和心力衰竭。

（二）临床表现

慢性心力衰竭早期可以无症状或仅出现心动过速、面色苍白、出汗、疲乏和活动耐力减低症状等。

1. 左侧心力衰竭

（1）症状。

1）呼吸困难：劳力性呼吸困难是最早出现的呼吸困难症状，因为体力活动会使回心血量增加，左心房压力升高，肺瘀血加重。开始仅剧烈活动或体力劳动后出现症状，休息后缓解，随肺瘀血加重，逐渐发展到更轻活动后，甚至休息时也出现呼吸困难。

夜间阵发性呼吸困难是左侧心力衰竭早期最典型的表现，又称为"心源性哮喘"。是由于平卧血液重新分布使肺血量增加，夜间迷走神经张力增加，小支气管收缩，膈肌位高，肺活量减少所致。典型表现是患者熟睡 1~2 小时，突然憋气而惊醒，被迫坐起，同时伴有咳嗽、咳泡沫痰和（或）哮鸣性呼吸音。多数患者端坐休息后可自行缓解，次日白天无异常感觉。严重者可持续发作，甚至发生急性肺水肿。

端坐呼吸多在病程晚期出现，是肺瘀血达到一定程度，平卧回心血量增多、膈肌上抬，呼吸更困难，必须采用高枕卧位、半卧位，甚至坐位，才能减轻呼吸困难。最严重的患者即使端坐床边，下肢下垂，上身前倾，仍不能缓解呼吸困难。

2）咳嗽、咳痰、咯血：咳嗽、咳痰早期即可出现，是肺泡和支气管黏膜瘀血所致，多发生在夜间，直立或坐位症状减轻。咳白色浆液性泡沫样痰为其特点，偶见痰中带有血丝。如发生急性肺水肿，则咳大量粉红色泡沫痰。

3）其他症状：有倦怠、乏力、心悸、头晕、失眠、嗜睡、烦躁等症状，重者可有少尿，是与心排血量低下，组织、器官灌注不足的表现。

（2）体征。

1）慢性左侧心力衰竭可有心脏扩大，心尖冲动向左下移位。心率加快、第一心音减弱、心尖区舒张期奔马律最有诊断价值。部分患者可出现交替脉，是左侧心力衰竭的特征性体征。

2）肺部可闻及湿啰音，急性肺水肿时可出现哮鸣音。

2. 右侧心力衰竭

（1）症状：主要表现为体循环静脉瘀血。消化道症状如食欲缺乏、恶心、呕吐，水肿、腹胀、肝区胀痛等为右侧心力衰竭的最常见症状。

劳力性呼吸困难也是右侧心力衰竭的常见症状。

（2）体征。

1）水肿：早期在身体的下垂部位和组织疏松部位，出现凹陷性水肿，为对称性。重者可出现全身水肿，并伴有胸腔积液、腹水和阴囊水肿。胸腔积液是因体静脉压力增高所致，胸腔静脉有一部分回流到肺静脉，所以胸腔积液更多见于全心衰竭时，以双侧多见。

2）颈静脉征：颈静脉怒张是右侧心力衰竭的主要体征，其程度与静脉压升高的程度正相关。压迫患者的腹部或肝，回心血量增加而使颈静脉怒张更明显，称为肝颈静脉回流征阳性。

3）肝肿大和压痛：可出现肝肿大和压痛。持续慢性右侧心力衰竭可发展为心源性肝硬化，晚期肝脏压痛不明显，但伴有黄疸、肝功能损害和腹水。

4）发绀：发绀是由于供血不足，组织摄取血氧相对增加，静脉血氧降低所致。表现为面部毛细血管扩张、发绀、色素沉着。

3. 全心衰竭

右侧心力衰竭继发于左侧心力衰竭而形成全心衰竭，但当右侧心力衰竭后，肺瘀血的临床表现减轻。扩张型心肌病等表现左、右心同时衰竭者，肺瘀血症状都不严重，左侧心力衰竭的表现主要是心排血量减少的相关症状和体征。

（三）辅助检查

1. X线检查

（1）心影的大小、形态可为病因诊断提供重要依据，根据心脏扩大的程度和动态改变，间接反映心功能状态。

（2）肺门血管影增强是早期肺静脉压增高的主要表现；肺动脉压力增高可见右下肺动脉增宽；肺间质水肿可使肺野模糊；Kerley B 线是在肺野外侧清晰可见的水平线状影，是肺小叶间隔内积液的表现，是慢性肺瘀血的特征性表现。

2. 超声心动图检查

超声心动图比 X 线检查更能准确地提供各心腔大小变化及心脏瓣膜结构情况。左心室射血分数（LVEF 值）可反映心脏收缩功能，正常左心室射血分数>50%，左心室射血分数≤40%为收缩期心力衰竭诊断标准。

多普勒超声是临床上最实用的判断心室舒张功能的方法，E 峰是心动周期的心室舒张早期心室充盈速度的最大值，A 峰是心室舒张末期心室充盈的最大值，正常人 E/A 的比值不小于 1.2，中青年应更大。

3. 有创性血流动力学检查

此检查常用于重症心力衰竭患者，可直接反映左心功能。

4. 放射性核素检查

可以帮助判断心室腔大小，反映左心室射血分数和左心室最大充盈速率。

（四）治疗

1. 病因治疗

（1）基本病因治疗：对有损心肌的疾病应早期进行有效治疗，如高血压、冠心病、糖尿病、代谢综合征等；心血管畸形、心脏瓣膜病力争在发生心脏衰竭之前进行介入或外科手术治疗；对于一些病因不明的疾病也应早期干预如原发性扩张型心肌病，以延缓心室重构。

（2）诱因治疗：积极消除诱因，最常见的诱因是感染，特别是呼吸道感染，积极应用有针对性的抗生素控制感染。心律失常特别是心房颤动是引起心脏衰竭的常见诱因，对于快速心房颤动要积极控制心室率，及时复律。纠正贫血、控制高血压等均可防止心力衰竭发生和（或）加重。

2. 一般治疗

减轻心脏负担，限制体力活动，避免劳累和精神紧张。低钠饮食，少食多餐，限制饮水量。给予持续氧气吸入，流量为 2~4 L/min。

3. 利尿药

利尿药是治疗心力衰竭的常用药物，通过排钠排水减轻水肿、减轻心脏负荷、缓解瘀血症状。原则上应长期应用，但在水肿消失后应以最小剂量维持，如氢氯噻嗪 25 mg，隔日 1 次。常用利尿药有排钾利尿药如氢氯噻嗪等；袢利尿药如呋塞米、布美他尼（丁脲胺）等；保钾利尿药如螺内酯、氨苯蝶啶等。排钾利尿药主要不良反应是低血钾，应补充氯化钾或与保钾利尿药同用。噻嗪类利尿药可抑制尿酸排泄，引起高尿酸血症，大剂量长期应用可影响胆固醇及糖的代谢，应严密监测。

4. 肾素—血管紧张素—醛固酮系统抑制药

（1）血管紧张素转化酶（ACE）抑制药的应用：ACE 抑制药扩张血管，改善瘀血症状，更重要的是降低心力衰竭患者代偿性神经—体液的不利影响，限制心肌、血管重构，维护心肌功能，推迟心力衰竭的进展，降低远期病死率。

1）用法：常用 ACE 抑制药如卡托普利 12.5~25 mg，每日 2 次，培哚普利 2~4 mg，每日 1 次，贝那普利对有早期肾功能损害患者较适用，使用量是 5~10 mg，每日 1 次。临床应用一定要从小剂量开始，逐渐加量。

2）ACE 抑制药的不良反应：有低血压、肾功能一过性恶化、高血钾、干咳等。

3）ACE 抑制药的禁忌证：无尿性肾衰竭、肾动脉狭窄，血肌酐升高 ≥225 μmol/L，高血压、低血压、妊娠、哺乳妇女及对此药过敏者。

（2）血管紧张素受体阻滞药（ARBBs）的应用：ARBBs 阻断肾素—血管紧张素系统的作用与 ACE 抑制药相同，但缺少对缓激肽的降解抑制作用。当患者应用 ACE 抑制药出现干咳不能耐受，可应用 ARBBs，常用 ARBBs 如坎地沙坦、氯沙坦、缬沙坦等。

ARBBs 的用药注意事项、不良反应除干咳以外，其他均与 ACE 抑制药相同。

（3）醛固酮拮抗药的应用：研究证明螺内酯 20 mg，每日 1~2 次小剂量应用，可以阻断醛固酮效应，延缓心肌、血管的重构，改善慢性心力衰竭的远期效果。

注意事项：中重度心力衰竭患者应用时，需注意血钾监测；肾功能不全、血肌酐异常、高血钾及应用胰岛素的糖尿病患者不宜使用。

5. β 受体阻滞剂

β 受体阻滞剂可对抗交感神经激活，阻断交感神经激活后各种有害影响。临床应用疗效常在用药后 2~3 个月才出现，但明显提高运动耐力，改善心力衰竭预后，降低病死率。

β 受体阻滞剂具有负性肌力作用，临床中应慎重应用，应用药物应从小剂量开始，如美托洛尔 12.5 mg，每日 1 次；比索洛尔 1.25 mg，每日 1 次；卡维地洛 6.25 mg，每日 1 次，逐渐加量，适量维持。

注意事项：用药应在心力衰竭稳定、无体液潴留情况下，小剂量开始应用。

患有支气管痉挛性疾病、心动过缓、二度以上包括二度的房室传导阻滞患者禁用。

6. 正性肌力药

是治疗心力衰竭的主要药物，适用于治疗以收缩功能异常为特征的心力衰竭，尤其对心腔扩大引起的低心排血量心力衰竭，伴快速心律失常的患者作用最佳。

（1）洋地黄类药物：是临床最常用的强心药物，具有正性肌力和减慢心率作用，在增加心肌收缩力的同时，不增加心肌耗氧量。

1）适应证：充血性心力衰竭，尤其是伴有心房颤动和心室率增快的心力衰竭是最佳指征，对心房颤动、心房扑动和室上性心动过速均有效。

2）禁忌证：严重房室传导阻滞、肥厚性梗阻型心肌病、急性心肌梗死 24 小时内不宜使用。洋地黄类药物中毒或过量为绝对禁忌证。

3）用法：地高辛为口服制剂，维持量法，0.25 mg，每日 1 次。此药口服后 2~3 小时血浆浓度达高峰，4~8 小时获最大效应，半衰期为 1.6 日，连续口服 7 日后血浆浓度可达稳态。适用于中度心力衰竭的维持治疗。

毛花苷 C 为静脉注射制剂，注射后 10 分钟起效，1~2 小时达高峰，每次 0.2~0.4 mg，稀释后静脉注射，24 小时总量 0.8~1.2 mg。适用于急性心力衰竭或慢性心力衰竭加重时，尤其适用于心力衰竭伴快速心房颤动者。

4）毒性反应：药物的治疗剂量和中毒剂量接近，易发生中毒。易导致洋地黄类药物中毒的情况主要有急性心肌梗死、急性心肌炎引起的心肌损害、低血钾、严重缺氧、肾衰竭等。

常见毒性反应有：胃肠道表现如恶心、呕吐；神经系统表现如视物模糊、黄视、绿视；心血管系统表现多为各种心律失常，也是洋地黄类药物中毒最重要的表现，最常见的心律失常是室性期前收缩，多呈二联律。快速房性心律失常伴有传导阻滞是洋地黄类药物中毒特征性的表现。

（2）β 受体激动剂：临床通常短期应用治疗重症心力衰竭，常用静脉滴注多巴酚丁胺、多巴胺。适用于急性心肌梗死伴心力衰竭的患者；小剂量多巴胺 2~5 μg/（kg·min）能扩张肾动脉，增加肾血流量和排钠利尿，从而用于充血性心力衰竭的治疗。

（五）护理

1. 环境与心理护理

保持环境安静、舒适，空气流通。限制探视，减少精神刺激。注意患者情绪变化，做好心理护理，要求患者家属积极给予患者心理支持和治疗的协助，使患者心情放松、情绪稳定，减少机体耗氧量。

2. 休息与活动

一般心功能Ⅰ级：不限制一般的体力活动，但避免剧烈运动和重体力劳动。心功能Ⅱ级：可适当进行轻体力工作和家务劳动，强调下午多休息。心功能Ⅲ级：日常生活可以自理或在他人协助下自理，严格限制一般的体力活动。心功能Ⅳ级：绝对卧床休息，生活需要他人照顾，可在床上做肢体被动运动和翻身，逐步过渡到坐床边或下床活动。当病情好转后，鼓励患者尽早做适量的活动，防止因长期卧床导致的静脉血栓、肺栓塞、便秘和压疮的发生。在活动中要监测有无呼吸困难、胸痛、心悸、疲劳等症状，如有不适应停止活动，并以此作为限制最大活动量的指征。

3. 病情观察

（1）观察水肿情况：注意观察水肿的消长情况，每日测量并记录体重，准确记录液体出入量。

（2）保持呼吸道通畅：监测患者呼吸困难的程度、发绀情况、肺部啰音以及血气分析和血氧饱和度等变化，根据缺氧的轻重程度调节氧流量和吸氧方式。

（3）注意水、电解质变化及酸碱平衡情况：低钾血症可出现乏力、腹胀、心悸，心电图出现 u 波增高及心律失常，并可诱发洋地黄类药物中毒。少数因肾功能减退，补钾过多而致高血钾，严重者可引起心搏骤停。低钠血症表现为乏力、食欲缺乏、恶心、呕吐、嗜睡等症状。如出现上述症状，要及时报告医师给予纠正。

4. 保持排便通畅

患者常因精神因素使规律性排便活动受抑制，排便习惯改变，加之胃肠道瘀血、进食减少、卧床过久影响肠蠕动，易致便秘。应帮助患者训练床上排便习惯，同时饮食中增加膳食纤维，如发生便秘，应用小剂量缓泻药和润肠药，病情许可时扶患者坐起使用便器，并注意观察患者的心率、反应，以防发生意外。

5. 输液护理

根据患者液体出入情况及用药要求，控制输液量和速度，以防诱发急性肺水肿。

6. 饮食护理

给予高蛋白、高维生素的易消化清淡饮食，注意补充营养。少量多餐，避免过饱。限制水、钠摄入，每日食盐摄入量少于 5 g，服利尿药者可适当放宽。

7. 用药护理

（1）使用利尿药的护理：遵医嘱正确使用利尿药，并注意有关不良反应的观察和预防。监测血钾及有无乏力、腹胀、肠鸣音减弱等低钾血症的表现，同时多补充含钾丰富的食物，必要时遵医嘱补充钾盐。口服补钾宜在饭后或将水剂与果汁同饮；静脉补钾时每 500 mL 液体中氯化钾含量不宜超过 1.5 g。

应用保钾利尿药需注意有无胃肠道反应、嗜睡、乏力、皮疹，高血钾等不良反应。

利尿药的应用时间选择早晨或日间为宜，避免夜间排尿过频而影响患者休息。

（2）使用洋地黄类药物的护理。

1）给药要求：严格遵医嘱给药，发药前要测量患者脉搏 1 分钟，当脉搏<60 次/分或节律不规则时，应暂停服药并通知医师。静脉给药时务必稀释后缓慢静脉注射，同时监测心率、心律及心电图变化。

2）遵守禁忌：注意不与奎尼丁、普罗帕酮（心律平）、维拉帕米（异搏定）、钙剂、胺碘酮等药物合用，以免降低洋地黄类药物肾排泄率，增加药物毒性。

3）用药后观察：应严密观察患者用药后毒性反应，监测血清地高辛浓度。

4）毒性反应的处理：立即停用洋地黄类药；停用排钾利尿药；积极补充钾盐；快速纠正心律失常，血钾低者快速补钾，血钾不低可应用利多卡因等治疗，但一般禁用电复律，防止发生心室颤动；对缓慢心律失常，可使用阿托品 0.5~1 mg 皮下注射或静脉注射治疗，一般不用安置临时起搏器。

（3）使用肾素—血管紧张素—醛固酮系统抑制药的护理：应用 ACE 抑制药时需预防直立性低血压、皮炎、蛋白尿、咳嗽、间质性肺炎等不良反应的发生。应用 ACE 抑制药和（或）ARBBs 期间要注意观察血压、血钾的变化，同时注意要小剂量开始，逐渐加量。

8. 并发症的预防与护理

（1）感染：室内空气流通，每日开窗通风两次，寒冷天气注意保暖，长期卧床者鼓励翻身，协助拍背，以防发生呼吸道感染和坠积性肺炎；加强口腔护理，以防发生由于药物治疗引起菌群失调导致的口腔黏膜感染。

（2）血栓形成：长期卧床和使用利尿药引起的血流动力学改变，下肢静脉易形成血栓。应鼓励患者在床上活动下肢和做下肢肌肉收缩运动，协助患者做下肢肌肉按摩。每日用温水浸泡足以加速血液循环，减少静脉血栓形成。当患者肢体远端出现局部肿胀时，提示有发生静脉血栓可能，应及早与医师联系。

（3）皮肤损伤：应保持床褥柔软、清洁、干燥，患者衣服柔软、宽松。对于长期卧床患者应加强皮肤护理，保持皮肤清洁、干燥，定时协助患者更换体位，按摩骨突出处，防止推、拉、扯等强硬动作，以免皮肤完整性受损。如需使用热水袋取暖，水温不宜过高，以40~50 ℃为宜，以免烫伤。

对于有阴囊水肿的男患者可用托带支托阴囊，保持会阴部皮肤清洁、干燥；水肿局部有液体外渗情况，要防止继发感染；注意观察皮肤有无发红、破溃等压疮征象发生，一旦发生压疮要积极给予减少受压、预防感染、促进愈合的护理措施。

9. 健康教育

（1）治疗病因、预防诱因：指导患者积极治疗原发心血管疾病，注意避免各种诱发心力衰竭的因素，如呼吸道感染、过度劳累和情绪激动、钠盐摄入过多、输液过多过快等。育龄妇女注意避孕，要在医师的指导下妊娠和分娩。

（2）饮食要求：饮食要清淡、易消化、富于营养，避免饮食过饱，少食多餐。戒烟酒，多食蔬菜、水果，防止便秘。

（3）合理安排活动与休息：根据心功能的情况，安排适当体力活动，以利于提高心脏储备力，提高活动耐力，同时也帮助改善心理状态和生活质量。但避免重体力劳动，建议患者进行散步、练气功、打太极拳等运动，掌握活动量，以不出现心悸、气促为度，保证充分睡眠。

（4）服药要求：指导患者遵照医嘱按时服药，不要随意增减药物，帮助患者认识所服药物的注意事项，如出现不良反应及时就医。

（5）坚持诊治：慢性心力衰竭治疗是终身治疗，应嘱患者定期门诊复诊，防止病情发展。

（6）家属教育：帮助家属认识疾病和目前的治疗方法，帮助患者了解护理措施和心理支持的技巧，给予患者积极的心理支持和生活帮助，使患者树立战胜疾病信心，保持情绪稳定。

三、急性心力衰竭

急性心力衰竭是指心肌遭受急性损害或心脏负荷突然增加，使心排血量急剧下降，导致组织灌注不足和急性瘀血的综合征。以急性左侧心力衰竭最常见，多表现为急性肺水肿或心源性休克。

（一）病因与发病机制

急性广泛心肌梗死、高血压急症、严重心律失常、输液过多过快等原因，使心脏收缩力突然严重减弱，心排血量急剧减少或左心室瓣膜性急性反流，左心室舒张末压迅速升高，肺静脉回流不畅，导致肺静脉压快速升高，肺毛细血管压随之升高，使血管内液体渗入到肺间质和肺泡内，形成急性肺水肿。

（二）临床表现

以突发严重呼吸困难为特征性表现，呼吸频率达 30~40 次/分，患者被迫采取坐位，两腿下垂，双臂支撑以助呼吸，极度烦躁不安、大汗淋漓、口唇发绀、面色苍白。同时频繁咳嗽，咳大量粉红色泡沫痰。病情极重者可以出现意识模糊。

早期血压可以升高，随病情不缓解血压可降低直至休克。听诊心音较弱，心率增快，心尖部可闻及舒张期奔马律，两肺满布湿啰音和哮鸣音。

（三）治疗

1. 体位

置患者于两腿下垂坐位或半卧位。

2. 吸氧

吸入高流量（6~8L/min）氧气，加入 30%~50% 乙醇湿化。对病情严重患者可采用呼吸机持续加压面罩吸氧或双水平气道加压吸氧，以增加肺泡内的压力，促进气体交换，对抗组织液向肺泡内渗透。

3. 镇静

吗啡 3~10 mg 皮下注射或静脉注射，必要时每 15 分钟重复 1 次，可重复 2~3 次。老年患者须酌情减量或肌内注射。伴颅内出血、意识障碍、慢性肺部疾病时禁用。

4. 快速利尿

呋塞米 20~40 mg 静脉注射，在 2 分钟内推注完，每 4 小时可重复 1 次。呋塞米不仅有利尿作用，还有静脉扩张作用，利于肺水肿的缓解。

5. 使用血管扩张药

血管扩张药应用过程中，要严密监测血压，用量要根据血压进行调整，收缩压一般维持在 100 mmHg 左右，对原有高血压的患者血压降低幅度以不超过 80 mmHg 为度。

（1）硝普钠：硝普钠缓慢静脉滴注，扩张小动脉和小静脉，初始用药剂量为 0.3 µg/（kg·min），根据血压变化逐渐调整剂量，最大剂量为 5 µg/（kg·min），一般维持量 50~100 µg/min。因本药含有氰化物，用药时间不宜超过 24 小时。

（2）硝酸甘油：硝酸甘油扩张小静脉，降低回心血量。初始用药剂量为 10 μg/min，然后每 10 分钟调整 1 次，每次增加初始用药剂量为 5~10 μg。

（3）酚妥拉明：酚妥拉明可扩张小动脉及毛细血管。静脉用药从 0.1 mg/min 开始，每 5~10 分钟调整 1 次，增至最大用药剂量 1.5~2.0 mg/min。

6. 洋地黄类药物

可应用毛花苷 C 0.4~0.8 mg 缓慢静脉注射，2 小时后可酌情再给 0.2~0.4 mg。近期使用过洋地黄类药物的患者，应注意洋地黄中毒。对于急性心肌梗死在 24 小时内不宜使用，重度二尖瓣狭窄患者禁用。

7. 平喘药

氨茶碱可以解除支气管痉挛，并有一定的正性肌力及扩血管及利尿作用。氨茶碱 0.25 mg 加入 100 mL 液体内静脉滴注，但应警惕过量，肝肾功能减退患者、老年人应减量。

（四）护理

1. 保证休息

立即协助患者取半卧位或坐位休息，双腿下垂，以减少回心血量，减轻心脏前负荷。注意加强皮肤护理，防止因被迫体位而发生的皮肤损伤。

2. 吸氧

一般吸氧流量为 6~8 L/min，加入 30%~50% 乙醇湿化，使肺泡内的泡沫表面张力降低而破裂，增加气体交换的面积，改善通气。要观察呼吸情况，随时评估呼吸困难改善的程度。

3. 饮食

给予高营养、高热量、少盐、易消化的清淡饮食，少量多餐，避免食用产气食物。

4. 病情观察

（1）病情早期观察：注意早期心力衰竭表现，一旦出现劳力性呼吸困难或夜间阵发性呼吸困难、心率增快、失眠、烦躁、尿量减少等症状，及时与医师联系，并加强观察。如迅速发生极度烦躁不安、大汗淋漓、口唇发绀等表现，同时胸闷、咳嗽、呼吸困难、发绀、咳大量白色或粉红色泡沫痰，应警惕急性肺水肿发生，立即配合抢救。

（2）保持呼吸道通畅：严密观察患者呼吸频率、深度，观察患者的咳嗽情况，痰液的性质和量，协助患者咳嗽、排痰，保持呼吸道通畅。

（3）防止心源性休克：观察患者意识、精神状态，观察患者血压、心率的变化及皮肤颜色、温度变化。

（4）防止病情发展：观察肺部啰音的变化，监测血气分析结果。控制静脉输液速度，一般为每分钟 20~30 滴。准确记录液体出入量。

（5）心理护理：患者常伴有濒死感，焦虑和恐惧，应加强床旁监护，给予安慰及心理支持，以增加患者战胜疾病的信心。医护人员抢救时要保持镇静，表现出忙而不乱，操作熟练，以增加患者的信任和安全感。避免在患者面前议论病情，以免引起误会，加剧患者的恐惧。必要时可留家属陪伴患者。

（6）用药护理：应用吗啡时注意有无呼吸抑制、心动过缓；用利尿药要准确记录尿量，注意水、电解质和酸碱平衡情况；用血管扩张药要注意输液速度、监测血压变化；用硝普钠应现用现配，避光滴注，有条件者可用输液泵控制滴速；洋地黄类药物静脉使用时要稀释，推注速度宜缓慢，同时观察心电图变化。

（李春悦）

第二节　心律失常

心律失常是指心脏冲动的频率、节律、起源部位、传导速度或激动顺序的异常。

一、概述

（一）发病机制

1. 冲动形成异常

窦房结、房室结等具有自律性的组织本身发生病变或自主神经系统兴奋性改变均可导致不适当的冲动发放。此外在缺氧、电解质紊乱、儿茶酚胺增多及药物等病理状态下，原无自律性的心肌细胞如心房肌和心室肌细胞出现自律性异常增高，可导致快速性心律失常。

2. 冲动传导异常

折返是快速性心律失常最常见的发病机制。产生折返的基本条件是传导异常，它包括：①心脏两个或多个部位的传导性与不应期各不相同，相互连接成一个闭合环；②其中一条通路发生单向传导阻滞；③另一条通路传导缓慢，使原先发生阻滞的通道有足够时间恢复兴奋性；④原先阻滞的通道再次激动，从而完成一次折返冲动。激动在环内反复循环，产生持续而快速的心律失常（图3-1）。

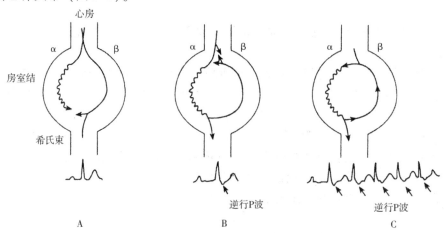

图3-1　房室结内折返示意图

房室结内有α与β两条通路。α传导速度慢，不应期短；β传导速度快，不应期长。A. 窦性心律时，冲动沿β路径前传至心室，同时沿α路径前传，但遭遇不应期未能抵达希氏束；B. 房性期前收缩受阻于β路径，由α路径缓慢传导到心室。冲动沿β路径逆向传导返回至心房，完成单次折返；C. 心房回波再循α路径前传，折返持续，引起折返性心动过速

（二）分类

1. 按发生原理分类

可分为激动起源异常及激动传导异常两大类，见图3-2。

— 52 —

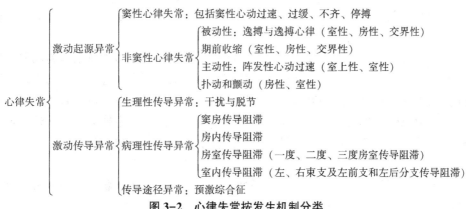

图3-2　心律失常按发生机制分类

2. 按心律失常发生时心率快慢分类

可分为快速性心律失常与缓慢性心律失常，前者包括期前收缩、心动过速、扑动或颤动等，后者包括窦性心动过缓、房室传导阻滞等。

（三）病因

1. 老化

随着增龄，心脏传导系统有老化现象，起搏细胞和传导细胞的数量减少，导致自律性降低，故老年人易出现窦房结功能低下和各种传导阻滞。另外，老年人β受体数目减少或变性，对β肾上腺素能调节的反应性减弱，心脏对血液中儿茶酚胺敏感性降低，压力感受器和副交感神经对心率或心律的调节功能也减弱，从而易发生各种心律失常。

2. 器质性心脏病

其中以冠心病、心肌病、心肌炎和风湿性心脏病多见，尤其在发生心力衰竭或急性心肌梗死时。

3. 药物影响和电解质紊乱

如洋地黄类药物、奎尼丁、低血钾等。

4. 其他

如甲状腺功能亢进症或减退症，心脏自主神经功能失调，高热，麻醉、低温、胸腔或心脏手术等；部分病因不明。

正常人在劳累、情绪激动或紧张，以及摄取刺激性食物，如咖啡、浓茶、吸烟、饮酒或食用辛辣制品，也可发生心律失常，如期前收缩、心动过速。

二、窦性心律失常

源于窦房结的心脏激动为窦性心律。其心电图表现为：①窦性P波在Ⅰ、Ⅱ、aVF导联直立，aVR倒置；②PR间期0.12~0.20秒，同一导联的PP间期差值<0.12秒；③频率为60~100次/分。窦性心律的频率因年龄、性别、体力活动等不同有显著的差异。由于窦房结冲动形成过快、过慢或不规则或窦房结冲动传导障碍所致的心律失常称为窦性心律失常。

（一）窦性心动过速、窦性心动过缓

1. 心电图特征

心电图表现符合窦性心律特征，如成人窦性心律的频率>100次/分，称为窦性心动过速；

心率<60 次/分，称为窦性心动过缓，常同时伴窦性心律不齐（不同 PP 间期差异>0.12 秒）。

2. 病因

窦性心动过速可见于健康人吸烟、饮茶或咖啡、饮酒、体力活动及情绪激动时。某些病理状态如发热、贫血、甲状腺功能亢进症、休克、心肌缺血、充血性心力衰竭以及应用肾上腺素、阿托品等药物时也可出现窦性心动过速。窦性心动过缓常见于健康青年人、运动员及睡眠状态。其他原因如颅内出血、甲状腺功能减退症、低温、严重缺氧、阻塞性黄疸，以及应用胺碘酮等抗心律失常药物。窦房结病变及急性下壁心肌梗死也常伴发窦性心动过缓。

3. 临床表现

窦性心动过速可无症状或有心悸感。窦性心动过缓一般也无症状，但心率过慢时可出现胸闷、头晕、晕厥等心排血量不足表现。

4. 治疗

窦性心动过速应先针对病因治疗，同时去除诱因。如治疗甲状腺功能亢进症、充血性心力衰竭等。必要时给予 β 受体阻滞剂或非二氢吡啶类钙通道阻滞药，以减慢心率。

无症状的窦性心动过缓无须治疗。如因心率过慢出现心排血量不足症状时，可应用阿托品或异丙肾上腺素等药物治疗，但长期应用易产生严重不良反应，宜考虑心脏起搏治疗。

（二）病态窦房结综合征

简称病窦综合征，是指由于窦房结病变导致其功能减退，产生多种心律失常的综合表现。患者可出现一种以上的心律失常。主要特征为窦性心动过缓，当伴快速性心动过速时称心动过缓—心动过速综合征（简称慢—快综合征）。

1. 病因

（1）诸多病变如冠心病、心肌病、心肌淀粉样变、风湿性心脏病或外科手术损伤等原因均可损害窦房结，导致窦房结起搏及传导功能受损。

（2）窦房结周围神经及心房肌的病变，窦房结动脉供血减少也是其病因。

2. 心电图特征

（1）持续而显著的窦性心动过缓，心率在 50 次/分以下，并非由药物引起，且用阿托品不易纠正。

（2）窦性停搏（较长时间内无 P 波与 QRS 波群出现，长的 PP 间期与基本的窦性 PP 间期无倍数关系）或窦房传导阻滞。

（3）窦房传导阻滞及房室传导阻滞并存。

（4）慢—快综合征。

（5）交界性逸搏心律。

3. 临床表现

患者可出现与心动过缓相关的脑、心、肾等重要脏器供血不足表现，如发作性头晕、黑矇、乏力、胸痛、心悸等，严重者可发生晕厥，甚至发生阿—斯综合征。

4. 治疗

无症状者无须治疗，但要定期随访。对于有症状的病窦综合征患者应进行起搏治疗。慢—快综合征心动过速发作者，单独应用抗心律失常药物可能加重心动过缓，应先起搏治疗后再应用抗心律失常药物治疗。

三、房性心律失常

房性心律失常包括房性期前收缩（房早）、房性心动过速（房速）、心房扑动（房扑）、心房颤动（房颤）。房颤是成人最常见的持续性心律失常，下文重点介绍。房颤是指规律有序的心房电活动丧失，代之以快速且无序的颤动波，是最严重的心房电活动紊乱。患病率随年龄的增长而增多，60岁以上的人群中，房颤的发生率占6%以上，因此，房颤是老年人最常见的心律失常之一。

1. 病因

房颤主要见于器质性心脏病患者，如风湿性心脏瓣膜病、冠心病、高血压性心脏病、甲状腺功能亢进症等，正常人情绪激动、运动或大量饮酒时后也可发生。有不到1/3的患者无明确心脏病依据，称为特发性（孤立性、良性）房颤。

2. 心电图特征

（1）P波消失，代之以小而不规则的f波，频率为350~600次/分，扑动波间的等电位线消失。

（2）心室率极不规则，一般为100~160次/分，交感神经兴奋、甲状腺功能亢进症等可加快心室率，洋地黄类药物可延长房室结不应期而减慢心室率。

（3）QRS波形态基本正常，伴有室内差异性传导可增宽变形。

3. 临床表现

临床表现取决于心室率。房颤不伴快速心室率时，患者可无症状；伴快速心室率（>150次/分）时可诱发心绞痛、心力衰竭。血栓栓塞和心力衰竭是房颤最主要的并发症。房颤时心房丧失收缩功能，血液容易在心房内淤滞而形成血栓，栓子脱落可导致体循环栓塞，其中以脑动脉栓塞发生率最高。二尖瓣狭窄或脱垂伴房颤时脑栓塞的发生率更高。房颤时心房收缩功能丧失和长期心率增快可导致心力衰竭，增加死亡率。

房颤时心脏听诊第一心音强弱不等，心律极不规则，心室率快时可出现脉搏短绌。一旦房颤患者的心室率变得规则，应考虑以下4种可能：①恢复窦性心律；②转变为房速或房扑；③发生房室交界性心动过速或室性心动过速；④如心室律变得慢而规则（30~60次/分），提示可能出现完全性房室传导阻滞。

4. 治疗

（1）积极治疗原发病：对于某些疾病如甲亢、急性酒精中毒、药物所致的房颤，在去除病因之后，房颤可能自行消失，也可能持续存在。

（2）恢复窦性心律：这是房颤治疗的最佳结果。只有恢复窦性心律（正常心律），才能达到完全治疗房颤的目的，所以对于任何房颤患者均应该尝试恢复窦性心律的治疗方法。可采取直流电复律或药物复律，常用和证实有效的药物有胺碘酮、伊布利特、多非利特等。射频消融可根治房颤。

（3）控制快速心室率：对于不能恢复窦性心律的房颤患者，可以应用药物减慢较快的心室率。常用药物如下：①β受体阻滞剂，是最有效、最常用的药物，可单独应用；②钙通道阻滞药，如维拉帕米和地尔硫䓬可用于房颤时的心室率控制，尤其对于运动状态下的心室率的控制优于地高辛，和地高辛合用的效果也优于单独使用，尤其多用于无器质性心脏病或左心室收缩功能正常以及伴有慢性阻塞性肺疾病的患者；③洋地黄类药物，一直被认为是在紧急情况下控制房颤心室率的一线用药，目前临床上多用于伴有左心衰竭时的心室率控制；④胺碘酮，在其他药物控制无效或禁忌时，在房颤合并心力衰竭需紧急控制心室率时可首选胺碘酮与洋地黄类药物合用。

（4）抗凝治疗：慢性房颤患者不能恢复窦性心律，有较高的栓塞发生率。老年患者，过去有栓塞史、心脏瓣膜病、高血压、糖尿病、左心房扩大及冠心病者发生栓塞的危险性更大。存在上述任何一种情况者均应接受抗凝治疗。口服华法林使凝血酶原时间国际标准化比率（INR）维持在2.0~3.0，能有效预防脑卒中的发生。不宜用华法林及无以上危险因素者，可用阿司匹林100~300 mg/d。抗凝治疗时应严密监测有无出血倾向。

四、房室交界性心律失常

房室交界性心律失常包括房室交界区性期前收缩（交界早）、房室交界区性逸搏与逸搏心律、非阵发性房室交界区性心动过速、与房室交界区相关的折返性心动过速、预激综合征。与房室交界区相关的折返性心动过速或称阵发性室上性心动过速（PSVT），简称室上速，下文重点阐述。室上速由折返机制引起者多见，以房室结内折返性心动过速最常见。室上速常无器质性心脏病表现，不同性别及年龄均可发病。

1. 心电图特征

（1）心率150~250次/分，节律规则。

（2）QRS波形态与时限正常，如发生室内差异性传导，QRS波时间与形态异常。

（3）P波为逆行性，常埋于QRS波内或位于其终末部分，且两者保持固定关系。

（4）起始突然，通常由一个房性期前收缩触发，其下传的PR间期显著延长，随之出现心动过速发作。

2. 临床表现

心动过速发作呈突然发生与终止，持续时间长短不一。患者可有心悸、胸闷、焦虑、头晕，少数有晕厥、心绞痛等，症状轻重取决于发作时心室率的快速程度及持续时间，也与原发病严重程度有关。体检心尖区第一心音强度恒定，心律绝对规则。

3. 治疗

（1）急性发作期根据患者的基础心脏情况，既往发作史，对心动过速耐受程度进行适当处理以终止发作。

1）刺激迷走神经。如患者心功能正常，可先尝试刺激迷走神经的方法。①诱导恶心，冰水敷面。②Valsalva动作（深吸气后屏气，再用力呼气的动作）。③按摩一侧颈动脉窦或压迫一侧眼球（青光眼或高度近视者禁用）5~10秒。可终止心动过速的发作，但停止刺激后有时又恢复原来的心率。

2）药物治疗。①腺苷及钙通道阻滞药：首选腺苷6~12 mg快速静推，起效迅速。无效者可改用维拉帕米治疗，低血压或心力衰竭者不应选用钙通道阻滞药。②洋地黄类药物与β受体阻滞剂：房室结折返性心动过速伴心功能不全时首选洋地黄类药物，其他患者已少用此类药物。β受体阻滞剂也能终止发作，但应注意禁忌证，如避免用于失代偿的心力衰竭、支气管哮喘患者。③其他：可选用普罗帕酮1~2 mg/kg静脉注射。

3）非药物治疗：食管心房调搏术也可有效终止发作。直流电复律可用于患者发作时伴有严重心绞痛、低血压、充血性心力衰竭表现。

（2）预防复发。

1）射频消融术可有效根治心动过速，应优先考虑使用。

2）药物可选用洋地黄类、钙通道阻滞药及β受体阻滞剂。

五、室性心律失常

室性心律失常主要包括室性期前收缩、室性心动过速、心室扑动与心室颤动。由于室性心律失常易导致心肌收缩不协调等，相对而言对机体所造成的危害更大。

（一）室性期前收缩

室性期前收缩也称室性早搏，简称室早，是最常见的心律失常，为提早出现的、源于窦房结以外心室任何部位的异位心律。

1. 病因

正常人与各种心脏病患者均可发生室早。正常人发生室早的机会随年龄增长而增加，心肌缺血缺氧、麻醉、心肌炎等也可发生室早。洋地黄类药物等中毒发生严重心律失常前，常先有室早出现。另外，电解质紊乱、焦虑、过量饮酒及咖啡可为室早的诱因。

2. 心电图特征

（1）提前发生的宽大畸形的 QRS 波群，时限>0.12 秒，其前无 P 波，ST-T 波与主波方向相反。

（2）其后有完全性代偿间歇，即包含室性期前收缩在内的、前后两个下传的窦性 RR 间期，等于两个窦性 RR 间期。二联律是指每个窦性搏动后跟随一个室早，三联律是每两个正常搏动后跟随一个室早。连续两个室早称为成对室早。同一导联内室早形态相同者为单形性室早，形态不同者为多形性或多源性室早。室性期前收缩的 QRS 波群起始部落在前面的 T 波上，称为"R-on-T"现象。

3. 临床表现

患者可无症状或有心悸、心前区不适和乏力等。听诊时，室早的第二心音减弱或听不到，第一心音后出现较长的停顿。患者是否有症状及症状的严重程度与期前收缩的频发程度常不直接相关。频发性、成对出现、多源性、R-on-T 现象的室性期前收缩，因有进一步发展为室性心动过速甚至室颤的可能，又称危险性室性期前收缩，应引起重视。

4. 治疗

应根据有无器质性心脏病，是否影响心排血量以及发展为严重心律失常的可能性来决定治疗原则。

（1）无器质性心脏病：如无明显症状常无须用药治疗。如症状明显，宜做好解释工作，说明良性预后，消除患者顾虑；避免诱因如情绪紧张、劳累、吸烟、饮用咖啡等。药物可选用镇静剂、β受体阻滞剂、普罗帕酮、美西律等。

（2）急性心肌缺血：急性心肌梗死初期一旦出现室早与室性心动过速，应立即静脉使用利多卡因，以防心室颤动发生；若患者发生窦性心动过速与室早，早期应用β受体阻滞剂也可能减少心室颤动的危险。但心室颤动与室早之间并无必然联系，无须预防性使用抗心律失常药。

（3）慢性心脏病变：心肌梗死后与心肌病患者常伴室早，若无禁忌证，可用β受体阻滞剂或胺碘酮治疗。

（二）室性心动过速

室性心动过速简称室速。

室速常发生于各种器质性心脏病患者，最常见的是冠心病急性心肌梗死。发作时间稍长，则常出现严重血流动力学的改变，心、脑等器官供血不足明显，因此，是心血管病常见急症之一。

1. 心电图特征

（1）3个或3个以上的室性期前收缩连续出现。

（2）QRS波群宽大畸形，时限>0.12秒，ST-T波与QRS主波方向相反。

（3）心室率通常为100~250次/分，节律规则或略不规则。

（4）心房波与QRS无固定关系，形成房室分离，可有心室夺获和室性融合波。

（5）发作通常突然开始。

2. 临床表现

临床症状的轻重与室速发作时的心室率、持续时间、基础心脏病变和心功能状况有关。发作时间<30秒、能自行终止的非持续性室速的患者常无症状。持续性室速（发作时间>30秒，需药物或电复律方能终止）常伴血流动力学障碍和心肌缺血，患者可有血压下降、少尿、晕厥、心绞痛等症状。听诊时心率轻度不规则，第一、第二心音分裂。

3. 治疗

治疗原则为有器质性心脏病或有明确诱因者首先给予针对性治疗；无器质性心脏病者发生非持续性室速，如无症状或无血流动力学障碍，处理原则同室早。持续性室速发作者，无论有无器质性心脏病，都应给予治疗。兴奋迷走神经的方式大多不能终止室速发作。

（1）急性发作期的处理：急性发作期的处理原则为终止室速发作。

1）同步直流电复律：已出现低血压、休克、心绞痛、充血性心力衰竭或脑血流灌注不良等症状，应首选迅速施行电复律，但洋地黄类药物中毒引起者不宜用电复律。

2）药物治疗：血流动力学尚稳定时，可先用抗心律失常药物治疗，无效再行电复律。首选利多卡因，其他药物可选用普罗帕酮、胺碘酮、普鲁卡因胺等。

（2）预防复发：治疗方法包括治疗基础疾病和消除诱因、抗心律失常药物治疗（如β受体阻滞剂、胺碘酮、普罗帕酮等）、外科治疗、射频消融治疗及植入式心脏复律除颤仪（IDC）治疗等。

（三）心室扑动与心室颤动

心室扑动与心室颤动简称室扑与室颤，是致命性的心律失常，如不治疗3~5分钟内可致命。室扑是室颤的前奏，室颤是导致心源性猝死的常见心律失常，也是临终前循环衰竭的心律改变。引起室扑与室颤的常见原因是缺血性心脏病，如冠心病、心肌病、心脏瓣膜病。另外，抗心律失常药特别是引起长QT间期延长的药物如奎尼丁、严重缺血缺氧、预激综合征合并房颤等也可引起室扑或室颤。

1. 心电图特征

（1）室扑：无正常的QRS-T波群，代之以连续快速的正弦波图形，波幅大而规则，频率为150~300次/分。

（2）室颤：出现波形、振幅及频率均极不规则的低小波（<0.2mv），无法辨别QRS-T

波群，频率达 200~500 次/分。

2. 临床表现

包括抽搐、意识丧失、呼吸停顿甚至死亡。听诊心音消失，测不到脉搏及血压。无泵衰竭或心源性休克的急性心肌梗死患者出现的原发性室颤预后较佳，抢救成功率较高，复发率很低。反之，未伴随急性心梗的室颤，一年内复发率高达 20%~30%。

3. 治疗

应争分夺秒进行抢救，尽快恢复有效心室收缩。抢救应遵循心肺复苏原则进行。最有效的方法是立即非同步直流电除颤，无条件电除颤的应即刻给予胸外心脏按压。

六、房室传导阻滞

房室传导阻滞是指由于生理或病理原因，窦房结的冲动经心房传至心室的过程中，房室交界区出现部分或完全的传导阻滞。按阻滞的严重程度可将传导阻滞分三度：一度、二度为不完全性房室传导阻滞，三度为完全性传导阻滞，所有冲动都不能传导至心室。

1. 病因

（1）正常人或运动员可发生莫氏Ⅰ型（文氏型）房室传导阻滞，夜间多见，与迷走神经张力增高有关。

（2）器质性心脏病：是房室传导阻滞最常见的病因，如高血压性心脏病、冠心病、心脏瓣膜病。

（3）其他：心脏手术、电解质紊乱、药物中毒、甲状腺功能低下症等都是房室传导阻滞的病因。

2. 心电图特征

（1）一度房室传导阻滞：一度房室传导阻滞仅有房室传导时间的延长，时间>0.20 秒，无 QRS 波群脱落。

（2）二度房室传导阻滞。

1）Ⅰ型：又名文氏阻滞，较常见，极少发展为三度房室传导阻滞。心电图表现为：①PR间期进行性延长，直至一个 P 波受阻不能下传心室；②包含受阻 P 波在内的 RR 间期小于正常窦性 PP 间期的两倍；③QRS 波群大多正常。最常见的房室传导比例为3：3 或5：4。

2）Ⅱ型：又称莫氏现象，易转变成三度房室传导阻滞。心电图特征为：①下传的搏动中，PR 间期固定不变，时限可正常也可延长；②有间歇性 QRS 波群脱落，常呈2：1 或3：1；③QRS 波形态正常，则阻滞可能位于房室结内。

PR 间期逐渐延长，直至 P 波后的 QRS 波脱落，出现长间歇，为文氏型传导阻滞。P 波规律出现，PR 间期固定，P 波与 QRS 波之比为2：1~3：2，为莫氏Ⅱ型房室传导阻滞。

（3）三度房室传导阻滞：心电图特征如下。①心房和心室的激动各自独立，互不相关。②心房率快于心室率，心房冲动来自窦房结或异位心房节律。③心室起搏点通常在阻滞部位以下，如为希氏束及其近邻，则频率40~60 次/分，QRS 波正常；如位于室内传导系统的远端，则心室率在 40 次/分以下，QRS 波增宽。

3. 临床表现

一度房室传导阻滞的患者常无症状。二度房室传导阻滞可有心悸，也可无症状。三度房室传导阻滞的症状取决于心室率快慢与原发病变，可有疲倦、乏力、头晕，甚至晕厥、心肌缺血和心力衰竭的表现。突发的三度房室传导阻滞常因心室率过慢导致急性脑缺血，患者可出现意识丧失甚至抽搐等症状，称为阿—斯综合征，严重者可发生猝死。

听诊时，一度房室传导阻滞可有第一心音减弱；二度房室传导阻滞文氏型可有第一心音逐渐减弱，并有心搏脱落；莫氏型有间歇性心搏脱落，但第一心音强度恒定。三度房室传导阻滞的第一心音强度经常变化，可闻及大炮音，心率多在 40~60 次/分，伴有低血压。

4. 治疗

针对不同病因、不同阻滞程度及症状轻重进行不同的治疗。

（1）一度与二度Ⅰ型房室传导阻滞：心室率不太慢，故无须特殊治疗。

（2）二度Ⅱ型与三度房室传导阻滞：心室率显著减慢，伴有明显症状与血流动力学障碍，甚至出现阿—斯综合征，应及时提高心室率。

1）药物治疗：阿托品（0.5~2.0 mg，静脉注射），适用于房室传导阻滞的患者。异丙肾上腺素（1~4 μg/min，静脉滴注）适用于任何部位的房室传导阻滞，但急性心肌梗死患者易发生严重室性心律失常，故此类患者应慎用。上述药物不应长期使用。

2）心脏起搏治疗：心室率低于 40 次/分，症状严重，特别是有阿—斯综合征发作者，应首选临时或埋藏式心脏起搏治疗。

七、心律失常患者的护理

（一）主要护理诊断/问题

1. 活动无耐力

与心律失常导致心排血量减少有关。

2. 焦虑/恐惧

与疾病带来的不适感、意识到自己的病情较重及不适应监护室气氛等有关。

3. 潜在的并发症

猝死。

4. 有受伤的危险

与心律失常引起的头晕及晕厥有关。

（二）护理措施

1. 病情观察

（1）心电监护：密切监测患者的血压、脉搏及呼吸变化。应注意有无引起猝死的严重心律失常征兆如频发性、多源性或成对室早、室速，密切监测高度房室传导阻滞、病窦综合征等患者的心室率。发现上述情况应立即汇报医师处理，同时做好抢救准备。

（2）注意组织灌注不足的征象：倾听患者的主诉，观察患者的神志、面色、四肢末梢循环的变化，同时监测尿量。对行房颤电复律的患者，应注意有无栓塞征象的出现。

2. 休息与活动

功能性或轻度器质性心律失常且血流动力学改变不大的患者，应注意劳逸结合，可维持正常工作和生活，积极参加体育锻炼，以改善自主神经功能。血流动力学不稳定的患者应绝对卧床休息，以减少心肌耗氧量，降低交感神经活性。协助做好生活护理，保持大便通畅，避免和减少不良刺激。

3. 饮食护理

食物宜清淡、低脂、富纤维素及含钾丰富，少食多餐，避免饱食。合并心力衰竭者应限制钠盐的摄入；鼓励进食含钾丰富的食物，避免低血钾诱发心律失常；鼓励多食纤维素丰富的食物，以保持大便通畅；戒烟酒，避免食用刺激性强的食物和饮用咖啡、浓茶等。

4. 对症护理

（1）心悸：各种原因引起的心律失常均可导致心悸。①告诫患者保持情绪稳定，避免不良刺激与诱发因素。②症状明显时尽量避免左侧卧位，因该卧位时患者感觉到心脏搏动而使不适感加重。③伴呼吸困难、发绀时，给予 2~4 L/min 氧气吸入，必要时遵医嘱使用 β 受体阻滞剂等药物。④做好基础心脏病的护理工作，因多数严重心悸患者的心律失常均存在基础心脏病。

（2）眩晕、晕厥：该病多为骤发，严重心律失常造成长时间心脏停搏或无有效的心排血量是心源性晕厥的最常见病因。常历时短暂，多在 1~2 分钟内恢复。

1）避免诱因：嘱患者避免剧烈活动、情绪激动或紧张、快速改变体位以及屏气动作等。

2）一旦出现眩晕、晕厥的护理：①立即使患者平卧位，保持气道通畅；②检查患者有无呼吸和脉搏，如无，则应立即叩击心前区 1~2 次，作体外心脏按压，并尽早电击除颤；③建立静脉通道；④给予氧气吸入。

（3）阿—斯综合征和猝死。

1）加强心律失常高危患者的评估与监护，如冠心病、心力衰竭、心肌病、心肌炎、药物中毒、电解质紊乱和低氧血症、酸碱失衡。

2）避免诱因：情绪创伤、劳累、寒冷、失眠、排便用力等是诱发猝死的因素，护士应正确指导患者休息和活动，注意心理疏导，保持安静、舒适的生活环境，减少干扰，以降低猝死的发生率。

3）当患者发生较严重心律失常时：①绝对卧床休息，保持情绪稳定；②给予鼻导管吸氧，持续心电监护，建立静脉通道并保持通畅；③准备好抗心律失常的药物、抢救药品、除颤仪、临时起搏器等，随时做好抢救准备；④对于突然发生室扑或室颤的患者，立即行非同步直流电除颤。

5. 用药、安置心脏起搏器及心脏电复律的护理

（1）用药护理。①正确、准确使用抗心律失常药：口服药应按时按量服用；静脉注射速度应缓慢（腺苷除外），宜 5~15 分钟内注完；滴注药物可用输液泵调节速度。用药过程中及用药后要注意观察患者心律、心率、血压、呼吸及意识状况，以判断疗效。②注意观察药物不良反应（表3-1）。

表3-1 常用抗心律失常药物的适应证及不良反应

药名	适应证	不良反应
奎尼丁	房性与室性期前收缩；各种快速性心动过速；心房颤动和心房扑动；预防上述心律失常复发	（1）消化道症状：厌食、呕吐、恶心、腹泻、腹痛等。血液系统症状：溶血性贫血、血小板减少 （2）心脏症状：窦性停搏、房室传导阻滞、QT 间期延长与尖端扭转性室速、晕厥、低血压 （3）其他：视听觉障碍、意识模糊、皮疹、发热

药名	适应证	不良反应
普鲁卡因胺		(1) 心脏症状：中毒浓度抑制心肌收缩力，低血压，传导阻滞与 QT 间期延长及多形性室速 (2) 胃肠道反应：较奎尼丁少见，中枢神经系统反应较利多卡因少见 (3) 其他：可见发热、粒细胞减少症，药物性狼疮
利多卡因	急性心肌梗死或复发性室性快速心律失常；心室颤动复苏后防止复发	(1) 神经系统症状：眩晕、感觉异常、意识模糊、谵妄、昏迷 (2) 心脏症状：少数可引起窦房结抑制，房室传导阻滞
美西律	急、慢性室性快速心律失常（特别是 QT 间期延长者）；常用于小儿先天性心脏病及室性心律失常	(1) 心脏症状：低血压（发生于静脉注射时）、心动过缓 (2) 其他：呕吐、恶心、运动失调、震颤、步态障碍、皮疹
普罗帕酮	室性期前收缩；各种类型室上性心动过速，难治性、致命性室速	(1) 心脏症状：窦房结抑制、房室传导阻滞，加重心力衰竭 (2) 其他：眩晕、味觉障碍、视物模糊，胃肠道不适，可能加重支气管痉挛
β受体阻滞剂	甲状腺功能亢进症、嗜铬细胞瘤、麻醉、运动与精神诱发的心律失常；房颤与房扑时减慢心室率；室上性心动过速；洋地黄类药物中毒引起的心动过速、期前收缩等；长 QT 间期延长综合征；心肌梗死后	(1) 心脏症状：低血压、心动过缓、充血性心力衰竭、心绞痛患者突然撤药引起症状加重、心律失常、急性心肌梗死 (2) 其他：加剧哮喘与慢性阻塞性肺疾病，间歇性跛行、雷诺现象、精神抑郁，糖尿病可能出现低血糖、乏力
胺碘酮	各种快速心律失常；肥厚性心肌病，心肌梗死后室性心律失常、复苏后预防室性心律失常复发	(1) 最严重心外毒性为肺纤维化；转氨酶升高；光过敏，角膜色素沉着；甲状腺功能亢进症或减退症；胃肠道反应 (2) 心脏症状：心动过缓，致心律失常作用少
维拉帕米	各种折返性室上性心动过速；房颤与房扑时减慢心室率，某些特殊类型的室速	(1) 增加地高辛浓度 (2) 心脏症状：低血压、心动过缓、房室传导阻滞、心搏停顿。禁用于严重心力衰竭、严重房室传导阻滞、房室旁路前传的房颤、严重窦房结病变、室性心动过速、心源性休克
腺苷	折返环中含有房室结的折返性心动过速的首选药；心力衰竭、严重低血压适用	潮红，短暂的呼吸困难、胸部压迫感（1分钟左右），可有短暂的窦性停搏、室性期前收缩或短阵室性心动过速

（2）安置心脏起搏器及心脏电复律的护理。

6. 心理护理

经常与患者交流，倾听其心理感受，给予必要的解释与安慰，加强巡视。鼓励家属安慰患者，酌情增减家属探视时间。

（三）健康教育

心律失常的预后取决于有无器质性心脏病及心律失常的类型、严重程度。健康教育主要体现在以下 4 个方面。

1. 疾病知识宣教

向患者讲解心律失常的病因、诱因、临床表现及防治知识。教会患者及家属自测脉搏和心律的方法，每日 1 次，每次 1 分钟，并做好记录。积极治疗原发病，遵医嘱使用抗心律失常药，不可自行增减药或停药，同时注意药物的不良反应。有晕厥史的患者应避免从事驾驶、高空作业等危险工作，出现头晕等脑缺血症状时，应立即平卧，下肢适当抬高。教会家属心肺复苏术，以备急用。

2. 避免诱因

注意休息，劳逸结合，情绪稳定，防止增加心脏负担。无器质性心脏病的患者应积极参与体育锻炼，改善自主神经功能。有器质性心脏病的患者根据心功能情况酌情活动。快速型心律失常患者应戒烟酒，避免摄入刺激性食物，如咖啡、浓茶、槟榔等。心动过缓者应避免屏气用力动作，如用力排便，以免兴奋迷走神经而加重心动过缓。

3. 以下情况应及时就诊

（1）脉搏过缓，少于 60 次/分，并有头晕、目眩或黑矇。

（2）脉搏过快，超过 100 次/分，休息及情绪稳定时仍不减慢。

（3）脉律不齐，有漏搏，期前收缩超过 5 次/分。

（4）原来整齐的脉搏出现脉搏忽强忽弱、忽快忽慢。

（5）应用抗心律失常药物后出现不良反应。

4. 复诊

定期门诊复查 ECG。

（薛婷婷）

第三节　冠状动脉粥样硬化性心脏病

冠状动脉粥样硬化性心脏病是冠状动脉粥样硬化后造成管腔狭窄、阻塞和（或）冠状动脉功能性痉挛，导致心肌缺血、缺氧引起的心脏病，简称冠心病，又称缺血性心脏病，是动脉硬化引起器官病变的最常见类型，也是严重危害人们健康的常见病。本病发病多在 40 岁以后，早期男性发病率多于女性。

根据本病的病理解剖和病理生理变化的不同和临床表现特点，世界卫生组织将冠状动脉粥样硬化性心脏病分为隐匿型冠心病、心绞痛型冠心病、心肌梗死型冠心病、缺血性心肌病及猝死型冠心病五种临床类型。

近年来临床专家将冠状动脉粥样硬化性心脏病分为急性冠状动脉综合征和慢性缺血综合征两大类。急性冠状动脉综合征包括不稳定型心绞痛、非 ST 段抬高性心肌梗死、ST 段抬高性心肌梗死、猝死型冠心病；慢性缺血综合征包括稳定型心绞痛、冠状动脉正常的心绞痛（X 综合征）、无症状性心肌缺血、缺血性心肌病。

一、心绞痛

心绞痛临床分为稳定型心绞痛和不稳定型心绞痛。稳定型心绞痛是指在冠状动脉粥样硬化的基础上，由于心肌负荷增加，发生冠状动脉供血不足，导致心肌急剧暂时的缺血、缺氧所引起的临床综合征。

（一）病因与发病机制

当冠状动脉的供血与心肌需血量之间发生矛盾时，冠状动脉血流量不能满足心肌细胞代谢需要，造成心肌暂时的缺血、缺氧，心肌在缺血、缺氧情况下产生的代谢产物，刺激心脏内的传入神经末梢、颈$_{1-5}$胸交感神经节和相应的脊髓段，传入大脑，再与自主神经进入水平相同脊髓段的脊神经分布区域，即胸骨后、胸骨下段、上腹部、左肩、左臂前内侧与小指，产生疼痛感觉。由于心绞痛不是躯体神经传入，因此不能准确定位，常不是锐痛。

正常心肌耗氧的多少主要取决心肌张力、心肌收缩强度、心率，因此常用"心率×收缩压"，作为评估心肌耗氧的指标。心肌能量的产生需要心肌细胞将血液中大量的氧摄入，因此，当氧供需增加的时候，就难以从血液中摄入更多的氧，只能增加冠状动脉的血流量提供。在正常情况下，冠状动脉血流量随机体生理需要而变化，在剧烈体力活动、缺氧等情况时，冠状动脉就要扩张，使血流量增加，满足机体需要。

当冠状动脉粥样硬化所致的冠脉管腔狭窄和（或）部分分支闭塞时，冠状动脉扩张能力减弱，血流量减少，对心肌供血处于相对固定状态，一般休息状态可以无症状。当心脏负荷突然增加，如劳累、情绪激动等，使心肌张力增加、心肌收缩力增加、心率增快，都可以引起心肌耗氧量增加，冠状动脉不能相应扩张以满足心肌需血量，引起心绞痛发作。另外如主动脉瓣膜病变、严重贫血、肥厚型心肌病等，由于血液携带氧的能力降低或是肥厚的心肌使心肌耗氧增加或是心排血量过低/舒张压过低，均可造成心肌氧的供需失衡，心肌缺血、缺氧，引发心绞痛。各种原因引起冠状动脉痉挛，不能满足心肌需血量，也可引发心绞痛。

稳定型心绞痛常发生于劳累、激动的当时，典型心绞痛在相似的情况下可重复出现，但是同样的诱因情况，可以只是在早晨而不在下午出现心绞痛，提示与早晨交感神经兴奋性增高等昼夜节律变化有关。当发作的规律有变化或诱因强度降低仍诱发心绞痛发作，常提示患者发生不稳定型心绞痛。

（二）临床表现

1. 症状

阵发性胸痛或心前区不适是典型心绞痛的特点。

（1）疼痛部位：多见于胸骨体中上段、胸骨后，可波及心前区，甚至整个前胸，边界表达不清。可放射至左肩、左臂内侧，甚至可达左手环指和小指，也可向上放射至颈、咽部和下颌部，也可放射至上腹部甚至下腹部。

（2）疼痛性质：常为压迫感、发闷、紧缩感，也可为烧灼感，偶可伴有濒死、恐惧感。患者可因疼痛而被迫停止原来的活动，直至症状缓解。

（3）疼痛持续时间：1~5分钟，一般不超过15分钟。

（4）缓解方式：休息或含服硝酸甘油后几分钟内缓解。

（5）发作频率：发作频率不固定，可数日或数周发作1次，也可一日内多次发作。

（6）诱发因素：有体力劳动、情绪激动、饱餐、寒冷、吸烟、休克等。

2. 体征

发作时可有心率增快，血压暂时升高。有时出现第四或第三心音奔马律。也可有心尖部暂时性收缩期杂音，出现交替脉。

（三）辅助检查

1. 心电图检查

心电图检查是发现心肌缺血、诊断心绞痛最常用的方法。

（1）静息心电图检查：缓解期可无任何表现。心绞痛发作期特征性的心电图可见 ST 段压低>0.1 mV，T 波低平或倒置，ST 段改变比 T 波改变更具有特异性。少部分患者发作时低平、倒置的 T 波变为直立，也可以诊断心肌缺血。T 波改变对于心肌缺血诊断的特异性不如 ST 段改变，但发作时的心电图与发作前的心电图进行比较有明显差别，而且发作之后心电图有所恢复，有时具有诊断意义。

部分患者发作时可出现各种心律失常，最常见的是左束支传导阻滞和左前分支传导阻滞。

（2）心电图负荷试验：心电图负荷试验是最常用的运动负荷试验。心绞痛患者在运动中出现典型心绞痛，心电图有 ST 段水平型或下斜型压低≥0.1 mV，持续 2 分钟即为运动负荷试验阳性。

2. 超声心动图检查

缓解期可无异常表现，心绞痛发作时可发现节段性室壁运动异常，可有一过性心室收缩、舒张功能障碍的表现。

超声心动图负荷试验是诊断冠心病的方法之一，敏感性和特异性高于心电图负荷试验，可以识别心肌缺血的范围和程度。

3. 放射性核素检查

^{201}TI（铊）静息和负荷心肌灌注显像，在静息状态可以见到心肌梗死后瘢痕部位的铊灌注缺损的显像。负荷心肌灌注显像是在运动诱发心肌缺血时，显示出冠状动脉供血不足而导致的灌注缺损。

4. 冠状动脉造影检查

冠状动脉造影检查目前是诊断冠心病的金标准。可发现冠状动脉系统病变的范围和程度，当管腔直径缩小 75% 以上时，将严重影响心肌供血。

（四）治疗

心绞痛治疗的主要目的，一是预防心肌梗死及猝死，改善预后；二是减轻症状，提高生活质量。

1. 心绞痛发作期治疗

（1）休息：发作时立刻休息，一般在停止活动后 3~5 分钟症状即可消失。

（2）应用硝酸酯类药物：硝酸酯类药物是最有效、作用最快终止心绞痛发作的药物，如舌下含化硝酸甘油 0.3~0.6 mg，1~2 分钟开始起效，作用持续 30 分钟左右或舌下含化硝酸异山梨酯 5~10 mg，2~5 分钟起效，作用持续 2~3 小时。

2. 心绞痛缓解期治疗

（1）去除诱因：尽量避免已确知的诱发因素，保持体力活动，调整活动量，避免过度劳累；保持平和心态，避免心情紧张及情绪激动；调整饮食结构，严禁烟酒，避免饱餐。

控制血压，将血压控制在 130/80 mmHg 以下；改善生活方式，控制体重；积极治疗糖尿病，控制糖化血红蛋白≤7%。

（2）应用硝酸酯制剂：硝酸酯制剂可以扩张容量血管，减少静脉回流，同时对动脉也有轻度扩张，降低心脏后负荷，进而降低心肌耗氧量。硝酸酯制剂可以扩张冠状动脉，增加心肌供血，改善需血氧与供血氧的矛盾，缓解心绞痛症状。

1）硝酸甘油：舌下含服，起效快，常用于缓解心绞痛发作。

2）硝酸甘油气雾剂：常可用于缓解心绞痛发作，作用方式同舌下含片。

3）2%硝酸甘油贴剂：适用于预防心绞痛发作，贴在胸前或上臂，缓慢吸收。

4）二硝酸异山梨酯：二硝酸异山梨酯口服，每次5~20 mg，每日3次，服用后30分钟起效，作用维持3~5小时。舌下含服2~5分钟起效，每次可用5~10 mg，维持时间为2~3小时。

硝酸酯制剂不良反应有头晕、头部跳痛感、面红、心悸等，静脉给药还可有血压下降。硝酸酯制剂持续应用可以产生耐药性。

（3）应用β受体阻滞剂：β受体阻滞剂是冠心病二级预防的首选药，应终身服用，如普萘洛尔、阿替洛尔、美托洛尔等。使用剂量应个体化，在治疗过程中以清醒时静息心率不低于50次/分为宜。从小剂量开始，逐渐增加剂量，以达到缓解症状、改善预后目的。如果必须停药应逐渐减量，避免突然停药引起症状反跳，甚至诱发急性心肌梗死。对于心动过缓、房室传导阻滞患者不宜使用。慢性阻塞性肺疾病、支气管哮喘、心力衰竭、外周血管病患者均应慎用。

（4）应用钙通道阻滞药：钙通道阻滞药抑制心肌收缩，扩张周围血管，降低动脉压，降低心脏后负荷，减少心肌耗氧量。还可以扩张冠状动脉，缓解冠状动脉痉挛，改善心内膜下心肌供血。临床常用制剂有硝苯地平、地尔硫䓬等。

常见不良反应有胫前水肿、面部潮红、头痛、便秘、嗜睡、心动过缓、房室传导阻滞等。

（5）应用抑制血小板聚集的药物：冠状动脉内血栓形成是急性冠心病事件发生的主要特点，抑制血小板功能对于预防血栓形成、降低心血管死亡具有重要意义。临床常用肠溶阿司匹林75~150 mg/d，主要不良反应是胃肠道症状，严重程度与药物剂量有关，引发消化道出血的年发生率为1‰~2‰。如有消化道症状及不能耐受、过敏、出血等情况，可应用氯吡格雷和质子泵抑制药如奥美拉唑，替代阿司匹林。

（五）护理

1. 一般护理

发作时应立即休息，同时舌下含服硝酸甘油。缓解期可适当活动，避免剧烈运动，保持情绪稳定。秋、冬季外出应注意保暖。对吸烟患者应鼓励戒烟，以免加重心肌缺氧。

2. 病情观察

了解患者发生心绞痛的诱因，发作时疼痛的部位、性质、持续时间、缓解方式、伴随症状等。发作时应尽可能描记心电图，以明确心肌供血情况。如症状变化应警惕急性心肌梗死的发生。

3. 用药护理

应用硝酸甘油时，嘱咐患者舌下含服或嚼碎后含服，应在舌下保留一些唾液，以利于药物迅速溶解而吸收。含药后应平卧，以防低血压的发生。服用硝酸酯类药物后常有头胀、面红、头晕、心悸等血管扩张的表现，一般持续用药数日后可自行好转。对于心绞痛发作频繁或含服硝酸甘油效果不好的患者，可静脉滴注硝酸甘油，但注意滴速，需监测血压、心率变化，以免造成血压降低。青光眼、低血压患者禁用。

4. 饮食护理

给予低热量、低脂肪、低胆固醇、少糖、少盐、适量蛋白质、含丰富维生素的饮食，宜少食多餐，不饮浓茶、咖啡，避免辛辣刺激性食物。

5. 健康教育

（1）饮食指导：告诉患者宜摄入低热量、低动物脂肪、低胆固醇、少糖、少盐、适量蛋白质食物，饮食中应有适量的纤维素和丰富的维生素，宜少食多餐，不宜过饱，不饮浓茶、咖啡，避免辛辣刺激性食物。肥胖者控制体重。

（2）预防疼痛：寒冷可使冠状动脉收缩，加重心肌缺血，故冬季外出应注意保暖。告诉患者洗澡不要在饱餐或饥饿时进行，洗澡水不要过冷或过热，时间不宜过长，不要锁门，以防意外。有吸烟习惯的患者应戒烟，因为吸烟产生的一氧化碳影响氧合，加重心肌缺氧，引发心绞痛。

（3）活动与休息：合理安排活动，休息缓解期可适当活动，但应避免剧烈运动（如快速登楼、追赶汽车），保持情绪稳定，避免过劳。

（4）定期复查：定期检查心电图、血脂、血糖情况，积极治疗高血压，控制血糖和血脂。如出现不适及疼痛加重，用药效果不好，应到医院就诊。

（5）按医嘱服药：平时要随身携带保健药盒（内有保存在深色瓶中的硝酸甘油等药物）以备急用，并注意定期更换。学会自我监测药物的不良反应，自测脉率、血压，密切观察心率及血压变化，如发现心动过缓应到医院调整药物。

二、急性心肌梗死

急性心肌梗死是在冠状动脉硬化的基础上，冠状动脉血供急剧减少或中断，使相应的心肌发生严重持久的缺血导致心肌坏死。临床表现为持久的胸前区疼痛、发热、血白细胞计数增多、血清心肌坏死标志物增多和心电图进行性变化，还可发生心律失常、休克或心力衰竭三大并发症，属于急性冠状动脉综合征的严重类型。

（一）病因与发病机制

基本病因是冠状动脉粥样硬化，造成一支或多支血管狭窄，在侧支循环未建立时，使心肌供血不足。也有极少数患者以冠状动脉栓塞、炎症、畸形、痉挛和冠状动脉口阻塞为基本病因。

在冠状动脉严重狭窄的基础上，一旦心肌需血量猛增或冠状动脉血供锐减，使心肌缺血达 20~30 分钟或以上，即可发生急性心肌梗死。

研究证明，多数心肌梗死是由于粥样斑块破溃、出血、管腔内血栓形成，使管腔闭塞。还有部分患者是由于冠状动脉粥样斑块内或斑块下出血或血管持续痉挛，也可使冠状动脉完全闭塞。

促使粥样斑块破裂、出血、血栓形成的诱因有：①机体交感神经活动增高，应激反应增强，心肌收缩力加强，心率加快，血压增高；②饱餐，特别在食用大量脂肪后，血脂升高，血液黏稠度增高；③剧烈活动、情绪过分紧张或过分激动、用力排便或血压突然升高，均可使左心室负荷加重；④脱水、出血、手术、休克或严重心律失常，可使心排血量减少，冠状动脉灌注减少。

急性心肌梗死发生并发症，可使冠状动脉灌注量进一步降低，心肌坏死范围扩大。

（二）临床表现

1. 先兆表现

50%以上的患者发病数日或数周前有胸闷、心悸、乏力、恶心、大汗、烦躁、血压波动、心律失常、心绞痛等前驱症状。以新发生的心绞痛或原有心绞痛发作频繁且程度加重、持续时间长、服用硝酸甘油效果不好为常见。

2. 主要症状

（1）疼痛：为最早、最突出的症状，其性质和部位与心绞痛相似，但程度更剧烈，伴有烦躁、大汗、濒死感。一般无明显的诱因，疼痛可持续数小时或数日，经休息和含服硝酸甘油无效。少数患者症状不典型，疼痛可位于上腹部或颈背部，甚至无疼痛表现。

（2）全身症状：一般在发生疼痛 24~48 小时或以后，出现发热、心动过速。一般体温在 38 ℃左右，多在 1 周内恢复正常。可有胃肠道症状如恶心、呕吐、上腹胀痛，重者可有呃逆。

（3）心律失常：有 75%~95%的患者发生心律失常，多发生于病后 1~2 日，前 24 小时内发生率最高，以室性心律失常最多见，如频发室性期前收缩，成对出现或呈短阵室性心动过速，常是室颤先兆。室颤是急性心肌梗死早期患者死亡的主要原因。

（4）心源性休克：疼痛时常见血压下降，如疼痛缓解时，收缩压<80 mmHg（10.7 kPa），同时伴有烦躁不安、面色苍白或发绀、皮肤湿冷、脉搏细速、尿量减少、反应迟钝，则为休克表现，约 20%的患者常于心肌梗死后数小时至 1 周内发生。

（5）心力衰竭：约 50%的患者在起病最初几日，疼痛或休克好转后，出现呼吸困难、咳嗽、发绀、烦躁等左侧心力衰竭的表现，重者可发生急性肺水肿，随后可出现颈静脉怒张、肝肿大、水肿等右侧心力衰竭的表现。右心室心肌梗死患者发病开始即可出现右侧心力衰竭表现，同时伴有血压下降。

3. 体征

多数患者心率增快，但也有少数患者心率变慢，心尖部第一心音减低，出现第三、第四心音奔马律。10%~20%的患者在发病的 2~3 日，由于反应性纤维性心包炎，可出现心包摩擦音。可有各种心律失常。

除极早期血压可增高外，几乎所有患者都有血压下降，发病前高血压患者血压可降至正常，而且多数患者不再恢复起病前血压水平。

可有与心律失常、休克、心力衰竭相关体征。

4. 其他并发症

乳头肌功能不全或断裂、心室壁瘤、栓塞、心脏破裂、心肌梗死后综合征等。

（三）辅助检查

1. 心电图改变

（1）特征性改变：①面向坏死区的导联，出现宽而深的异常 Q 波；②在面向坏死区周围损伤区的导联，出现 ST 段抬高呈弓背向上；③在面向损伤区周围心肌缺氧区的导联，出现 T 波倒置；④在背向心肌梗死的导联则出现 R 波增高、ST 段压低、T 波直立并增高。

（2）动态性改变：起病数小时后 ST 段弓背向上抬高，与直立的 T 波连接成单向曲线；两日内出现病理性 Q 波，R 波减低；数日后 ST 段恢复至基线水平，T 波低平、倒置或双向；数周后 T 波可倒置，病理性 Q 波永久遗留。

2. 实验室检查

（1）肌红蛋白：肌红蛋白敏感性高但特异性不高，起病后 2 小时内升高，12 小时内达到高峰，24~48 小时恢复正常。

（2）肌钙蛋白：肌钙蛋白 I 或肌钙蛋白 T 起病后 3~4 小时升高。肌钙蛋白 I 11~24 小时达到高峰，7~10 日恢复正常。肌钙蛋白 T 24~48 小时达到高峰，10~14 日恢复正常。

这些心肌结构蛋白含量增加是诊断心肌梗死的敏感指标。

（3）血清心肌酶：出现肌酸激酶同工酶 CK-MB、磷酸肌酸激酶、门冬氨酸氨基转移酶、乳酸脱氢酶升高。其中磷酸肌酸激酶是出现最早、恢复最早的酶，肌酸激酶同工酶 CK-MB 诊断敏感性和特异性均极高，起病 4 小时内增高，16~24 小时达到高峰，3~4 日恢复正常。增高程度与梗死的范围呈正相关，其高峰出现时间是否提前有助于判断溶栓治疗是否成功。

（4）血细胞：发病 24~48 小时后白细胞升高（10~20）×10^9/L，中性粒细胞占比增多，嗜酸性粒细胞减少，红细胞沉降率增快，C 反应蛋白增高。

（四）治疗

急性心肌梗死治疗原则是尽快恢复心肌血流灌注，挽救心肌，缩小心肌缺血范围，防止梗死面积扩大，保护和维持心功能，及时处理各种并发症。

1. 一般治疗

（1）休息：急性期卧床休息 12 小时，若无并发症，24 小时内应鼓励患者床上活动肢体，第 3 日可床边活动，第 4 日起逐步增加活动量，1 周内可达到每日 3 次步行 100~150 m。

（2）监护：急性期进行心电图、血压、呼吸监护，密切观察生命体征和心功能变化。

（3）吸氧：急性期持续吸氧 4~6 L/min，如发生急性肺水肿，按其处理原则处理。

（4）抗凝治疗：无禁忌证患者嚼服肠溶阿司匹林 150~300 mg，连服 3 日，以后改为 75~150 mg/d，长期服用。

2. 解除疼痛

哌替啶 50~100 mg 肌内注射或吗啡 5~10 mg 皮下注射，必要时 1~2 小时可重复使用 1 次，以后每 4~6 小时重复使用，用药期间要注意防止呼吸抑制。疼痛轻的患者可应用可待因或罂粟碱 30~60 mg 肌内注射或口服。也可用硝酸甘油静脉滴注，但需注意心率、血压变化，防止心率增快、血压下降。

3. 心肌再灌注

心肌再灌注是一种积极治疗措施，应在发病 12 小时内，最好在 3~6 小时进行，使冠状动脉再通，心肌再灌注，使濒临坏死的心肌得以存活，坏死范围缩小，减轻梗死后心肌重塑，改善预后。

（1）经皮冠状动脉介入治疗（PCI）：实施 PCI 首先要有具备实施介入治疗的条件，并建立急性心肌梗死急救的绿色通道，患者入院明确诊断之后，既要对患者给予常规治疗，又要做好术前准备的同时将患者送入心导管室。

1）直接 PCI 适应证：①ST 段抬高和新出现左束支传导阻滞；②ST 段抬高性心肌梗死

并发休克；③非 ST 段抬高性心肌梗死，但梗死的动脉严重狭窄；④有溶栓禁忌证，又适宜再灌注治疗的患者。

注意事项：①发病 12 小时以上的患者不宜实施 PCI；②对非梗死相关的动脉不宜实施 PCI；③心源性休克需先行主动脉球囊反搏术，待血压稳定后方可实施 PCI。

2）补救 PCI：对于溶栓治疗后仍有胸痛，抬高的 ST 段降低不明显，应实施补救 PCI。

3）溶栓治疗再通后 PCI：溶栓治疗再通后，在 7～10 日行冠状动脉造影，对残留的狭窄血管并适宜行 PCI 的，可进行 PCI。

（2）溶栓治疗：对于由于各种原因没有进行介入治疗的患者，在无禁忌证情况下，可尽早进行溶栓治疗。

1）适应证。溶栓疗法适应证有：①2 个以上（包括两个）导联 ST 段抬高或急性心肌梗死伴左束支传导阻滞，发病<12 小时，年龄<75 岁；②ST 段抬高明显的心肌梗死患者，>75 岁；③ST 段抬高性心肌梗死发病已达 12～24 小时，但仍有胸痛、广泛 ST 段抬高者。

2）禁忌证。溶栓疗法禁忌证有：①既往病史中有出血性脑卒中；②近 1 年内有过缺血性脑卒中、脑血管病；③颅内肿瘤；④近 1 个月有过内脏出血或已知出血倾向；⑤正在使用抗凝药；⑥近 1 个月有创伤史、>10 分钟的心肺复苏；近 3 周来有外科手术史；近 2 周内有在不能压迫部位的大血管穿刺术；⑦未控制高血压，血压>180/110 mmHg；⑧未排除主动脉夹层。

3）常用溶栓药物。尿激酶（UK）在 30 分钟内静脉滴注 150 万～200 万 U；链激酶（SK）、重组链激酶（rSK）在 1 小时内静脉滴注 150 万 U。应用链激酶须注意有无过敏反应，如寒战、发热等。重组组织型纤溶酶原激活药（rt-PA）在 90 分钟内静脉给药 100 mg，先静脉注射 15 mg，继而在 30 分钟内静脉滴注 50 mg，随后 60 分钟内静脉滴注 35 mg。另外，在用 rt-PA 前后均需静脉滴注肝素，应用 rt-PA 前需用肝素 5 000 U，用 rt-PA 后需每小时静脉滴注肝素 700～1 000 U，持续使用两日。之后 3～5 日，每 12 小时皮下注射肝素 7 500 U 或使用低分子肝素。

血栓溶解指标：①抬高的 ST 段 2 小时内回落 50%；②2 小时内胸痛消失；③2 小时内出现再灌注性心律失常；④血清 CK-MB 酶峰值提前出现。

4. 心律失常处理

室性心律失常可引起猝死，应立即处理，首选利多卡因静脉注射，反复出现可使用胺碘酮治疗，发生室颤时立即实施电复律；对房室传导阻滞，可用阿托品、异丙肾上腺素等药物，严重者需安装人工心脏起搏器。

5. 控制休克

补充血容量，应用升压药及血管扩张药，纠正酸碱平衡紊乱。如处理无效，应选择在主动脉内球囊反搏术的支持下，积极行经皮冠状动脉成形术或支架置入术。

6. 治疗心力衰竭

主要是治疗急性左侧心力衰竭。急性心肌梗死 24 小时内禁止使用洋地黄类药物。

7. 二级预防

预防动脉粥样硬化、冠心病的措施属于一级预防，对于已经患有冠心病、心肌梗死患者预防再次梗死，防止发生心血管事件的措施属于二级预防。

二级预防措施如下：①应用阿司匹林或氯吡格雷等药物，抗血小板集聚，应用硝酸酯类药物，抗心绞痛治疗；②预防心律失常，减轻心脏负荷；控制血压在 140/90 mmHg 以下，合并糖尿病或慢性肾功能不全应控制在 130/80 mmHg 以下；③戒烟，控制血脂；④控制饮食，治疗糖尿病，糖化血红蛋白应低于 7%，体重指数应控制在标准体重之内；⑤对患者及家属要普及冠心病相关知识教育，鼓励患者有计划、适当地运动。

（五）护理

1. 身心休息

急性期绝对卧床，减少心肌耗氧，避免诱因。保持安静，减少探视，避免不良刺激，保证睡眠。陪伴和安慰患者，操作熟练，有条不紊，理解并鼓励患者表达恐惧。

2. 改善活动耐力

改善活动耐力，帮助患者制订逐渐活动计划。对于有固定时间和情境出现疼痛的患者，可预防性给药。若患者在活动后出现呼吸加快或困难、脉搏过快或停止后 3 分钟未恢复，血压异常、胸痛、眩晕，应停止活动，并以此作为限制最大活动量的指标。

3. 病情观察

监护 5~7 日，监测心电图、心率、心律、血压、血流动力学，有并发症应延长监护时间。如心率、心律和血压变化，出现心律失常，特别是室性心律失常和严重的房室传导阻滞、休克，及时报告医师处理。观察尿量、意识改变，以帮助判断休克的情况。

4. 吸氧

前 3 日给予高流量吸氧 4~6 L/min，之后可间断吸氧。如发生急性肺水肿，按其处理原则护理。

5. 镇痛护理

遵医嘱给予哌替啶、吗啡等镇痛药物，对于烦躁不安的患者可给予地西泮肌内注射。观察疼痛性质及其伴随症状的变化，注意有无呼吸抑制、心率加快等不良反应。

6. 防止便秘护理

向患者强调预防便秘的重要性，食用富含纤维的食物。注意饮水，1 500 mL/d。遵医嘱长期服用缓泻药，保证排便通畅。必要时应用润肠药、低压灌肠等。

7. 饮食护理

给予低热量、低脂、低胆固醇和高维生素饮食，少量多餐，避免刺激性食品。

8. 溶栓治疗护理

溶栓前要建立并保持静脉通道畅通。仔细询问病史，除外溶栓禁忌证。溶栓前需检查血常规、凝血时间、血型、交叉配血备用。

溶栓治疗中观察患者有无寒战、皮疹、发热等过敏反应。应用抗凝药物如阿司匹林、肝素，使用过程中应严密观察有无出血倾向。应用溶栓治疗时应严密监测出凝血时间和纤溶酶原，防止出血，注意观察有无牙龈、皮肤、穿刺点出血，观察二便的颜色。出现大出血时需立即停止溶栓，输注鱼精蛋白、输血。

溶栓治疗后应定时记录心电图，检查心肌酶谱，观察胸痛有无缓解。

9. 经皮冠状动脉介入治疗后护理

防止出血与血栓形成，停用肝素 4 小时后，复查全血凝固时间，凝血时间在正常范围之内，拔除动脉鞘管，压迫止血，加压包扎，患者继续卧床 24 小时，术肢制动。同时，严密观察生命体征，注意有无胸痛。观察足背动脉搏动情况，注意鞘管留置部位有无出血、血肿。

10. 预防并发症

(1) 预防心律失常及护理：急性期要持续心电监护，发现频发室性期前收缩，成对、多源性、呈 R-on-T 现象的室性期前收缩或房室传导阻滞时，应及时通知医师处理，遵医嘱应用利多卡因等抗心律失常药物，同时要警惕发生室颤、猝死。

电解质紊乱、酸碱失衡也是引起心律失常的重要因素，要监测电解质和酸碱平衡状态，准备好急救药物和急救设备如除颤器、起搏器等。

(2) 预防休克及护理：遵医嘱给予扩容、纠酸、血管活性药物，避免脑缺血，保护肾功能，让患者取平卧位或头低足高位。

(3) 预防心力衰竭及护理：在起病最初几日甚至在心肌梗死演变期内，患者可以发生心力衰竭，多表现左侧心力衰竭。因此要严密观察患者有无咳嗽、咳痰、呼吸困难、尿少等症状，观察肺部有无湿啰音。避免情绪烦躁、饱餐、用力排便等加重心脏负荷的因素。如发生心力衰竭，即按心力衰竭护理进行护理。

11. 健康教育

(1) 养成良好生活习惯：调整生活方式，缓解压力，克服不良情绪，避免饱餐、寒冷刺激。洗澡时应注意：不在饱餐和饥饿时洗，水温和体温相当，时间不要过长，卫生间不上锁，必要时有人陪同。

(2) 积极治疗危险因素：积极治疗高血压、高脂血症、糖尿病，控制体重于正常范围，戒除烟酒。自觉落实二级预防措施。

(3) 按时服药：了解所服药物作用、不良反应，随身携带药物和保健卡。按时服药，定期复查，终身随诊。

(4) 合理饮食：食用低热量、低脂、低胆固醇、总热量不宜过高的饮食，以维持正常体重为度。清淡饮食，少量多餐。避免大量刺激性食品。多食含纤维素和果胶的食物。

（杨淑萍）

第四节　原发性高血压

原发性高血压是以血压升高为主要临床表现，伴有或不伴有多种血管危险因素的综合征，通常简称高血压病。原发性高血压是临床最常见的心血管疾病之一，也是多种心、脑血管疾病的重要危险因素，长期高血压状态可影响重要脏器如心、脑、肾的结构与功能，最终导致这些器官的功能衰竭。原发性高血压应与继发性高血压相区别，后者约占高血压的5%，其血压升高只是某些疾病的临床表现之一，如能及时治疗原发病，血压可恢复正常。

一、流行病学

高血压患病率有地域、年龄、种族的差别，总体上发达国家高于发展中国家。我国流行病学调查显示，高血压患病率呈明显上升趋势，估计我国每年新增高血压患者 1 000 万，城市高于农村，北方高于南方，男、女患病率差别不大，女性更年期以前略低于男性，更年期以后高于男性，两性原发性高血压患病率均与年龄呈正比。近年来，我国高血压人群的知晓率、治疗率、控制率虽略有提高，但仍处于较低水平，尤其是城市与农村存在较大差别。

二、病因与发病机制

原发性高血压为多因素疾病，是在一定的遗传易感性基础上，多种后天环境因素综合作用的结果。一般认为遗传因素约占40%，环境因素约占60%。

（一）病因

1. 遗传因素

本病有较明显的家族聚集性，约60%的高血压患者可询问到有高血压家族史。双亲均有高血压的正常血压子女，成年后发生高血压的比例增高。这些均提示本病是一种多基因遗传病，有遗传学基础或伴有遗传生化异常。

2. 环境因素

（1）饮食：人群中钠盐（氯化钠）摄入量与血压水平和高血压患病率呈正相关，而钾盐摄入量与血压水平呈负相关。高钠、低钾膳食是我国大多数高血压患者发病的主要危险因素。但改变钠盐摄入并不能影响所有患者的血压水平，摄盐过多导致血压升高主要见于对盐敏感的人群。低钙、高蛋白质摄入，饮食中饱和脂肪酸或饱和脂肪酸与不饱和脂肪酸比值较高也属于升压饮食。吸烟、过量饮酒或长期少量饮酒也与血压水平线性相关。

（2）超重与肥胖：超重与肥胖是血压升高的另一重要危险因素。身体脂肪含量、体重指数（BMI）与血压水平呈正相关。BMI≥24 kg/m^{2}者发生高血压的风险是正常体重指数者的3~4倍。身体脂肪的分布与高血压发生也相关，腹部脂肪聚集越多，血压水平就越高。腰围男性≥90 cm，女性≥85 cm，发生高血压的危险比正常腰围者大4倍以上。

（3）精神应激：人在长期精神紧张、压力、焦虑或长期环境噪声、视觉刺激下也可引起高血压，因此，城市脑力劳动者高血压患病率超过体力劳动者，从事精神紧张度高的职业和长期在噪声环境中工作者患高血压较多。

3. 其他因素

服用避孕药、阻塞性睡眠呼吸暂停综合征（SAHS）也与高血压的发生有关。口服避孕药引起的高血压一般为轻度，并且停药后可逆转。SAHS患者50%有高血压。

（二）发病机制

高血压的发病机制，即遗传与环境通过什么途径和环节升高血压，至今还没有一个完整统一的认识。高血压的血流动力学特征主要是总外周阻力相对或绝对增高。从总外周血管阻力增高出发，目前高血压的发病机制较集中在以下5个环节。

1. 交感神经系统功能亢进

长期反复的精神应激使大脑皮质兴奋，抑制平衡的功能失调，导致交感神经系统活性亢进，血浆儿茶酚胺浓度升高，从而使小动脉收缩，周围血管阻力增强，血压上升。

2. 肾性水钠潴留

各种原因引起肾性水钠潴留，机体为避免心排血量增高使器官组织过度灌注，则通过血流自身调节机制使全身阻力小动脉收缩增强，而致总外周血管阻力和血压升高。也可能通过排钠激素分泌、释放增加，例如内源性类洋地黄类物质，在排泄水钠同时使外周血管阻力增高。

3. 肾素—血管紧张素—醛固酮系统（RAAS）激活

肾脏球旁细胞分泌的肾素可激活肝脏合成的血管紧张素原（AGT）转变为血管紧张素

Ⅰ（AT Ⅰ），后者经过肺、肾等组织时在血管紧张素转换酶（ACE，又称激肽酶Ⅱ）的活化作用下转化成血管紧张素Ⅱ（AT Ⅱ）。后者还可在酶的作用下转化成 AT Ⅲ。此外，脑、心脏、肾、肾上腺、动脉等多种器官组织可局部合成 AT Ⅱ、醛固酮，成为组织 RAAS 系统。AT Ⅱ是 RAAS 的主要效应物质，它作用于血管紧张素Ⅱ受体，使小动脉平滑肌收缩；可刺激肾上腺皮质球状带分泌醛固酮，引起水钠潴留；通过交感神经末梢突触前膜的正反馈使去甲肾上腺素分泌增加而升高血压。总之，RAAS 过度激活将导致高血压的产生。

4. 细胞膜离子转运异常

血管平滑肌细胞有许多特异性的离子通道、载体和酶，组成细胞膜离子转运系统，维持细胞内外钠、钾、钙离子浓度的动态平衡。遗传性或获得性细胞离子转运异常，可导致细胞内钠、钙离子浓度升高，膜电位降低，激活平滑肌细胞兴奋—收缩偶联，使血管收缩反应性增强和平滑肌细胞增生与肥大，血管阻力增高。

5. 胰岛素抵抗

大多数高血压患者空腹胰岛素水平增高，而糖耐量有不同程度降低，提示有胰岛素抵抗现象。胰岛素抵抗致血压升高的机制可能是胰岛素水平增高，使：①肾小管对钠的重吸收增加；②增强交感神经活动；③细胞内钠、钙浓度增加；④刺激血管壁增生肥厚。

三、病理

小动脉病变是本病最重要的病理改变，早期是全身小动脉痉挛，长期反复的痉挛最终导致血管壁的重构，即管壁纤维化、变硬，管腔狭窄，导致重要靶器官如心、脑、肾、视网膜组织缺血损伤。高血压后期可促进动脉粥样硬化的形成及发展，该病变主要累及体循环大、中动脉而致主动脉夹层或冠心病。全身小动脉管腔狭窄导致外周血管阻力持续上升引起的心脏结构改变主要是左心室肥厚和扩大。

四、临床表现

根据起病和病情进展的缓急及病程的长短，原发性高血压可分为两型：缓进型高血压和急进型高血压，前者又称良性高血压，绝大部分患者属于此型，后者又称恶性高血压，仅占患病率的 1%~5%。

（一）缓进型（或良性）高血压

1. 临床特点

缓进型高血压多在中年以后起病，有家族史者发病可较早。起病多数隐匿，病情发展慢，病程长。早期患者血压波动，血压时高时正常，在劳累、精神紧张、情绪波动时易有血压升高。休息、去除上述因素后，血压常可降至正常。随着病情的发展，血压可趋向持续性升高或波动幅度变小。患者的主观症状和血压升高的程度可不一致，约半数患者无明显症状，只是在体检或因其他疾病就医时才发现有高血压，少数患者则在发生心、脑、肾等器官的并发症时才明确高血压的诊断。

2. 症状

早期患者由于血压波动幅度大，可有较多症状。而长期高血压即使在血压水平较高时也可无明显症状。因此，无论有无症状，都应定期检测患者的血压。

（1）神经精神系统表现：头痛、头晕和头胀是高血压常见的神经系统症状，也可有头枕部或颈项扳紧感，高血压直接引起的头痛多发生在早晨，位于前额、枕部或颞部。经降压药物治疗后头痛可减轻。高血压引起的头晕可为暂时性或持续性，伴有眩晕者较少见，与内耳迷路血管障碍有关，经降压药物治疗后症状可减轻。但要注意有时血压下降得过快过多也可引起头晕。部分患者有乏力、失眠、工作能力下降等。

（2）靶器官受损的并发症。

1）脑血管病：包括缺血性脑梗死、脑出血。

2）心脏疾病：出现高血压性心脏病（左心室肥厚、扩张）、冠心病、心力衰竭。

3）肾脏疾病：长期高血压致肾小动脉硬化，肾功能减退，称为高血压肾病，晚期出现肾衰竭。

4）其他：主动脉夹层，眼底损害。

3. 体征

听诊可闻及主动脉瓣区第二心音亢进、主动脉瓣区收缩期杂音（主动脉扩张致相对主动脉瓣狭窄）。长期高血压可有左心室肥厚，体检心界向左下扩大。左心室扩大致相对二尖瓣关闭不全时心尖区可闻及杂音及第四心音。

（二）急进型（或恶性）高血压

此型多见于年轻人，起病急骤，进展迅速，典型表现为血压显著升高，舒张压持续≥130 mmHg。头痛且较剧烈，头晕，视物模糊，心悸，气促等。肾损害最为突出，有持续蛋白尿、血尿与管型尿。眼底检查有出血、渗出和视神经乳头水肿。如不及时有效降压治疗，预后很差，常死于肾衰竭，少数因脑卒中或心力衰竭死亡。

（三）高血压危象

在紧张、疲劳、寒冷、嗜铬细胞瘤发作、突然停服降压药等诱因下，全身小动脉发生暂时性强烈痉挛，周围血管阻力明显增加，血压急剧上升，累及靶器官缺血而产生一系列急诊临床症状，称为高血压危象。在高血压早期与晚期均可发生。临床表现血压显著升高，以收缩压突然升高为主，舒张压也可升高。心率增快，可大于110次/分。患者出现头痛、烦躁、多汗、尿频、眩晕、耳鸣、恶心、呕吐、心悸、气急及视物模糊等症状。每次发作历时短暂，持续几分钟至数小时，偶可达数日，去除诱因或及时降压，症状可逆转，但易复发。

（四）高血压脑病

产生的机制可能是由于过高的血压突破了脑血流自动调节范围，导致脑部小动脉由收缩转为被动性扩张，脑组织血流灌注过多引起脑水肿。临床表现除血压升高外，有脑水肿和颅内压升高表现，表现为弥漫性剧烈头痛、呕吐，继而烦躁不安、视物模糊、黑矇、心动过缓、嗜睡甚至昏迷。如发生局限性脑实质损害，可出现定位体征，如失语、偏瘫和病理反射等。眼底检查视神经盘水肿、渗出和出血。颅部CT检查无出血灶或梗死灶。经积极降压治疗后临床症状和体征消失，一般不会遗留脑损害的后遗症。

五、辅助检查

1. 实验室检查

检查血常规、尿常规、肾功能、血糖、血脂、血尿酸等，可发现高血压对靶器官的损害情况。

2. 心电图检查

可见左心室肥大、劳损。

3. X 线检查

可见主动脉弓迂曲延长，左心室增大，出现心力衰竭时肺野可有相应的变化。

4. 超声心动图检查

了解心室壁厚度、心腔大小、心脏收缩和舒张功能、瓣膜情况等。

5. 眼底检查

有助于对高血压严重程度的了解，目前采用 Keith-Wagener 分级法，其分级标准如下。Ⅰ级：视网膜动脉变细，反光增强；Ⅱ级：视网膜动脉狭窄，动静脉交叉压迫；Ⅲ级：眼底出血或棉絮状渗出；Ⅳ级：视神经盘水肿。

6. 24 小时动态血压监测

有助于判断高血压的严重程度，了解其血压变异性和血压昼夜节律，指导降压治疗和评价降压药物疗效。

六、诊断

1. 高血压的诊断

主要依据诊室血压，采用经核准的水银柱或电子血压计，测量安静休息坐位时上臂肱动脉部位血压。在未使用降压药的情况下，非同日（一般间隔 2 周）3 次测量血压，收缩压 ≥ 140 mmHg 和（或）舒张压 ≥ 90 mmHg 即诊断为高血压。收缩压 ≥ 140 mmHg 和舒张压 < 90 mmHg 为单纯收缩期高血压。患者既往有高血压病史，目前正在使用降压药，血压虽然低于 140/90 mmHg，也诊断为高血压。

根据血压升高的水平，可进一步分为高血压 1、2、3 级（表 3-2）。排除继发性高血压。

表 3-2　血压水平的定义和分类

类别	收缩压（mmHg）	关系	舒张压（mmHg）
正常血压	<120	和	<80
正常高值	120~139	和（或）	80~89
高血压	≥140	和（或）	≥90
1 级高血压（轻度）	140~159	和（或）	90~99
2 级高血压（中度）	160~179	和（或）	100~109
3 级高血压（重度）	≥180	和（或）	≥110
单纯收缩期高血压	≥140	和	<90

注：以上分类适用于男性、女性和 18 岁以上的成人。当收缩压与舒张压分属于不同级别时，则以较高的作为定级标准。单纯收缩期高血压也可按照收缩压水平分为 1、2、3 级。

2. 高血压的危险分层

高血压的严重程度并不单纯与血压的高度成正比，必须结合患者所具有的心血管疾病危险因素、靶器官的损害及并存的临床情况作出全面的评价（表 3-3）。

表 3-3 中国高血压防治指南对高血压患者的危险分层

其他危险因素和病史	血压 （mmHg）		
	1 级 （收缩压 140~159 或舒张压 90~99）	2 级 （收缩压 160~179 或舒张压 100~109）	3 级 （收缩压≥180 或舒张压≥110）
Ⅰ. 无其他危险因素	低危	中危	高危
Ⅱ. 1~2 个其他危险因素	中危	中危	极高危
Ⅲ. ≥3 个危险因素或靶器官损害	高危	高危	极高危
Ⅳ. 并存临床情况	极高危	极高危	极高危

（1）心血管疾病危险因素。①高血压 1~3 级。②吸烟。③男性>55 岁，女性>65 岁。④糖耐量异常和（或）空腹血糖升高。⑤血脂异常。⑥早发心血管疾病家族史（一级亲属发病年龄女性<50 岁）。⑦腹型肥胖（腰围：男性≥90 cm，女性≥85 cm）或肥胖（BMI≥28 kg/m^2）。

（2）靶器官损害。①左心室肥厚（心电图或超声心动图）。②蛋白尿和（或）血肌酐轻度升高（106~177 μmol/L）。③超声或 X 线证实有动脉粥样硬化斑块（颈动脉、髂动脉、股动脉或主动脉）。④视网膜动脉局灶或广泛狭窄；⑤颈动脉、股动脉脉搏波速度>12 m/s（选择使用）。⑥踝/臂血压指数<0.9（选择使用）。

（3）并存临床情况。①心脏疾病：心肌梗死、心绞痛、冠状动脉血运重建术后、心力衰竭。②脑血管疾病：脑出血、缺血性脑卒中、短暂性脑缺血发作。③肾脏疾病：糖尿病肾病、肾功能受损（血肌酐，男性> 133 μmol/L，女性>124 μmol/L；蛋白尿>300 mg/24 h）。④血管疾病：主动脉夹层、外周血管病。⑤视网膜病变：视网膜出血或渗出、视神经盘水肿。⑥糖尿病：空腹血糖≥7.0 mmol/L，餐后血糖≥11.1 mmol/L。

七、治疗

1. 治疗目的

高血压治疗的最终目的是降低高血压水平，减少高血压患者心、脑血管病的发病率和死亡率。

2. 血压控制目标

采取综合治疗措施（干预患者存在的危险因素或并存的临床情况），将血压降到患者能耐受的水平，目前主张一般高血压患者血压控制目标为 140/90 mmHg 以下，血压达标时间 4~12 周。65 岁或以上的老年人单纯收缩期高血压的降压目标水平是收缩压（SBP）140~150 mmHg，舒张压（DBP）<90 mmHg 但不低于 65~70 mmHg。老年人对药物耐受性差，血压达标时间可适当延长。伴有糖尿病、慢性肾脏病、病情稳定的冠心病或脑血管疾病的高血压患者，治疗更应个体化，一般血压控制目标值<130/80 mmHg。

3. 治疗内容

包括非药物治疗和药物治疗两大类。

（1）非药物治疗：即改变不良的生活方式，是治疗高血压的首要和基本措施，对全部高血压患者均适用。

（2）药物治疗：高血压 2 级或以上患者；高血压合并糖尿病或者已有心、脑、肾靶器官损害和并发症的患者；血压持续升高6个月以上，非药物治疗手段仍不能有效控制血压者，必须使用降压药物治疗。

1）常用降压药：目前常用降压药物可归纳为5类，即利尿剂、β受体阻滞剂、钙通道阻滞药、血管紧张素转换酶抑制剂及血管紧张素Ⅱ受体拮抗剂。α受体阻滞剂或其他中枢性降压药有时也可用于某些高血压患者。

2）用药原则：概括为"小剂量开始，联合用药，优先选用长效降压药，个体化降压，降压达标，长期维持"。

小剂量：选用的降压药应从小剂量开始，逐步递增剂量，达到满意血压水平所需药物的种类与剂量后进行长期维持降压治疗。

联合用药：既增强降压疗效又减少不良反应，在低剂量单药降压效果不理想时，可以采用两种或多种药物联合治疗。

优先选用长效制剂：可以有效控制夜间血压和晨峰血压，减少血压的波动，降低主要心血管事件的发生危险和防治靶器官损害，并提高用药的依从性。

个体化：根据患者具体情况和耐受性及个人意愿或长期经济承受能力，选择适合患者的降压药。

3）常见药物组合：目前优先推荐的两种降压药物联合治疗方案是二氢吡啶类钙通道阻滞药（D-CCB）与ARB/ACEI；ARB/ACEI/D-CCB与噻嗪类利尿剂；D-CCB与β受体阻滞剂。3种降压药物合理的联合治疗方案除有禁忌证外必须包含利尿剂。

4）高血压有合并症和并发症的降压治疗见表3-4。

表3-4 高血压有合并症和并发症的降压治疗

合并症、并发症	降压药物
合并脑血管病	ARB、长效钙通道阻滞药、ACEI或利尿剂
合并心肌梗死	β受体阻滞剂和ACEI
合并稳定型心绞痛	β受体阻滞剂和钙通道阻滞药
并发心力衰竭	ACEI或ARB、β受体阻滞剂和利尿剂
并发慢性肾衰竭	3种或3种以上降压药
合并糖尿病	ACEI或用ARB，必要时用钙通道阻滞药和小剂量利尿剂

（3）高血压急症的治疗：高血压急症是指短期内（数小时或数日）血压急骤升高，收缩压>200 mmHg和（或）舒张压>130 mmHg，同时伴有心、脑、肾、视网膜等重要靶器官功能损害的一种严重危及生命的临床综合征，其发生率占高血压患者的5%左右。

1）迅速降压。静脉给予适宜有效的降压药物，并加强血压监测。

2）控制性降压。短时间血压骤降，可能造成重要器官的血流灌注明显减少，应采取逐步控制性降压的方式，即开始的24小时内血压降低20%~25%，再将血压逐步降到适宜水平，48小时内血压不低于160/100 mmHg。

3）降压药物选择。①硝普钠：首选药物，适用于大多数高血压急症。为动脉和静脉扩张剂，可即刻起效，静滴停止后作用持续时间1~2分钟。剂量0.25~10 μg/（kg·min）。

②其他：硝酸甘油、尼卡地平、地尔硫草、拉贝洛尔、乌拉地尔、肼屈嗪、酚妥拉明可根据病情选择使用。

4）降低颅内压。有高血压脑病时宜给予脱水剂，如甘露醇，或选择快速利尿剂如呋塞米静注。

5）镇静止痉。伴烦躁、抽搐者应用地西泮、巴比妥类药物肌内注射或以水合氯醛灌肠。

八、主要护理诊断/问题

1. 疼痛：头痛

与血压升高有关。

2. 有受伤的危险

与头晕、视物模糊、意识改变或发生直立性低血压有关。

3. 潜在并发症

高血压急症。

4. 营养失调：高于机体需要量

与摄入过多、缺少运动有关。

5. 焦虑

与血压控制不满意、已发生并发症有关。

6. 知识缺乏

缺乏疾病预防、保健知识和高血压用药知识。

九、护理措施

1. 休息与活动

高血压初期可不限制一般的体力活动，但应避免重体力劳动，保证充足的睡眠。血压较高、症状频繁或有并发症的患者应多卧床休息，避免体力或脑力过度兴奋。

2. 病情观察

观察患者头痛情况，如疼痛程度、持续时间，是否伴有头晕、耳鸣、恶心、呕吐等症状。一旦发现血压急剧升高、剧烈头痛、呕吐、大汗、视物模糊、面色及神志改变、肢体运动障碍等症状，立即通知医生。

3. 对症护理

（1）头痛：及时进行头痛原因解释，指导使用放松方法，如听柔和音乐法、缓慢呼吸法等。协助患者卧床休息，抬高床头，改变体位的动作应缓慢。保持病室安静，减少声光刺激，限制探视人员。遵医嘱使用降压药，并于半小时后监测血压。症状缓解后告知患者平时避免劳累、情绪激动、精神紧张、环境嘈杂等不良因素；教会患者及家属采取肩颈部按摩及放松等技巧，以改善头痛。

（2）视物模糊：保证患者安全，应清除活动范围内的障碍物，保持地面干燥、室内光线良好。外出时有人陪伴。

（3）直立性低血压：又称体位性低血压，是由于体位的改变，如从平卧位突然转为直立位或长时间站立发生的脑供血不足引起的低血压。通常认为，在改变体位为直立位的3分钟内，收缩压下降>20 mmHg 或舒张压下降>10 mmHg，同时伴有肢软乏力、头晕目眩、站立不稳、视物模糊、心悸、出汗、恶心、呕吐等，即为直立性低血压。预防措施如下。①告知患者直立性低血压的表现，应特别注意在联合用药、服首剂药物或加量时容易发生直立性低血压，服药后不要突然站起，最好静卧 1~2 小时再缓慢起床活动。②指导患者预防直立性低血压的方法。避免长时间站立，尤其在服药后最初几个小时；改变姿势，特别是从卧位、坐位起立时，动作宜缓慢；服药时间可选在平静休息时，服药后继续休息片刻再活动；如有睡前服药，夜间起床排尿时应注意直立性低血压的发生；大量出汗、热水浴或蒸汽浴、饮酒等都是发生直立性低血压的诱因，应该注意避免。③发生直立性低血压时可平卧并抬高下肢，以促进下肢血液回流。

（4）高血压急症：①患者绝对卧床休息，抬高床头，避免一切不良刺激和不必要的活动，协助生活护理；②保持呼吸道通畅，有抽搐者用牙垫置于上下磨牙间防止舌咬伤；呕吐时头偏向一侧，以防止误吸；呼吸道分泌物较多但患者无法自行排出时，应及时用吸引器吸出；③吸氧 4~5 L/min，连接床边心电监护仪，实时监测心电、血压、呼吸；④安定患者情绪，必要时使用镇静剂；⑤迅速建立静脉通道，遵医嘱应用降压药物，尽早将血压降至安全范围；⑥严密观察病情，定时观察并记录生命体征、神志、瞳孔、尿量，特别注意避免出现血压骤降；观察患者头痛、烦躁等症状有无减轻，有无肢体麻木、活动不灵、语言不清、嗜睡等情况；⑦硝普钠使用注意事项，本药对光敏感，溶液稳定性较差，滴注溶液应现配现用并注意避光；新配溶液为淡棕色，如变为黯棕色、橙色或蓝色应弃去重新配制；溶液内不宜加入其他药品，应单独使用一条静脉通道，以微量泵控制注入滴速，若静脉滴注已达 10 μg/（kg·min），经 10 分钟降压仍不满意，应通知医师考虑停用本药，更换降压药。持续静脉滴注一般不超过 72 小时，以免发生氰化物中毒。

4. 用药护理

遵医嘱应用降压药物，测量血压的变化以判断疗效，观察药物不良反应。

十、健康教育

高血压病程很长，发展也不平衡，为了使患者血压控制在适当水平，应教育患者严格遵循自我护理计划，从而延缓或逆转高血压所造成的靶器官损害。

1. 改变生活方式

合理膳食、限盐少脂、戒烟限酒；适量运动、控制体重；心理平衡（表 3-5）。

表 3-5 高血压治疗中生活方式的改善措施及成效

措施	推荐方法	相当的收缩压降低范围
减轻体重	保持正常体重	5~10 mmHg
采用 DASH 饮食计划	选用富含水果、蔬菜、低脂肪（低饱和脂肪酸和总脂肪含量）饮食	8~14 mmHg
低钠饮食	减少每日钠摄入量，不超过 2.4 g 钠或 6 g 氯化钠水平	2~8 mmHg
体育锻炼	规律的有氧体育运动，如慢跑（每日至少 30 分钟，每周不少于 3 次）	4~9 mmHg
限酒	男性每日饮酒不超过 2 杯（白酒小于 1 两、葡萄酒小于 2 两、啤酒小于 5 两），女性和体重较轻者每日饮酒不超过 1 杯	2~4 mmHg

（1）食物的选择建议：以控制总热量为原则。①主食：提倡三餐中有两餐吃非精制的

全谷类，如糙米饭、全麦面包、全麦馒头等。豆类和根茎淀粉类食物可搭配食用，如红豆粥、绿豆粥、地瓜、马铃薯等。少吃葡萄糖、果糖及蔗糖，这类糖属于单糖，易引起血脂升高。②钠盐：尽量减少烹调用盐，建议使用可定量的盐勺，每日食盐量以不超过 6 g 为宜。减少味精、酱油等含钠盐的调味品。少食或不食含钠盐较高的加工食品，如各种腌制品或各类炒货。肾功能良好者可使用含钾的烹饪盐。③蔬菜水果、奶类：可保证充足的钾、钙摄入。每日吃新鲜蔬菜、水果可预防便秘，以免用力排便使血压上升，诱发脑血管破裂。奶类以低脂或脱脂奶及乳制品为好，可单独饮用或搭配其他食物，如蔬菜、果汁食用。油菜、芹菜、蘑菇、木耳、虾皮、紫菜等食物含钙量较高，可适度选食。④脂肪：烹调时选用植物油，如橄榄油、麻油、花生油、茶油等，动物油、奶油尽量不用。尽量不吃油炸食物，有条件者可吃深海鱼油，其含有较多的亚油酸，对增加微血管的弹性，防止血管破裂，防止高血压并发症有一定的作用。⑤蛋白质：以豆制品、鱼、不带皮的家禽为主，少吃红肉（即家畜类）。鱼以外的海产品、动物内脏、蛋类胆固醇含量高，尽量避免食用或少食。

（2）控制体重：适当降低体重，减少体内脂肪含量，可显著降低血压。最有效的减重措施是控制能量摄入和增加体力活动。减重的速度因人而异，体重以每周减少 0.5~1.0 kg 为宜。重度肥胖者还可在医生指导下选用减肥药降低体重。

（3）合理运动：根据年龄和血压水平选择适宜的运动方式，对中老年人应包括有氧、伸展及增强肌力 3 类运动，具体项目可选择步行、慢跑、太极拳、气功等。运动强度因人而异，常用的运动强度指标为运动时最大心率=170-年龄，如 50 岁的人运动心率为 120 次/分钟，运动频率一般每周 3~5 次，每次持续 30~60 分钟。注意劳逸结合，运动强度、时间和频度以不出现不适反应为度，避免竞技性和力量型运动。

（4）心理平衡：情绪激动、精神紧张、精神创伤等可使交感神经兴奋，血压上升，故应指导患者减轻精神压力，保持心态平和。工作时保持轻松愉快的情绪，避免过度紧张，在工作 1 小时后最好能休息 5~10 分钟，可做操、散步等调节自己的神经。心情郁闷时，要学会转移注意力，通过轻松愉快的方式来松弛自己的情绪。忌情绪激动、暴怒，防止发生脑出血。生活环境应安静，避免噪声刺激和引起精神过度兴奋的活动。

2. 自我病情监测

（1）定时测量血压：家庭测量血压多用上臂式全自动或半自动电子血压计，应教会患者和家属正确的测量血压方法及测压时的注意事项。家庭血压值一般低于诊室血压值，高血压的诊断标准为≥135/85 mmHg，与诊室血压的 140/90 mmHg 相对应。建议每日早晨和晚上测量血压，每次 2~3 遍，取平均值。血压控制平稳者，可每周测量 1 次。详细记录每次测量的日期、时间及血压读数，每次就诊携带记录，作为医生调整药量或选择用药的依据。对于精神高度焦虑的患者，不建议自测血压。

（2）测量血压时的注意事项：①血压计要定期检查，以保持其准确性，并应放置平稳，切勿倒置或震荡；②应尽量做到四定，定时间、定部位、定体位、定血压计；③对偏瘫患者，应在健侧手臂上测量；④选择合适的测压环境，应在安静、温度适当的环境里休息 5~10 分钟后进行血压测量，避免在应激状态如膀胱充盈或吸烟、受寒、喝咖啡后测压。

3. 用药指导

（1）合理降压：尽量将血压降至目标血压水平，但应注意温和降压，而非越快越好。

（2）坚持服药：强调长期药物治疗的重要性，用降压药物使血压降至理想水平后，应继续服用维持量，以保持血压相对稳定，对无症状者更应强调。告知有关降压药物的名称、剂量、用法、作用及不良反应，并提供书面材料。

（3）遵医嘱服药：指导患者必须遵医嘱按时按量服药，不要随意增减药物、漏服或频繁更换降压药，更不能擅自突然停药，以免引起血压波动，诱发高血压危象。高血压伴有冠心病的患者若突然停用 β 受体阻滞剂还可诱发心绞痛、心肌梗死。

（4）长期用药要注意药物不良反应的观察。

4. 定期复诊

根据患者的总危险分层及血压水平决定复诊时间。危险分层属低危或中危者，可安排患者每 1~3 个月随诊 1 次；若为高危者，则应至少每 1 个月随诊 1 次。

（杨大康）

第四章

消化内科疾病护理

第一节　贲门失弛缓症

贲门失弛缓症又称贲门痉挛、巨食管，是食管贲门部的神经肌肉功能障碍所致的食管功能性疾病。其主要特征是食管缺乏蠕动，食管下端括约肌（LES）高压和对吞咽动作的松弛反应减弱。食物滞留于食管腔内，逐渐导致伸长和屈曲，可继发食管炎，在此基础上可发生癌变，癌变率为2%~7%。

贲门失弛缓症的病因迄今不明。一般认为是神经肌肉功能障碍所致。其发病与食管肌层内Auerbach神经节细胞变性、减少或缺乏以及副交感神经分布缺陷有关或许病因与免疫因素有关。

一、临床表现

1. 吞咽困难

无痛性吞咽困难是最常见、最早出现的症状，占80%~95%。起病症状表现多较缓慢，但也可较急，多呈间歇性发作，常因情绪波动、发怒、忧虑、惊骇或进食生冷和辛辣等刺激性食物而诱发。

2. 食物反流和呕吐

发生率可达90%。呕吐多在进食后20~30分钟内发生，可将前一餐或隔夜食物呕出。呕吐物可混有大量黏液和唾液。当并发食管炎、食管溃疡时，反流物可含有血液。患者可因食物反流、误吸而引起反复发作的肺炎、气管炎，甚至支气管扩张或肺脓肿。

3. 疼痛

40%~90%的贲门失弛缓症患者有疼痛的症状，性质不一，可为闷痛、灼痛、针刺痛、割痛或锥痛。疼痛部位多在胸骨后及中上腹；也可在胸背部、右侧胸部、右胸骨缘以及左季肋部。疼痛发作有时酷似心绞痛，甚至舌下含硝酸甘油片后可获缓解。

4. 体重减轻

体重减轻与吞咽困难影响食物的摄取有关。病程长久者可有体重减轻、营养不良和维生素缺乏等表现，而呈恶液质者罕见。

5. 其他

贲门失弛缓症患者偶有食管炎所致的出血。在后期病例，极度扩张的食管可压迫胸腔内器官而产生干咳、气短、发绀和声嘶等。

二、辅助检查

1. 食管钡餐 X 线造影

吞钡检查见食管扩张、食管蠕动减弱、食管末端狭窄呈鸟嘴状、狭窄部黏膜光滑，是贲门失弛缓症患者的典型表现。

Henderson 等将食管扩张分为 3 级：Ⅰ级（轻度），食管直径<4 cm；Ⅱ级（中度），食管直径 4~6 cm；Ⅲ级（重度），食管直径>6 cm，甚至弯曲呈 S 形。

2. 食管动力学检测

食管下端括约肌高压区的压力常为正常人的 2 倍以上，吞咽时下段食管和括约肌压力不下降。中、上段食管腔压力也高于正常。

3. 胃镜检查

检查可排除器质性狭窄或肿瘤。在内镜下贲门失弛缓症表现特点如下。

（1）大部分患者食管内残留有中到大量的积食，多呈半流质状态覆盖管壁，且黏膜水肿、增厚致使失去正常的食管黏膜色泽。

（2）食管体部见扩张，并有不同程度的扭曲变形。

（3）管壁可呈节段性收缩环，似憩室膨出。

（4）贲门狭窄程度不等，直至完全闭锁不能通过。应注意的是，有时检查镜身通过贲门感知阻力不甚明显时易忽视该病。

三、治疗

贲门失弛缓症的治疗目的在于降低食管下端括约肌压力，使食管下段松弛，从而解除功能性梗阻，使食物顺利进入胃内。

1. 保守治疗

对轻度患者应解释病情，安定情绪，少食多餐，细嚼慢咽，并服用镇静解痉药物，如钙通道阻滞剂（如硝苯地平等），部分患者症状可缓解。为防止睡眠时食物溢流入呼吸道，可用高枕或垫高床头。

2. 内镜治疗

随着微创观念的深入，新的医疗技术及设备不断涌现，内镜下治疗贲门失弛缓症得到广泛应用，并取得很多新进展。传统内镜治疗手段主要包括内镜下球囊扩张和支架植入、镜下注射 A 型肉毒杆菌毒素、内镜下微波切开和硬化剂注射治疗等。

3. 手术治疗

对中重度及传统内镜下治疗效果不佳的患者应行手术治疗。贲门肌层切开术（Heller 手术）仍是目前最常用的术式。可经胸或经腹手术，也可在胸腔镜或者腹腔镜下完成。远期并发症主要是反流性食管炎，故有人主张附加抗反流手术，如胃底包绕食管末端 360°（Nissen 手术）、270°（Belsey 手术）、180°（Hill 手术）或将胃底缝合在食管腹段和前壁（Dor 手术）。

经口内镜下肌切开术（POEM）治疗贲门失弛缓症取得了良好的效果。POEM 手术无皮肤切口，通过内镜下贲门环形肌层切开，最大限度地恢复食管的生理功能并减少手术并发症，术后早期即可进食，95%的患者术后吞咽困难得到缓解，且反流性食管炎的发生率低。由于POEM手术时间短，创伤小，恢复特别快，疗效可靠，可能是目前治疗贲门失弛缓症的最佳选择。

四、护理问题

1. 疼痛

与胃酸、大量食物和分泌物长期滞留食管，刺激食管黏膜发生食管炎、食管溃疡以及基底内暴露的神经末梢有关。食管炎症可降低神经末梢的痛阈以及食管黏膜的抗反流防御机制。

2. 营养失调

与吞咽困难、因胸骨后不适惧怕进食有关。

3. 焦虑

与病程长、症状反复、生活质量降低有关。

4. 窒息

与食物难以通过狭窄的贲门、食物积聚发生呕吐、食物反流误入气管有关。

五、护理措施

1. 一般护理

（1）指导患者少量多餐，每2~3小时1餐，每餐200 mL，避免食物温度过冷或过热，注意细嚼慢咽，减少食物对食管的刺激。

（2）禁食酸、辣、煎炸、生冷食物，忌烟酒。

（3）指导服药及用药方法，常用药物有硝苯地平（心痛定）、异山梨酯（消心痛）、多潘立酮（吗丁啉）、西沙必利等。颗粒药片一定碾成粉末，加凉开水冲服。

（4）介绍贲门失弛缓症的基本知识，让患者了解疾病的发展过程和预后。

2. 疼痛护理

遵医嘱给予硝酸甘油类药物，其有弛缓平滑肌作用，改善食管的排空。

3. 术前护理

术前使用内镜下球囊扩张治疗贲门失弛缓症。

（1）告知患者球囊扩张治疗不需开刀，痛苦少，改善症状快，费用低。

（2）详细介绍球囊扩张术的操作过程及注意事项。尽可能让患者与治愈的患者进行咨询、交流，以消除其顾虑、紧张的情绪，能够主动配合医师操作，达到提高扩张治疗的成功率。

（3）术前一日进食流质，术前禁食12小时，禁水4小时。对部分病史较长、食管扩张较严重患者需禁食24~48小时。

4. 术后护理

术后使用内镜下球囊扩张治疗贲门失弛缓症。

（1）术后患者应绝对卧床休息，取半卧位或坐位，平卧及睡眠时也要抬高头部15°~30°，防止胃内物反流。

（2）术后12小时内禁食。12小时后患者若无不适可进温凉流食，术后3日进固体食物。

（3）餐后 1~2 小时内不宜平卧，进食时尽量取坐位。

5. 并发症观察

扩张术的并发症主要有出血、感染、穿孔等。术后应严密监测生命体征，密切观察患者胸痛的程度、性质、持续时间。注意观察有无呕吐及呕吐物、大便的颜色及性质。轻微胸痛及少量黑便一般不需特殊处理，1~3 日会自行消失。

六、健康教育

1. 介绍疾病知识

贲门失弛缓症是一种原发的病因不明的食管运动功能障碍性疾病，而且不易治愈。其特性是食管体部及食管下端括约肌（LES）解剖区域分布的神经损害。贲门失弛缓症是临床上较少见的疾病，很难估计其发病率及流行病情况，因为有的患者临床症状很轻微而没有就诊。许多学者的流行病学研究都是回顾性的，一般认为其发生率为每年（0.03~1.5）/10 万人，且无种族、性别差异，发病年龄有两个峰值，即 20~40 岁及 70 岁。贲门失弛缓症如果不治疗，其症状会逐渐加重。因此，早期进行充分的治疗能减轻疾病的进展，并防止发生并发症。另外，如果不改善食管 LES 排空障碍、减轻梗阻可能会使病情恶化导致巨食管症。

2. 饮食指导

（1）扩张术后患者在恢复胃肠道蠕动后，可先口服少许清水进行观察，然后进食半量流食，少食多餐，无特殊不适，逐步进全量流食再过渡到半流质饮食，直至普食。

（2）饮食以易消化、少纤维的软食为宜，细嚼慢咽，并增加水分摄入量，忌进食过多、过饱，避免进食过冷或刺激性食物。

（3）患者进食时注意观察是否有咽下困难等进食梗阻症状复发，必要时给予胃动力药或作进一步处理。出院后可进软食 1 个月，再逐步恢复正常饮食。

3. 出院指导

嘱患者生活起居有规律，避免感染，避免暴饮暴食，少进油腻食物。不穿紧身衣服，保持心情愉快，睡眠时抬高头部。有反酸、胃灼热、吞咽困难等症状随时就诊，定期复查。

（赵瑞芬）

第二节　功能性消化不良

功能性消化不良（FD）是临床上最常见的一种功能性胃肠病，是指具有上腹痛、上腹胀、早饱、嗳气、食欲不振、恶心、呕吐等上腹不适症状，经检查排除引起这些症状的胃肠、肝胆及胰腺等器质性疾病的一组临床综合征，症状可持续或反复发作，病程一般超过 1 个月或在 1 年中累计超过 12 周。

根据临床特点，FD 分为 3 型。①运动障碍型：以早饱、食欲不振及腹胀为主；②溃疡型：以上腹痛及反酸为主；③反流样型。

一、临床表现

1. 症状

FD 有上腹痛、上腹胀、早饱、嗳气、食欲不振、恶心、呕吐等症状，常以某一个或某一组症状为主，至少持续或累积每年 4 周以上，在病程中症状也可发生变化。

FD 起病多缓慢，病程常经年累月，呈持续性或反复发作，不少患者由饮食、精神等因素诱发。部分患者伴有失眠、焦虑、抑郁、头痛、注意力不集中等精神症状。无贫血、消瘦等消耗性疾病表现。

2. 体征

FD 的体征多无特异性，多数患者中上腹有触痛或触之不适感。

二、辅助检查

（1）血、尿、便三大常规和肝、肾功能均正常，空腹血糖及甲状腺功能正常。

（2）胃镜、B 超、X 线钡餐检查结果正常。

（3）胃排空试验近 50% 的患者出现胃排空延缓。

三、治疗

主要是对症治疗、个体化治疗和综合治疗相结合。

1. 一般治疗

避免烟、酒及服用非甾体抗炎药，建立良好的生活习惯。注意心理治疗，对失眠、焦虑患者适当予以镇静药物。

2. 药物治疗

（1）抑制胃酸分泌药：H_2 受体阻滞剂或质子泵抑制剂，适用于以上腹痛为主要症状的患者。症状缓解后不需要维持治疗。

（2）促胃肠动力药：常用多潘立酮、西沙必利和莫沙必利，以后二者疗效为佳。适用于以上腹胀、早饱、嗳气为主要症状的患者。

（3）胃黏膜保护剂：常用枸橼酸铋钾。

（4）抗幽门螺杆菌治疗：疗效尚不明确，对部分有幽门螺杆菌感染的 FD 患者可能有效，以选用铋剂为主的三联为佳。

（5）镇静剂或抗抑郁药：适用于治疗效果欠佳且伴有明显精神症状的患者，宜从小剂量开始，注意观察药物的不良反应。

四、护理问题

1. 舒适的改变

与腹痛、腹胀、反酸有关。

2. 营养失调：低于机体需要量

与消化不良、营养吸收障碍有关。

3. 焦虑

与病情反复、迁延不愈有关。

五、护理措施

1. 心理护理

本病为慢性反复发作的过程，因此，护士应做好心理疏导工作，尽量避免各种刺激及不良情绪，详细讲解疾病的性质，鼓励患者，提高认知水平，帮助患者树立战胜疾病的信心。教会患者稳定情绪，保持心情愉快，培养广泛的兴趣爱好。

2. 饮食护理

建立良好的生活习惯，避免烟、酒及服用非甾体抗炎药。强调饮食规律性，进食时勿做其他事情，睡前不要进食，利于胃肠道的吸收及排空。避免高脂油炸食物，忌坚硬食物及刺激性食物，注意饮食卫生。饮食适量，不宜极渴时饮水，一次饮水量不宜过多。不能因畏凉食而进食热烫食物。进食适量新鲜蔬菜水果，保持低盐饮食。少食易产气的食物及寒性、酸性食物。

3. 合理活动

参加适当的活动，如打太极拳、散步或练习气功等，以促进胃肠蠕动及消化腺的分泌。

4. 用药指导

对于焦虑、失眠的患者可适当给予镇静剂，从小剂量开始，严密观察使用镇静剂后有无不良反应。

六、健康教育

1. 一般护理

功能性消化不良患者在饮食中应避免油腻及刺激性食物，戒烟、戒酒，养成良好的生活习惯，避免暴饮暴食及睡前进食过量；可采取少食多餐的方法；加强体育锻炼；要特别注意保持愉快的心情和良好的心境。

2. 疾病预防

（1）进餐时应保持轻松的心情，不要匆促进食，也不要囫囵吞食，更不要站着或边走边吃。

（2）不要泡饭或和水进食，饭前或饭后不要立即大量饮用液体。

（3）进餐时不要讨论问题或争吵，讨论应在饭后 1 小时进行。

（4）不要在进餐时饮酒，进餐后不要立即吸烟。

（5）不要穿着束紧腰部的衣裤就餐。

（6）进餐应定时。

（7）避免大吃大喝，尤其是辛辣和富含脂肪的饮食。

（8）有条件可在两餐之间喝 1 杯牛奶，避免胃酸过多。

（9）少食过甜、过咸食品，食入过多糖果会刺激胃酸分泌。

（10）进食不要过冷或过烫。

（刘娟娟）

第三节 肠结核和结核性腹膜炎

一、肠结核

肠结核是结核分枝杆菌引起的肠道慢性特异性感染。结核分枝杆菌侵犯肠道主要经口感染。患者多有开放性肺结核或喉结核，是经常吞下含结核分枝杆菌的痰液引起或是经常和开放性肺结核患者密切接触而被感染。一般见于青壮年，女性略多于男性。

肠结核多由人型结核杆菌引起，少数患者可由牛型结核杆菌感染致病。其感染途径包括3种。①经口感染：为结核杆菌侵犯肠道的主要途径；②血行播散：多见于粟粒型肺结核；③直接蔓延：肠结核主要位于回盲部，其他部位按发病率高低依次为升结肠、空肠、横结肠、降结肠、阑尾、十二指肠和乙状结肠等，少数见于直肠。

（一）临床表现

肠结核大多起病缓慢，病程较长。早期症状不明显，容易被忽视。

1. 症状

（1）腹痛：多位于右下腹或脐周，间歇性发作。常为痉挛性阵痛，伴腹鸣，于进餐后加重，排便或肛门排气后缓解。腹痛可能与进餐引起胃肠反射或肠内容物通过炎症、狭窄肠段，引起局部肠痉挛有关。

（2）腹泻和便秘：腹泻是溃疡型肠结核的主要表现之一。每日排便 2~4 次，大便呈糊状或稀水状，不含黏液或脓血，如直肠未受累，无里急后重感。若病变严重而广泛腹泻次数可达每日十余次，大便可有少量黏液、脓液。此外，可间断有便秘，大便呈羊粪状，隔数日再有腹泻。腹泻与便秘交替是肠结核引起胃肠功能紊乱所致。增生型肠结核多以便秘为主要表现。

（3）全身症状和肠外结核表现：溃疡型肠结核常有结核毒血症及肠外结核，特别是肺结核的临床表现，严重时可出现维生素缺乏、营养不良性水肿等表现；增生型肠结核全身情况一般较好。

2. 体征

患者可呈慢性病容，消瘦、苍白。腹部肿块为增生型肠结核的主要体征，常位于右下腹，较固定，质地中等，伴有轻中度压痛。若溃疡型肠结核并发局限性腹膜炎、局部病变肠管与周围组织粘连或同时有肠系膜淋巴结结核也可出现腹部肿块。

3. 并发症

见于晚期患者，常有肠梗阻、瘘管形成，肠出血少见，也可并发结核性腹膜炎，偶有急性肠穿孔。

（二）辅助检查

1. 实验室检查

可有轻至中度贫血，红细胞沉降率多增快，可作为估计结核病活动程度的指标之一。大便检查显微镜下可见少量脓细胞与红细胞，隐血试验阳性。结核菌素试验呈强阳性有助于诊断。

2. X 线检查

溃疡型肠结核钡剂于病变肠段呈现激惹征象，排空很快，充盈不佳，而在病变的上、下肠段则钡剂充盈良好，称为 X 线钡影跳跃征象。病变肠段如能充盈，则显示黏膜皱襞粗乱、肠壁边缘不规则，有时呈锯齿状，可见溃疡。也可见肠腔变窄、肠段缩短变形、回肠盲肠正常角度消失。

3. 结肠镜检查

内镜下见病变肠黏膜充血、水肿，溃疡形成（常呈横形、边缘呈鼠咬状），大小及形态各异的炎症息肉，肠腔变窄等。镜下取活体组织送病理检查具有确诊价值。

（三）治疗

肠结核的治疗与肺结核相同，均应强调早期、联合、适量及全程用药。

1. 休息与营养

合理的休息与营养应作为治疗结核的基础。活动性肠结核应强调卧床休息，减少热量消耗，改善营养，增加机体抗病能力。

2. 抗结核药物治疗

（1）异烟肼（H）：每日 300 mg，顿服。偶可发生药物性肝炎，肝功能异常者慎用，需注意观察。如果发生周围神经炎可服用维生素 B_6（吡哆醇）。

（2）利福平（R）：每日 450 mg，顿服。用药后如出现一过性氨基转移酶上升可继续用药，加保肝治疗观察，如出现黄疸应立即停药。

（3）吡嗪酰胺（Z）：0.5 g，每日 3 次；每周 3 次用药为 1.5~2.0 g/d。常见不良反应为高尿酸血症、肝功能损害、食欲不振、关节痛和恶心。

（4）乙胺丁醇（E）：0.75 g/d，顿服；每周 3 次用药为 1.0~1.25 g/d。不良反应为视神经炎。

（5）链霉素（S）：肌内注射，每日量为 0.75 g，每周 5 次；间歇用药每次为 0.75~1.0 g，每周 2~3 次。不良反应主要为耳毒性、前庭功能损害和肾毒性等，严格掌握使用剂量。儿童、老人、孕妇、听力障碍和肾功能不良等要慎用或不用。

（6）氨基水杨酸（P）：4.0 g，每日两次。常引起胃肠道反应，宜饭后服。

标准化疗方案，即 2 个月强化期和 4~6 个月巩固期。①强化期：异烟肼、利福平、吡嗪酰胺和乙胺丁醇，顿服，2 个月；②巩固期：异烟肼、利福平，顿服，4 个月。简写为2HRZE/4HR。

3. 对症治疗

（1）腹痛：可用颠茄、阿托品或其他抗胆碱能药物。

（2）不完全性肠梗阻：有时需行胃肠减压，并纠正水、电解质平衡紊乱。

（3）有贫血及维生素缺乏症表现者：对症用药。

4. 手术治疗

手术治疗主要限于：①完全性肠梗阻或部分性肠梗阻经内科治疗未见好转者；②急性肠穿孔引起粪瘘经保守治疗未见改善者；③大量肠道出血经积极抢救未能止血者。

（四）护理评估

1. 评估患者的临床症状

肠结核一般起病缓慢，早期症状不明显，易被忽视，全身症状表现为发热、盗汗、消瘦、乏力等结核病中毒症状以及腹胀、腹痛、腹泻与便秘等消化道症状。观察患者餐后有无腹胀，是否伴有消化不良、食欲减退、恶心、呕吐等肠结核早期症状。

2. 评估患者是否存在腹泻与便秘的症状

腹泻为肠结核最常见的症状，粪便多为稀水样或糊状，一日数次或十几次，多在腹痛后出现。腹泻与便秘交替是肠道功能紊乱的结果。

3. 评估患者腹痛的部位和疼痛程度

腹痛为主要常见症状，占80%～90%。为慢性腹痛，腹痛部位和病变部位相关。一般为隐痛，有时是绞痛，进食可以诱发或加重。

4. 观察患者是否存在并发症

肠梗阻、肠穿孔、肠出血、窦道形成等为肠结核的并发症。

（五）护理问题

1. 疼痛

与结核杆菌侵犯肠黏膜导致炎性病变有关。

2. 腹泻

与肠结核所致肠道功能紊乱有关。

3. 营养失调：低于机体需要量

与结核杆菌感染及病程迁延导致慢性消耗有关。

4. 有体液不足的危险

与腹泻有关。

（六）护理措施

1. 一般护理

保持病室环境整洁、安静、舒适；患者应卧床休息，避免劳累；全身毒血症状重者应严格卧床休息，以降低机体消耗，待病情稳定后可逐步增加活动量。

2. 饮食护理

患者应摄入高热量、高蛋白、高维生素、易消化的食物。

3. 心理护理

主动关心、体贴患者，做好有关疾病及自我护理知识的宣传教育。特别对于有精神、神经症状的患者，更应给予关照，关注其情绪变化，及时疏导其不良心理状态，使之安心疗养。

4. 病情观察

观察结核毒血症状及腹部症状、体征的变化；观察患者大便性状、颜色；监测红细胞沉降率变化，以判断肠结核的转归情况。

5. 对症护理

腹痛时可采取分散患者注意力、腹部按摩、针灸等方法，必要时遵医嘱应用阿托品等药物镇痛；腹泻时应避免进食含纤维素多的食物，同时可适当使用止泻药物；便秘时嘱患者多食含纤维素高的食物，可使用开塞露、灌肠等通便方法。

6. 用药护理

根据病情、疼痛性质和程度选择性地给予药物镇痛，是解除胃肠道疾病疼痛的重要措施。

（1）一般疼痛发生前用药要较疼痛剧烈时用药效果好且剂量偏小。用药后应注意加强观察，防止发生不良反应、耐药性和依赖性。因阿托品有加快心率、咽干、面色潮红等不良反应，哌替啶、吗啡有依赖性，吗啡还可抑制呼吸中枢等，故疼痛减轻或缓解后应及时停药。

（2）观察抗结核药物的不良反应，使用链霉素、异烟肼（雷米封）、利福平等药物时，注意有无耳鸣、头晕、恶心、呕吐等中毒症状及过敏反应。

7. 体温过高护理

（1）保持病室环境整洁、安静、舒适。患者应卧床休息，避免劳累；全身毒血症状重者应严格卧床休息，以降低机体消耗，待病情稳定后可逐步增加活动量。

（2）给予高热量、高蛋白、高维生素、易消化的流质或半流质饮食，鼓励多进食，多食水果，多饮水，保证每日摄水量达 2 500~3 000 mL。不能进食者，应按医嘱从静脉补充营养与水分，同时监测患者的尿量和出汗情况，以便调整补液量，并保持排便通畅。

（3）严密观察病情变化，体温>38.5 ℃时，应每 4 小时测量 1 次体温、脉搏、呼吸，处于体温变化过程中的患者应每 2 小时测量 1 次并记录或按病情需要随时监测。

（4）体温>39 ℃，应给予物理降温，如冷敷、温水擦浴，冷生理盐水灌肠等，以降低代谢率、减少耗氧量。冷湿敷法是用冷水或冰水浸透毛巾敷于头面部和血管丰富处，如腘窝、股根部、腋下、颈部，每 10~15 分钟更换 1 次；用冷生理盐水灌肠，婴儿每次 100~300 mL。

8. 腹痛护理

（1）病情观察：①密切观察疼痛的部位、性质、程度及其变化，增生型肠结核注意有无并发肠梗阻；②急性腹痛者还应观察生命体征的变化；③溃疡型肠结核注意有无盗汗、发热、消瘦、贫血等症状；④腹痛发作时严禁随意使用镇痛药，以免掩盖症状；⑤观察腹泻程度，大便的性状、次数、量、气味和颜色的变化。注意有无脱水征。

（2）一般护理：①急性起病、腹痛明显者应卧床休息，保持环境安静、舒适，温湿度适宜；②根据疼痛的性质、程度，按医嘱选择禁食、流食、半流食。

（3）对症护理：①排便后用温水清洗肛周，保持清洁干燥，涂凡士林或抗生素软膏以保护肛周皮肤；②遵医嘱给予液体、电解质、营养物质输入，注意输入速度的调节；③全身毒血症状严重、盗汗多者及时更换衣服，保持床铺清洁、干燥，加强口腔护理。

（4）向患者讲解有关缓解腹痛的知识：①指导和帮助其用鼻深吸气，然后张口慢慢呼气，如此有节奏地反复进行；②指导式的想象，利用一个人对某一特定事物的想象力从而达到预期效果，如通过回忆一些有趣的往事等使注意力转移、疼痛减轻；③局部热疗法，除急腹症外，可对疼痛的局部用热水袋热敷。热敷时注意水温，防止烫伤；④放松疗法，通过自我意识，集中注意力，使全身各部分肌肉放松，从而提高患者对疼痛的耐受力。

（5）用药护理：根据病情、疼痛性质和程度选择性地给予药物镇痛，是解除胃肠道疾病疼痛的重要措施。一般疼痛发生前用药较疼痛剧烈时用药效果好，且剂量偏小。

（6）心理指导：慢性腹痛患者因病程长、反复发作，且又无显著疗效，常出现焦虑情绪。疼痛发作时可通过心理疏导或转移注意力及介绍必要的疾病相关知识等方法，消除患者恐惧、焦虑、抑郁等心理，稳定患者情绪，使其精神放松，增强对疼痛的耐受性，从而减轻或消除疼痛。

9. 腹泻护理

可用热敷，以减弱肠道运动，减少排便次数，并有利于腹痛等症状的减轻。慢性轻症者可适当活动，饮食以少渣、易消化食物为主，避免生冷、多纤维、刺激性食物。急性腹泻应根据病情和医嘱，给予饮食护理，如禁食或用流食、半流食、软食。排便频繁时，因大便的刺激，可使肛周皮肤损伤，引起糜烂及感染。排便后应用温水清洗肛周，保持清洁、干燥。

10. 失眠护理

（1）安排有助于睡眠和休息的环境，关闭门窗、拉上窗帘，夜间睡眠时使用壁灯。

（2）保持病室内温度舒适，盖被适宜。

（3）尽量满足患者以前的入睡习惯和入睡方式，建立与以前相类似规律的活动和休息时间表。有计划地安排好护理活动，尽量减少对患者睡眠的干扰。

（4）提供促进睡眠的措施，睡前减少活动量。睡前避免喝咖啡或浓茶水。睡前热水泡足或洗热水浴，可以做背部按摩、听轻柔的音乐或提供娱乐性的读物。

（5）指导患者使用放松技术，如缓慢地深呼吸，全身肌肉放松疗法等。

（6）限制晚饭的饮水量，睡前排尿，必要时，入睡前把便器放在床旁。

（7）遵医嘱给镇静催眠药，并评价效果，积极实施心理治疗。

（七）健康教育

1. 饮食指导

（1）向患者解释营养对治疗肠结核的重要性。由于结核病是慢性消耗性疾病，只有保证营养的供给，提高机体抵抗力，才能促进疾病的痊愈。

（2）与患者及家属共同制订饮食计划。

（3）应给予高热量、高蛋白、高维生素且易消化的食物。

（4）腹泻明显的患者应少食乳制品、富含脂肪的食物和粗纤维食物，以免加快肠蠕动。

（5）肠梗阻的患者要严格禁食。严重营养不良者应协助医师进行静脉营养治疗，以满足机体代谢需要。

（6）每周测量患者的体重，并观察有关指标，如电解质、血红蛋白，以评价其营养状况。

2. 心理指导

肠结核治疗效果不明显时，患者往往担忧预后。纤维结肠镜等检查有一定痛苦，故应注重患者的心理护理，通过解释、鼓励来提高患者对配合检查和治疗的认识，稳定其情绪。

3. 出院指导

（1）肠结核的预后取决于早期诊断与及时的正规治疗，一般预后良好。必须向患者强调有关结核病的防治知识，特别是肠结核的预防重在肠外结核，如肺结核的早期诊断与积极治疗对于防治肠结核至关重要。

（2）注意个人卫生，提倡公筷进餐或分餐制，鲜牛奶应消毒后饮用。

（3）患者的餐具及用物均应消毒，对患者的大便也应进行消毒处理。

（4）嘱患者注意休息，要劳逸结合，避免疲劳、受寒。

（5）指导患者坚持抗结核药物治疗，说明规范治疗与全程治疗结核病的重要性，按时、按量服用药物，切忌自行停药。

（6）要注意观察药物的疗效和不良反应，了解抗结核药物不良反应及预防方法，有不适立即到医院就诊，并遵医嘱定期门诊复查。

二、结核性腹膜炎

结核性腹膜炎是由结核杆菌引起的慢性弥漫性腹膜感染。以儿童、青壮年多见，女性略多于男性。临床表现主要为倦怠、发热、腹痛与腹胀等，可引起肠梗阻、肠穿孔和形成瘘管等并发症。

大多数结核性腹膜炎是腹腔脏器，如肠系膜淋巴结结核、肠结核、输卵管结核等活动性结核病灶直接蔓延侵及腹膜引起。少数病例可由血行播散引起，常见的原发病灶有粟粒型肺结核及关节、骨、睾丸结核，可伴有结核性多浆膜炎等。

因侵入腹腔的结核菌数量、毒力及机体免疫力不同，结核性腹膜炎的病理改变可表现为3种基本的病理类型，即渗出型、粘连型、干酪型，以渗出型、粘连型多见。当有2种或3种类型的病变并存时，称混合型。

（一）临床表现

结核性腹膜炎的临床表现随原发病灶、感染途径、病理类型及机体反应性的不同而异。其起病缓急不一，多数起病较缓，也有急性发病者。

1. 症状

（1）全身症状：结核毒血症常见，主要是发热和盗汗。以低热和中等热最为多见，约1/3患者有弛张热，少数可呈稽留热。高热伴有明显毒血症者，主要见于渗出型、干酪型或伴有粟粒型肺结核、干酪型肺炎等严重结核病的患者。后期有营养不良，表现为消瘦、贫血、水肿、舌炎、口角炎等。

（2）腹痛：多位于脐周或右下腹，间歇性发作，常为痉挛性阵痛，进餐后加重，排便或肛门排气后缓解。腹痛的发生可能与进餐引起胃肠反射或肠内容物通过炎症、狭窄肠端引起局部肠痉挛有关。如腹痛呈阵发性加剧，应考虑并发不完全性肠梗阻。偶可表现为急腹症，是肠系膜淋巴结结核、腹腔内其他结核的干酪样坏死病灶破溃或肠结核急性穿孔所致。

（3）腹胀：多数患者可出现不同程度的腹胀，多是结核毒血症或腹膜炎伴有肠功能紊乱引起，也可因腹腔积液或肠梗阻所致。

（4）腹泻、便秘：腹泻常见，排便次数因病变严重程度和范围不同而异，一般每日2~4次，重者达每日十余次。大便呈糊状，一般不含脓血，不伴有里急后重。腹泻主要与腹膜炎引起的胃肠功能紊乱有关，偶可由伴有的溃疡性肠结核或干酪样坏死病变引起的肠管内瘘等引起。有时腹泻与便秘交替出现。

2. 体征

（1）全身状况：患者呈慢性病容，后期有明显的营养不良，表现为消瘦、水肿、苍白、舌炎、口角炎等。

（2）腹部压痛与反跳痛：多数患者有腹部压痛，一般轻微，少数压痛明显，且有反跳痛，常见于干酪型结核性腹膜炎。

（3）腹壁柔韧感：是结核性腹膜炎的临床特征，是腹膜受到轻度刺激或慢性炎症造成的，可见于各型，但一般认为是粘连型结核性腹膜炎的临床特征。绝大多数患者有不同程度的压痛，一般较轻微，少数压痛明显并有反跳痛，后者多见于干酪型。

（4）腹部包块：粘连型及干酪型患者的腹部常可触及肿块，多位于中下腹部。肿块多由增厚的大网膜、肿大的肠系膜淋巴结、粘连成团的肠曲或干酪样坏死脓性物积聚而成，其大小不一，边缘不齐，有时呈横行块状物或有结节感，多有轻微触痛。见于粘连型或干酪型，常由增厚的大网膜、肿大的肠系膜淋巴结、粘连成团的肠曲或干酪样坏死脓性物积聚而成。多位于脐周，大小不一，边缘不整，表面粗糙。

（5）腹腔积液：多为少量至中量腹腔积液，腹腔积液超过 1 000 mL 时可出现移动性浊音。

3. 并发症

肠梗阻常见，多发生于粘连型。肠瘘一般见于干酪型，往往同时有腹腔脓肿形成。

4. 结核性腹膜炎与肠结核的鉴别

结核性腹膜炎与肠结核的鉴别见表 4-1。

表 4-1 结核性腹膜炎与肠结核的鉴别

项目		结核性腹膜炎	肠结核
感染途径		多为直接蔓延	多为经口感染
原发病		肠结核（最常见）、肠系膜淋巴结结核、输卵管结核，血行播散感染者多为粟粒型肺结核	开放性肺结核（最常见），血型播散感染者多为粟粒型肺结核，直接蔓延者多为女性生殖器结核
临床表现	发热	低或中度热（最常见）	低热、弛张热、稽留热
	腹痛	多位于脐周、下腹的持续性隐痛或钝痛	多位于右下腹的持续性隐痛或钝痛
	触诊	腹壁柔韧感	无特征
	腹腔积液	草黄色、淡血性、乳糜性	无
	腹块	见于粘连型或干酪型	见于增生型肠结核
	腹泻	常见，每日 3~4 次，大便呈糊状	因病变范围及严重程度不同而异
	梗阻	多见于粘连型	晚期可有

（二）辅助检查

1. 血常规、红细胞沉降率与结核菌素试验

部分患者有轻度至中度贫血，多为正细胞正色素性贫血。白细胞计数大多正常，干酪型患者或腹腔结核病灶急性扩散时，白细胞计数增多。多数患者红细胞沉降率增快，可作为活动性病变的指标。结核菌素试验呈强阳性有助于结核感染的诊断。

2. 腹腔积液检查

腹腔积液多为草黄色渗出液，少数为淡血色，偶见乳糜性，比重一般超过 1.018，蛋白质含量>30 g/L，白细胞计数>$500×10^6$/L，以淋巴细胞为主。但有时因低清蛋白血症或并发肝硬化，腹腔积液性质可接近漏出液。结核性腹膜炎的腹腔积液腺苷脱氨酶活性常增高，普通细菌培养结果常为阴性，腹腔积液浓缩找结核分枝杆菌或结核分枝杆菌培养阳性率均低，腹腔积液动物接种阳性率>50%，但费时较长。

3. 腹部 B 超检查

可发现少量腹腔积液，也可为腹腔穿刺提示准确位置，同时可辅助鉴别腹部包块性质。

4. X 线检查

腹部 X 线平片检查有时可见钙化影，提示钙化的肠系膜淋巴结结核。X 线胃肠钡剂造影检查可发现肠粘连、肠结核、肠瘘、肠腔外肿块等征象，有辅助诊断的价值。

5. 腹腔镜检查

可窥见腹膜、网膜、内脏表面有散在或聚集的灰白色结节，浆膜浑浊粗糙，活组织检查有确诊价值。检查适用于有游离腹腔积液的患者，禁用于腹膜有广泛粘连者。

（三）治疗

（1）抗结核化学药物治疗。一般以链霉素、异烟肼及利福平联合应用为佳，也可另加吡嗪酰胺或乙胺丁醇，病情控制后，可改为异烟肼与利福平或异烟肼口服加链霉素每周 2 次，疗程应 >12 个月。

（2）对腹腔积液型患者，在放腹腔积液后于腹腔内注入链霉素、醋酸可的松等药物，每周 1 次，可加速腹腔积液吸收并减少粘连。

（3）对血行播散或结核毒血症严重的患者，在应用有效的抗结核药物治疗的基础上，也可加用肾上腺皮质激素以减轻中毒症状，防止肠粘连及肠梗阻发生。

（4）鉴于本病常继发于体内其他结核病，多数患者已接受过抗结核药物治疗，因此，对这类患者应选择以往未用或少用的药物，制订联合用药方案。

（5）当并发肠梗阻、肠穿孔、化脓性腹膜炎时，可行手术治疗。与腹内肿瘤鉴别确有困难时，可行剖腹探查。手术适应证包括：①并发完全性肠梗阻或有不全性肠梗阻经内科治疗而未见好转；②急性肠穿孔或腹腔脓肿经抗生素治疗未见好转；③肠瘘经抗结核化疗与加强营养而未能闭合；④当诊断困难，与急腹症不能鉴别时，可考虑剖腹探查。

（四）护理评估

1. 健康史

需要采集病史，评估病因，了解是否有结核病史。

2. 身体状况

仔细评估结核性腹膜炎的影响及生命体征情况。

3. 心理—社会状况

评估患者与家属心理情况与需求，了解患者的心理压力与应激表现，提供适当心理、社会支持。

（五）护理问题

1. 体温过高

与结核病毒血症有关。

2. 营养失调：低于机体需要量

与慢性消耗性疾病以及舌炎、口角炎进食困难有关。

3. 腹痛

与腹膜炎有关。

4. 腹泻

与腹膜炎性刺激导致肠功能紊乱有关。

5. 体液过多（腹腔积液）

与腹膜充血、水肿、浆液纤维蛋白渗出有关。

6. 潜在并发症

肠梗阻、腹腔脓肿、肠瘘及肠穿孔。

（六）护理措施

1. 一般护理

（1）保持环境整洁、安静、空气流通及温湿度适宜。卧床休息，保证充足的睡眠，减少活动。有腹腔积液者取平卧位或半坐卧位。

（2）提供高热量、高蛋白、高维生素、易消化饮食，如新鲜蔬菜、水果、鲜奶、豆制品、肉类及蛋类等；有腹腔积液者限制钠盐摄入，少进或不进引起腹胀的食物。

（3）结核毒血症状重者，应保持皮肤清洁、干燥，及时更换衣裤；给予腹泻患者肛周护理。

2. 病情观察

（1）密切观察腹痛的部位、性质及持续时间，对骤起急腹痛要考虑腹腔内其他结核病灶破溃或并发肠梗阻、肠穿孔等。

（2）观察腹泻、便秘情况，注意有无发热。

（3）定期监测体重、血红蛋白等营养指标。

3. 用药护理

（1）观察抗结核药物的不良反应，注意有无头晕、耳鸣、恶心等中毒症状及过敏反应。

（2）定期检查患者听力及肝、肾功能。

（3）督促患者不能自行停药，避免影响治疗。

4. 腹腔穿刺放腹腔积液护理

（1）术前向患者解释腹腔穿刺的目的、方法、注意事项，消除其紧张心理，以取得配合。

（2）术前测量体重、腹围、生命体征，排空膀胱。

（3）术中及术后监测生命体征，观察有无不适反应。

（4）术毕缚紧腹带，记录抽出腹腔积液的量、性质、颜色，及时送验标本。

5. 体温过高护理

（1）高热时卧床休息，减少活动。提供合适的环境温度。出汗较多而进食较少者应遵医嘱补充热量、水及电解质。

（2）评估发热类型及伴随症状，体温过高时，应根据具体情况选择适宜的降温方式，如温水或酒精擦浴、冰敷、冰盐水灌肠及药物降温等。

（3）及时更换衣服、盖被，注意保暖，并协助翻身，注意皮肤、口腔的清洁与护理。

6. 疼痛护理

（1）观察疼痛的部位、性质及持续时间。耐心听取患者对疼痛的主诉，并表示关心和理解。

（2）提供安静舒适的环境，保证充足睡眠。

（3）腹痛应对方法：教会患者放松技巧，如深呼吸、全身肌肉放松、自我催眠等；教会患者分散注意力，如与人交谈、听音乐、看书报等；适当给予解痉药，如阿托品、东莨菪碱等。

（4）腹痛严重时遵医嘱给予相应处理，如并发肠梗阻行胃肠减压，并发急性穿孔行外科手术治疗。

7. 腹泻护理

（1）观察患者排便次数及大便的性状、量、颜色。

（2）腹泻严重者给予禁食，并观察有无脱水症，遵医嘱补液、止泻。

（3）排便频繁者，每次便后宜用软质纸擦拭肛门，并用温水清洗干净，以防肛周皮肤黏膜破溃、糜烂。

（4）检测电解质及肝功能变化。

（七）健康教育

1. 饮食指导

（1）为提高患者的抗病能力，除给予支持疗法外还需帮助患者选择高蛋白、高热量、高维生素（尤其含维生素 A）食物，如牛奶、豆浆、鱼、瘦肉、甲鱼、鳝鱼、蔬菜、水果等。

（2）鼓励患者多饮水，每日>2 L，保证机体代谢的需要和体内毒素的排泄，必要时遵医嘱给予静脉补充。

（3）协助患者晨起、餐后、睡前漱口，加强口腔护理，口唇干燥者涂液状石蜡保护。积极治疗和预防口角炎、舌炎及口腔溃疡。

（4）进食困难者遵医嘱静脉补充高营养，如氨基酸、脂肪乳剂、白蛋白等。必要时检测体重及血红蛋白水平。

2. 心理指导

指导患者及家属与同病房患者进行沟通，讲解本病的基本知识，使其了解本病无传染性，解除思想顾虑。给患者创造良好的休养环境及家庭社会支持系统。

3. 基础护理

（1）结核活动期，有高热等严重结核病毒性症状应卧床休息，保持环境安静、整洁、舒适、空气流通及适宜的温、湿度，保证充足的睡眠，使患者心境愉悦，以最佳的心理状态接受治疗。减少活动。

（2）有腹腔积液者取平卧位或半坐卧位，恢复期可适当增加户外活动，如散步、打太极拳、做保健操等，有条件者可选择空气新鲜、气候温和处疗养，提高机体的抗病能力。

（3）轻症患者在坚持化疗的同时，可进行正常工作，但应避免劳累和重体力劳动，戒烟、戒酒，做到劳逸结合。

4. 出院指导

（1）告知患者本病呈慢性经过，经正规抗结核治疗，一般预后良好。

（2）嘱患者积极配合治疗。根据原发结核病灶不同，有针对性地对患者及家属进行有关消毒、隔离等知识的宣教，防止结核菌的传播。

（3）指导患者注意休息，适当进行体力活动，注意避免劳累，避免受寒和感冒。

（4）加强营养，指导患者进食高热量、高蛋白、高维生素、易消化的食物，多食蔬菜、水果。

（5）坚持按医嘱服药，不能随意自行停药，注意观察药物的不良反应，如恶心、呕吐等胃肠道反应以及肝、肾功能损害等。

（6）遵医嘱定期复查，及时了解病情变化，以利于治疗方案的调整。

（颜　萍）

第四节　病毒性肝炎

一、概述

（一）概念

病毒性肝炎是由几种不同的嗜肝病毒（肝炎病毒）引起的以肝脏炎症和坏死病变为主的一组感染性疾病。它是法定乙类传染病，具有传染性较强、传播途径复杂、流行面广泛、发病率高等特点。目前已确定的有甲型、乙型、丙型、丁型及戊型病毒性肝炎五种类型，部分乙型、丙型和丁型肝炎患者可演变成慢性，并可发展为肝硬化和原发性肝细胞癌，对人民健康危害甚大。

（二）病原学

甲型肝炎病毒（HAV）属于小 RNA 病毒科的嗜肝病毒属，感染后在肝细胞内复制，随胆汁经肠道排出，对外界抵抗力较强，能耐受 56 ℃ 30 分钟或室温 1 周。在干燥粪便中 25 ℃能存活 30 日，在贝壳类动物、污水、淡水、海水、泥土中能存活数月。这种稳定性对 HAV 通过水和食物传播十分有利。高压蒸汽（121 ℃，20 分钟）、煮沸 5 分钟、紫外线照射 1 小时可灭活，70%乙醇 25 ℃ 3 分钟也可有效灭活 HAV。

乙型肝炎病毒（HBV）属于嗜肝 DNA 病毒科，在肝细胞内合成后释放入血，还可存在于唾液、精液、阴道分泌物等各种体液中。完整的 HBV 病毒分包膜和核心两部分，包膜含乙肝表面抗原（HBsAg），核心部分含有环状双股 DNA、DNA 聚合酶（DNAP）、核心抗原（HBcAg）和 e 抗原（HBeAg），是病毒复制的主体，具有传染性。HBV 抵抗力很强，对高温、低温、干燥、紫外线及一般浓度的消毒剂均能耐受，但煮沸 10 分钟、高压蒸汽消毒、2%戊二醛、5%过氧乙酸等可使之灭活。

丙型肝炎病毒（HCV）属于黄病毒科，为单股正链 RNA 病毒，易发生变异，不易被机体清除，但对有机溶剂敏感，煮沸 5 分钟、氯仿（10%~20%）、甲醛（1∶1 000）6 小时、高压蒸汽和紫外线等可使之灭活。

丁型肝炎病毒（HDV）为一种缺陷的 RNA 病毒，位于细胞核内，其生物周期的完成要依赖于乙型肝炎病毒的帮助，因此丁型肝炎不能单独存在，必须在 HBV 存在的条件下才能感染和引起疾病，以 HBsAg 作为病毒外壳，与 HBV 共存时才能复制、表达。

戊型肝炎病毒（HEV）属萼状病毒科，为单股正链 RNA 病毒，感染后在肝细胞内复制，经胆管随大便排出，发病早期可在感染者的大便和血液中存在，碱性环境下较稳定，对热、氯仿敏感。

（三）发病机制

病毒性肝炎发病机制较复杂，不同类型的病毒引起疾病的机制也不尽相同。目前认为 HAV 可能通过免疫介导引起肝细胞损伤；HBV 并不直接引起肝细胞损伤，肝细胞损伤主要由病毒诱发的免疫反应引起，乙型肝炎慢性化可能与免疫耐受有关；HCV 引起肝细胞损伤的机制与 HCV 直接致病作用及免疫损伤有关，而 HCV 易慢性化的特点可能与病毒在血中水平低，具有泛嗜性、易变性等有关；复制状态的 HDV 与肝损害关系密切，免疫应答可能是导致肝损害的主要原因；戊型肝炎的发病机制与甲型肝炎相似。

（四）流行病学

1. 传染源

（1）甲型和戊型肝炎：为急性期患者和亚临床感染者，在发病前 2 周至起病后 1 周传染性最强。

（2）乙型、丙型和丁型肝炎：为急、慢性患者，亚临床感染者和病毒携带者，其中慢性患者和病毒携带者是主要传染源。乙型肝炎有家庭聚集现象。

2. 传播途径

（1）粪—口传播：甲型和戊型肝炎的主要传播途径。

（2）血液传播、体液传播：乙型、丙型和丁型肝炎的主要传播途径。

（3）母婴传播：乙型肝炎感染的一种重要传播途径。

3. 人群易感性

普遍易感，各型肝炎之间无交叉免疫力。

（1）甲型肝炎：成人抗-HAV IgG 阳性率达 80%，感染后免疫力可持续终身。

（2）乙型肝炎：我国成人抗-HBs 阳性率达 50%。

（3）丙型肝炎：抗 HCV 并非保护性抗体。

（4）丁型肝炎：目前仍未发现对 HDV 的保护性抗体。

（5）戊型肝炎：普遍易感，尤以孕妇易感性较高。感染后免疫力不持久。

4. 流行特征

甲型肝炎以秋、冬季为发病高峰，戊型肝炎多发生于雨季，其他型肝炎无明显的季节性。我国是乙型肝炎的高发区，一般人群无症状携带者占 10%～15%。丁型肝炎以南美洲、中东为高发区，我国以西南地区感染率最高。戊型肝炎主要流行于亚洲和非洲。

二、护理评估

评估时重点询问有无家人患病史及与肝炎患者密切接触史，近期有无进食过污染的水和食物（如水生贝类）；近期有无血液和血制品应用史、血液透析、有创性检查治疗等，有无静脉药物依赖、意外针刺伤、不安全性接触等，是否接种过疫苗。

（一）身体状况

潜伏期：甲型肝炎为 5～45 日，平均为 30 日；乙型肝炎为 30～180 日，平均为 70 日；丙型肝炎为 15～150 日，平均为 50 日；丁型肝炎为 28～140 日，平均为 30 日；戊型肝炎为 10～70 日，平均为 40 日。

1. 症状

甲型和戊型肝炎主要表现为急性肝炎。乙型、丙型和丁型肝炎除表现为急性肝炎外，慢性肝炎更常见。

（1）急性肝炎：急性肝炎又分为急性黄疸型肝炎和急性无黄疸型肝炎。

1）急性黄疸型肝炎：根据典型表现分为三期。①黄疸前期：平均5~7日，甲、戊型肝炎起病较急，乙、丙、丁型肝炎起病较缓慢，表现为畏寒、发热、疲乏、全身不适等病毒血症和食欲减退、厌油、恶心、呕吐、腹胀、腹痛、腹泻等消化系统症状，本期快结束时可出现尿黄。②黄疸期：可持续2~6周，黄疸前期的症状逐渐好转，但尿色加深如浓茶样，巩膜和皮肤黄染，约2周达到高峰。部分患者伴有大便颜色变浅、皮肤瘙痒、心动过缓等肝内阻塞性黄疸的表现。③恢复期：平均持续4周，症状逐渐消失，黄疸逐渐减退，肝脾回缩，肝功能逐渐恢复正常。

2）急性无黄疸型肝炎：较黄疸型肝炎多见，症状也较轻，主要表现为消化道症状，常不易被发现而成为重要的传染源。

（2）慢性肝炎：病程超过半年者，称为慢性肝炎，见于乙型、丙型和丁型肝炎。部分患者发病日期不确定或无急性肝炎病史，但临床有慢性肝炎表现，即反复出现疲乏、厌食、恶心、肝区不适等症状，晚期可出现肝硬化和肝外器官损害的表现。

（3）重型肝炎：重型肝炎是肝炎中最严重的一种类型。各型肝炎均可引起，常可因劳累、感染、饮酒、服用肝损药物、妊娠等诱发。预后差，病死率高。

1）急性重型肝炎：又称暴发性肝炎。起病急，初期表现似急性黄疸型肝炎，10日内病情迅速进展，出现肝功能衰竭，主要表现为黄疸迅速加深、肝脏进行性缩小、肝臭、出血倾向、腹腔积液、中毒性鼓肠、肝性脑病和肝肾综合征。病程一般不超过3周，常因肝性脑病、继发感染、出血、肝肾综合征等并发症而死亡。

2）亚急性重型肝炎：又称亚急性肝坏死。发病10日后出现上述表现，易转化为肝硬化。病程多为3周至数月。出现肝肾综合征者，提示预后不良。

3）慢性重型肝炎：在慢性肝炎或肝硬化的基础上发生的重型肝炎，同时具有慢性肝病和重型肝炎的表现。预后差，病死率高。

（4）淤胆型肝炎：以肝内胆汁淤积为主要表现的一种特殊类型的肝炎，又称为毛细胆管型肝炎。临床表现类似于急性黄疸型肝炎，有黄疸深、消化道症状轻，同时伴全身皮肤瘙痒、大便颜色变浅等梗阻性特征。病程较长，可达2~4个月或较长时间。

（5）肝炎后肝硬化：在肝炎基础上发展为肝硬化，表现为肝功能异常及门静脉高压症。

2. 体征

（1）急性肝炎：黄疸，肝肿大、质地软、轻度压痛和叩击痛，部分患者有轻度脾大。

（2）慢性肝炎：肝病面容，肝肿大、质地中等，伴有蜘蛛痣、肝掌、毛细血管扩张和进行性脾大。

（3）重型肝炎：肝脏缩小、肝臭、腹腔积液等。

（二）辅助检查

1. 肝功能检查

（1）血清酶检查：谷氨酸氨基转移酶（ALT）是判定肝细胞损害的重要标志，急性黄疸型肝炎常明显升高，慢性肝炎可持续或反复升高，重型肝炎时因大量肝细胞坏死，ALT随黄疸加深反而迅速下降，称为胆—酶分离。此外，部分肝炎患者天门冬氨酸氨基转移酶（AST）、碱性磷酸酶（ALP）、谷氨酰转肽酶（γ-GT）也升高。

（2）血清蛋白检查：慢性肝病可出现清蛋白下降，球蛋白升高和清/球比值下降。

（3）血清和尿胆红素检查：黄疸型肝炎时，血清直接胆红素和非结合胆红素均升高，尿胆原和胆红素明显增加；淤胆型肝炎时，血清结合胆红素升高，尿胆红素增加，尿胆原减少或阴性。

（4）凝血酶原活动度（PTA）检查：PTA 与肝损害程度成反比，重型肝炎 PTA 常 < 40%，PTA 愈低，预后愈差。

2. 肝炎病毒病原学（标志物）检查

（1）甲型肝炎：血清抗 HAV IgM 阳性提示近期有 HAV 感染，是确诊甲型肝炎最主要的标志物；血清抗 HAV IgG 是保护性抗体，见于甲型肝炎疫苗接种后或既往感染 HAV 的患者。

（2）乙型肝炎。

1）血清病毒标志物的临床意义。

乙型肝炎表面抗原（HBsAg）：阳性提示为 HBV 感染者，急性感染可自限，慢性感染者 HBsAg 阳性可持续多年，若无临床表现而 HBsAg 阳性持续 6 个月以上为慢性乙型肝炎病毒携带者。本身不具有传染性，但因其常与 HBV 同时存在，常作为传染性标志之一。

乙型肝炎表面抗体（抗-HBs）：此为保护性抗体，阳性表示对 HBV 有免疫力，见于乙型肝炎恢复期、乙肝疫苗接种后或既往感染者。

乙型肝炎 e 抗原（HBeAg）：阳性提示 HBV 复制活跃，表明乙型肝炎处于活动期，传染性强，持续阳性则易转为慢性，如转为阴性表示病毒停止复制。

乙型肝炎 e 抗体（抗-HBe）：阳性提示 HBV 大部分被消除，复制减少，传染性减低，如急性期即出现阳性则易进展为慢性肝炎，慢性活动性肝炎出现阳性者则可进展为肝硬化。

乙型肝炎核心抗体（抗 HBc）：抗-HBc IgG 阳性提示过去感染或近期低水平感染，抗-HBc IgM 阳性提示目前有活动性复制。

2）HBV-DNA 和 DNA 聚合酶：检测阳性提示体内有 HBV 复制，传染性强。

（3）丙型肝炎：HCV-RNA 阳性提示有 HCV 病毒感染。抗-HCV 为非保护性抗体，其阳性是 HCV 感染的标志，抗 HCV IgM 阳性提示丙型肝炎急性期，高效价的抗-HCV IgG 常提示 HCV 的现症感染，而低效价的抗-HCV IgG 提示丙型肝炎恢复期。

（4）丁型肝炎：血清或肝组织中的 HDVAg 和 HDV RNA 阳性有确诊意义，抗-HDV IgG 是现症感染的标志，效价增高提示丁型肝炎慢性化。

（5）戊型肝炎：抗-HEV IgM 和抗-HEV IgG 阳性可作为近期 HEV 感染的标志。

（三）心理—社会状况

患者因住院治疗担心影响工作和学业而出现紧张、焦虑情绪，疾病反复和久治不愈易产生悲观、消极、怨恨及愤怒情绪。部分患者因隔离治疗和疾病的传染性限制了社交而情绪低落。病情严重者因疾病进展、癌变、面临死亡而出现恐惧和绝望。

（四）治疗

肝炎目前尚无特效治疗方法，治疗原则为综合治疗，以休息、营养为主，辅以适当的药物进行治疗，避免使用肝脏损害的药物。

1. 急性肝炎

以一般治疗和对症、支持治疗为主，强调早期卧床休息，辅以适当的护肝药物，除急性丙型肝炎早期可使用干扰素外，一般不主张抗病毒治疗。

2. 慢性肝炎

除了适当休息和营养外，还需要保肝、抗病毒、对症及防治肝纤维化等综合治疗。常用的护肝药物有维生素类药物（如 B 族维生素及维生素 C、维生素 E、维生素 K 等）、促进解毒功能的药物（如葡醛内酯、维丙胺等）、促进能量代谢的药物（如肌苷、ATP、辅酶 A 等）、促进蛋白代谢的药物（如肝安）等；抗病毒药物有干扰素、核苷类药物（如拉米夫定、阿德福韦、恩替卡韦等）。

3. 重型肝炎

以支持、对症治疗为基础，促进肝细胞再生，预防和治疗并发症，有条件者可采用人工肝支持系统，争取肝移植。

三、护理问题

1. 活动无耐力

与肝功能受损、能量代谢障碍有关。

2. 营养失调：营养低于机体需要量

与食欲下降、呕吐、腹泻、消化和吸收功能障碍有关。

3. 焦虑

与隔离治疗、病情反复、久治不愈、担心预后等有关。

4. 知识缺乏

缺乏肝炎预防和护理知识。

5. 潜在并发症

肝硬化、肝性脑病、出血、感染、肝肾综合征。

四、护理目标

患者体力恢复，补充营养以改善营养失调，减轻或消除顾虑，无并发症发生。

五、护理措施

（一）一般护理

（1）甲、戊型肝炎患者自发病之日起实行消化道隔离 3 周，急性乙型肝炎实行血液（体液）隔离至 HBsAg 转阴，慢性乙型和丙型肝炎按病原携带者管理。

（2）休息与活动：急性肝炎、慢性肝炎活动期、重型肝炎均应卧床休息，待症状好转、黄疸减轻、肝功能改善后，逐渐增加活动量，以不感到疲劳为度。

（3）饮食护理。急性期患者应进食清淡、易消化、富含维生素的流质饮食，多食蔬菜和水果，保证足够热量，糖类为 250~400 g/d，蛋白质（动物蛋白为主）适量［1.0~1.5 g/（kg·d）］，适当限制脂肪的摄入，腹胀时应减少牛奶、豆制品等产气食品的摄入，食欲差时可遵医嘱静脉补充葡萄糖、脂肪乳和维生素，食欲好转后应少食多餐，避免暴饮暴食。慢性肝炎患者宜进食适当高蛋白、高热量、高维生素、易消化的食物，蛋白质（优质蛋白为主）［1.5~2.0 g/（kg·d）］，但应避免长期摄入高糖、高热量饮食和饮酒。重型肝炎患者宜进食低盐、低脂高热量、高维生素饮食，有肝性脑病倾向者应限制或禁止蛋白质摄入。

（二）病情观察

观察患者消化道症状、黄疸、腹腔积液等的变化和程度，观察患者的生命体征和神志变化，有无并发症的早期表现和危险因素。一旦发现病情变化及时报告医生，积极配合处理。

（三）用药护理

遵医嘱用药，注意观察药物疗效和不良反应。使用干扰素前应向患者及家属解释使用干扰素治疗的目的和不良反应，嘱患者一定要按医嘱用药，不可自行停药或加量。常见的不良反应如下。

（1）发热反应：一般在最初注射 3~5 次时发生，以第 1 次注射后的 2~3 小时最明显，可伴有头痛，肌肉、骨骼酸痛，疲倦无力等，随治疗次数增加反而不断减轻。发热时应嘱患者多饮水，卧床休息，必要时对症处理。

（2）脱发：1/3~1/2 患者在疗程中后期出现脱发，停药后可恢复。

（3）骨髓抑制：患者会出现白细胞计数减少，若白细胞计数$>3×10^9$/L 应坚持治疗，可遵医嘱给予升白细胞药物；若白细胞计数$<3×10^9$/L。或血小板计数$<40×10^9$/L 可减少干扰素的剂量甚至停药。此外，部分患者会出现胃肠道症状、肝功能损害和神经精神症状，一般对症处理，严重者应停药。

（四）心理护理

护士应向患者和家属解释疾病的特点、隔离的意义和预后，鼓励患者多与医务人员、家属、病友等交谈，说出自己心中的感受，给予患者精神上的安慰和支持，对患者所关心的问题耐心解答。此外，还需与患者家属取得联系，使其消除对肝炎患者和肝炎传染性的恐惧，安排探视时日，给患者家庭的温暖和支持，同时积极协助患者取得社会支持。

（五）健康教育

1. 疾病知识指导

应向患者及家属宣传病毒性肝炎的家庭护理和自我保健知识，特别是慢性患者和无症状携带者。①正确对待疾病，保持乐观情绪。生活规律，劳逸结合，恢复期患者可参加散步、体操等轻体力活动，肝功能正常 1~3 个月后可恢复日常活动及工作，但应避免过度劳累和重体力劳动。②加强营养，适当增加蛋白质摄入，但要避免长期高热量、高脂肪饮食，戒烟酒。③不滥用保肝药物和其他损害肝功能的药物，如吗啡、苯巴比妥、磺胺药、氯丙嗪等，以免加重肝损害。④实施适当的家庭隔离，患者的食具用品、洗漱用品、美容美发用品、剃须刀等应专用，患者的排泄物、分泌物可用 3% 漂白粉消毒后弃去，防止污染环境。家中密切接触者应进行预防接种。⑤出院后定期复查，HBsAg、HBeAg、HBV DNA 和 HCV RNA 阳性者应禁止献血和从事托幼、餐饮业工作。

2. 疾病预防指导

甲型和戊型肝炎应预防消化道传播，重点加强粪便管理，保护水源，饮用水严格消毒，加强食品卫生和食具消毒。乙、丙、丁型肝炎重点防止血液和体液传播，做好血源监测，凡接受输血、应用血制品、进行大手术等的人，定期检测肝功能及肝炎病毒标志物。推广应用一次性注射用具，重复使用的医疗器械要严格消毒，个人生活用具应专用，接触患者后用肥皂和流动水洗手。

3. 易感人群指导

甲型肝炎易感者可接种甲型肝炎疫苗，接触者可在 10 日内注射人血清免疫球蛋白以防止发病。HBsAg 阳性患者的配偶、医护人员、血液透析者等和抗 HBs 阴性的易感人群及未受 HBV 感染的对象可接种乙型肝炎疫苗。HBsAg 阳性母亲的新生儿应在出生后立即注射乙肝免疫球蛋白，2 周后接种乙肝疫苗。乙肝疫苗需接种 3 次（0、1 个月、6 个月），接种后若抗-HBs>10 IU/L，显示已有保护作用，保护期为 3~5 年。

（王　彤）

第五章

神经内科疾病护理

第一节　短暂性脑缺血发作

1965 年，美国第四届脑血管病普林斯顿会议对短暂性脑缺血发作（TIA）的定义为：突然出现的局灶性或全脑的神经功能障碍，持续时间不超过 24 小时，且排除非血管源性原因。

2002 年，美国 TIA 工作组提出了新的 TIA 定义：由于局部脑或视网膜缺血引起的短暂性神经功能缺损发作，典型临床症状持续不超过 1 小时，且在影像学上无急性脑梗死的证据。

2009 年，美国卒中协会（ASA）发布的 TIA 定义：脑、脊髓或视网膜局灶性缺血所致的、不伴急性梗死的短暂性神经功能障碍。

我国 TIA 的专家共识中建议，由于脊髓缺血诊断临床操作性差，暂推荐定义为：脑或视网膜局灶性缺血所致的、未伴急性梗死的短暂性神经功能障碍。

TIA 临床症状一般持续 10~15 分钟，多在 1 小时内，不超过 24 小时，不遗留神经功能缺损症状和体征，结构性影像学（CT、MRI）检查无责任病灶。

TIA 好发于 50~70 岁，男多于女，患者多伴有高血压、动脉粥样硬化、糖尿病或高脂血症等脑血管病的危险因素。

一、临床表现

TIA 起病突然，历时短暂，症状和体征出现后迅速达高峰，持续时间为数秒至数分钟、数小时，24 小时内完全恢复正常而无后遗症。各个患者的局灶性神经功能缺失症状常按一定的血管支配区而反复刻板地出现，多则一日数次，少则数周、数月甚至数年才发作 1 次，椎—基底动脉系统 TIA 发作较频繁。根据受累的血管不同，临床上将 TIA 分为两大类：颈内动脉系统和椎—基底动脉系统 TIA。

1. 颈内动脉系统 TIA

症状多样，以大脑中动脉支配区 TIA 最常见。常见的症状可有患侧上肢和（或）下肢无力、麻木、感觉减退或消失，也可有失语、失读、失算、书写障碍，偏盲较少见，瘫痪通常以上肢和面部较重。短暂的单眼失明是颈内动脉分支眼动脉缺血的特征性症状，为颈内动脉系统 TIA 所特有。如果发作性偏瘫伴有瘫痪对侧的短暂单眼失明或视觉障碍，则临床上可诊断为失明侧颈内动脉短暂性脑缺血发作。上述症状可单独或同时出现。

2. 椎—基底动脉系统 TIA

有时仅表现为头昏、视物模糊、走路不稳等含糊症状而难以诊断，局灶性症状以眩晕为最常见，一般不伴有明显的耳鸣。若有脑干、小脑受累的症状如复视、构音障碍、吞咽困难、交叉性或双侧肢体瘫痪等感觉障碍、共济失调，则诊断较为明确，大脑后动脉供血不足可表现为皮质性盲和视野缺损。倾倒发作为椎—基底动脉系统 TIA 所特有，患者突然双下肢失去张力而跌倒在地，而无可察觉的意识障碍，患者可即刻站起，此乃双侧脑干网状结构缺血所致。枕后部头痛，猝倒，特别是在急剧转动头部或上肢运动后发作，上述症状均提示椎—基底动脉系供血不足并有颈椎病、锁骨下动脉盗血征等存在的可能。

3. 共同症状

症状既可见于颈内动脉系统，也可见于椎—基底动脉系统。具体症状包括构音困难、同向偏盲等。发作时单独表现为眩晕（伴或不伴恶心、呕吐）、构音困难、吞咽困难、复视者，最好不要轻易诊断为 TIA，应结合其他临床检查寻找确切的病因。上述 2 种以上症状并发出现或交叉性麻痹伴运动、感觉、视觉障碍及共济失调，即可诊断为椎—基底动脉系统 TIA 发作。

4. 发作时间

TIA 的时限短暂，持续 15 分钟以下，一般不超过 30 分钟，少数可达 12~24 小时。

二、辅助检查

1. CT 和 MRI 检查

多数无阳性发现。恢复几日后，MRI 可有缺血性改变。

2. TCD 检查

了解有无血管狭窄及动脉硬化程度。椎—基底动脉供血不足（VBI）患者早期发现脑血流量异常。

3. 单光子发射计算机断层显像（SPECT）检查

脑血流灌注显像可显示血流灌注减低区。发作和缓解期均可发现异常。

4. 其他检查

血生化检查血液成分或流变学检查等。

三、诊断

短暂性脑缺血发作的诊断主要是依据患者和家属提供的病史，而无客观检查的直接证据。临床诊断要点如下。

（1）突然的、短暂的局灶性神经功能缺失发作，在 24 小时内完全恢复正常。

（2）临床表现完全可用单一脑动脉病变解释。

（3）发作间歇期无神经系统体征。

（4）常有反复发作史，临床症状常刻板出现。

（5）起病年龄大多在 50 岁以上，有动脉粥样硬化症。

（6）脑部 CT 或 MRI 检查排除其他脑部疾病。

四、治疗

1. 病因治疗

对病因明确的患者，应针对病因进行积极治疗，如控制高血压、糖尿病、高脂血症，治疗颈椎病、心律失常、血液系统疾病等等。

2. 抗血小板聚集治疗

抗血小板聚集剂可减少微栓子的发生，预防复发，常用药物有阿司匹林和噻氯匹定（抵克立得）。

3. 抗凝治疗

抗凝治疗适用于发作次数多，症状较重，持续时间长，且每次发作症状逐渐加重，又无明显禁忌证的患者，常用药物有肝素、低分子肝素和华法林。

4. 危险因素干预

控制高血压、糖尿病；治疗冠状动脉性疾病和心律不齐、充血性心力衰竭、瓣膜性心脏病；控制高脂血症；停用口服避孕药；停止吸烟；减少饮酒；适量运动。

5. 手术治疗

如颈动脉狭窄超过70%或药物治疗效果较差，反复发作者可进行颈动脉内膜剥脱术或者血管内支架及血管成形术。

6. 其他治疗

还可给予钙通道阻滞剂（如尼莫地平、氟桂利嗪）、脑保护治疗和中医中药（如丹参、川芎、红花、血栓通等）治疗。

五、护理评估

1. 健康史

（1）了解既往史和用药情况：①了解既往是否有原发性高血压、心脏病、高脂血症及糖尿病病史，临床上 TIA 患者常伴有高血压、动脉粥样硬化、糖尿病或心脏病病史；②了解患者既往和目前的用药情况，患者的血压、血糖、血脂等各项指标是否控制在正常范围之内。

（2）了解患者的饮食习惯及家族史：①了解患者是否有肥胖、吸烟、酗酒，是否偏食、嗜食，是否长期摄入高胆固醇饮食，因为长期高胆固醇饮食常使血管发生动脉粥样硬化；②了解其长辈及亲属有无脑血管病的患病情况。

2. 身体状况

（1）询问患者的起病形式与发作情况，症状是否突然发作、持续时间是否短暂，本病一般为5~30分钟，恢复快，不留后遗症。是否反复发作，且每次发作出现的症状基本相同。

（2）评估有无神经功能缺失。①检查有无肢体乏力或偏瘫、偏身感觉异常，因为大脑中动脉供血区缺血可致对侧肢体无力或轻偏瘫、偏身麻木或感觉减退。②有无一过性单眼黑矇或失明、复视等视力障碍，以评估脑缺血的部位。颈内动脉分支眼动脉缺血可致一过性单眼盲，中脑或脑桥缺血可出现复视和眼外肌麻痹，双侧大脑后动脉距状支缺血因视皮质受累可致双眼视力障碍（暂时性皮质盲）。③有无跌倒发作和意识丧失，下部脑干网状结构缺血可致患者因下肢突然失去张力而跌倒，但意识清楚；④询问患者起病的时间、地点及发病过程，以了解记忆力、定向力、理解力是否正常，因为大脑后动脉缺血累及边缘系统时，患者可出现短时间记忆丧失，常持续数分钟至数十分钟，伴有对时间、地点的定向障碍，但谈话、书写和计算能力仍保持。⑤观察进食时有无吞咽困难，有无失语。脑干缺血所致延髓性麻痹或假性延髓性麻痹时，患者可出现吞咽障碍、构音不清，优势半球受累可出现失语症。⑥观察患者有无步态不稳的情况，因为椎—基底动脉缺血导致小脑功能障碍可出现共济失调、步态不稳。

3. 心理—社会状况

评估患者是否因突然发病或反复发病而产生紧张、焦虑和恐惧的心理或者患者因缺乏相关知识而麻痹大意。

六、护理问题

1. 肢体麻木、无力
神经功能缺失所致。
2. 潜在并发症
脑梗死。

七、护理措施

1. 一般护理

发作时卧床休息，注意枕头不宜太高，以枕高 15~25 cm 为宜，以免影响头部的血液供应；转动头部时动作宜轻柔、缓慢，防止颈部活动过度诱发 TIA；平时应适当运动或体育锻炼，注意劳逸结合，保证充足睡眠。

2. 饮食护理

指导患者进食低盐、低脂、清淡、易消化、富含蛋白质和维生素的饮食，多吃蔬菜、水果，戒烟酒，忌辛辣油炸食物和暴饮暴食，避免过分饥饿。并发糖尿病的患者还应限制糖的摄入，严格执行糖尿病饮食。

3. 症状护理

（1）对肢体乏力或轻偏瘫等步态不稳的患者，应注意保持周围环境的安全，移开障碍物，以防跌倒；教会患者使用扶手等辅助设施；对有一过性失明或跌倒发作的患者，如厕、沐浴或外出活动时应有防护措施。

（2）对有吞咽障碍的患者，进食时宜取坐位或半坐位，喂食速度宜缓慢，药物宜压碎，以利吞咽，并积极做好吞咽功能的康复训练。

（3）对有构音不清或失语症的患者，护士在实施治疗和护理活动过程中，注意言行不要有损患者自尊，鼓励患者用有效的表达方式进行沟通，表达自己的需要，并指导患者积极进行语言康复训练。

4. 用药护理

详细告知药物的作用机制、不良反应及用药注意事项，并注意观察药物的疗效。①血液病，有出血倾向，严重的高血压和肝肾疾病，消化性溃疡等均为抗凝治疗禁忌证。②抗凝治疗前需检查患者的凝血机制是否正常，抗凝治疗过程中应注意观察有无出血倾向，发现皮疹、皮下瘀斑、牙龈出血等立即报告医师处理。③肝素 50 mg 加入生理盐水 500 mL 静脉滴注时，速度宜缓慢，10~20 滴/分，维持 24~48 小时。④注意观察患者肢体无力或偏瘫程度是否减轻，肌力是否增加，吞咽障碍、构音不清、失语等症状是否恢复正常，如果上述症状呈加重趋势，应警惕缺血性脑卒中的发生；若为频繁发作的 TIA 患者，应注意观察每次发作的持续时间、间隔时间以及伴随症状，并做好记录，配合医师积极处理。

5. 心理护理

帮助患者了解本病治疗与预后的关系，消除患者的紧张、恐惧心理，保持乐观心态，积极配合治疗，并自觉改变不良生活方式，建立良好的生活习惯。

6. 安全护理

（1）使用警示牌提示患者，贴于床头呼吸带处，如小心跌倒、防止坠床等。

（2）楼道内行走、如厕、沐浴有人陪伴，穿防滑鞋，卫生员清洁地面后及时提示患者。

（3）呼叫器置于床头，告知患者出现头晕、肢体无力等表现及时通知医护人员。

八、健康教育

（1）保持心情愉快、情绪稳定，避免精神紧张和过度疲劳。

（2）指导患者了解肥胖、吸烟酗酒及饮食因素与脑血管病的关系，改变不合理饮食习惯，选择低盐、低脂、充足蛋白质和丰富维生素饮食。少食甜食，限制钠盐，戒烟酒。

（3）生活起居有规律，养成良好的生活习惯，坚持适度运动和锻炼，注意劳逸结合，对经常发作的患者应避免重体力劳动，尽量不要单独外出。

（4）按医嘱正确服药，积极治疗高血压、动脉硬化、心脏病、糖尿病、高脂血症和肥胖症，定期监测凝血功能。

（5）定期门诊复查，尤其出现肢体麻木乏力、眩晕、复视或突然跌倒时应随时就医。

（高惠宁）

第二节　脑梗死

脑梗死是指各种原因所致脑部血液供应障碍，导致局部脑组织缺血、缺氧性坏死软化而出现相应神经功能缺损的一类临床综合征。脑梗死又称缺血性脑卒中，包括脑血栓形成、脑栓塞和腔隙性脑梗死等。脑梗死是卒中最常见的类型，约占 70%~80%。好发于 60 岁以上的老年人，男女无明显差异。

脑梗死的基本病因为动脉粥样硬化，并在此基础上发生血栓形成，导致血液供应区域和邻近区域的脑组织血供障碍，引起局部脑组织软化、坏死；另外则为血液成分改变和血流动力学改变等。本病常在静息或睡眠中起病，突然出现偏瘫、感觉障碍、失语、吞咽障碍和意识障碍等。其预后与梗死的部位、疾病轻重程度以及救治情况有关。病情轻、救治及时，能尽早获得充分的侧支循环，则患者可以基本治愈，不留后遗症；重症患者，因受损部位累及重要的中枢，侧支循环不能及时建立，则常遗留失语、偏瘫等后遗症；更为严重者，常可危及生命。

一、动脉粥样硬化性血栓性脑梗死

（一）病因

血栓性脑梗死最常见病因为动脉粥样硬化，其次为高血压、糖尿病和血脂异常，另外，各种性质的动脉炎、高半胱氨酸血症、血液异常或血流动力学异常也可视为脑血栓形成的病因。

（二）临床表现

中老年患者多见，常于静息状态或睡眠中起病，约1/3患者的前驱症状表现为反复出现TIA。根据动脉血栓形成部位不同，出现不同的临床表现。

1. 颈内动脉形成血栓

病灶侧单眼一过性黑矇，偶可为永久性视物障碍（因眼动脉缺血）或病灶侧 Horner 征（因颈上交感神经节后纤维受损）；颈动脉搏动减弱，眼或颈部血管杂音；对侧偏瘫、偏身感觉障碍、偏盲等（大脑中动脉或大脑中、前动脉缺血）；主侧半球受累可有失语症，非主侧半球受累可出现体象障碍；也可出现晕厥发作或痴呆。

2. 大脑中动脉形成血栓

（1）主干闭塞：①三偏症状，病灶对侧中枢性面舌瘫及偏瘫、偏身感觉障碍、偏盲或象限盲，上下肢瘫痪程度基本相等；②可有不同程度的意识障碍；③主侧半球受累可出现失语症，非主侧半球受累可见体象障碍。

（2）皮质支闭塞：①上分支包括至眶额部、额部、中央回、前中央回及顶前部的分支，闭塞时可出现病灶对侧偏瘫和感觉缺失，面部及上肢重于下肢，Broca 失语（主侧半球）和体象障碍（非主侧半球）；②下分支包括至颞极及颞枕部，颞叶前、中、后部的分支，闭塞时常出现 Wernicke 失语、命名性失语和行为障碍等，而无偏瘫。

（3）深穿支闭塞：①对侧中枢性上下肢均等性偏瘫，可伴有面舌瘫；②对侧偏身感觉障碍，有时可伴有对侧同向性偏盲；③主侧半球病变可出现皮质下失语。

3. 大脑前动脉形成血栓

（1）主干闭塞：发生于前交通动脉之前，因对侧代偿可无任何症状。发生于前交通动脉之后可有：①对侧中枢性面舌瘫及偏瘫，以面舌瘫及下肢瘫为重，可伴轻度感觉障碍；②尿潴留或尿急（旁中央小叶受损）；③精神障碍如淡漠、反应迟钝、欣快、始动障碍和缄默等（额极与胼胝体受累），常有强握与吸吮反射（额叶病变）；④主侧半球病变可见上肢失用，也可出现 Broca 失语。

（2）皮质支闭塞：①对侧下肢远端为主的中枢性瘫，可伴感觉障碍（胼周和胼缘动脉闭塞）；②对侧肢体短暂性共济失调、强握反射及精神症状（眶动脉及额极动脉闭塞）。

4. 大脑后动脉形成血栓

（1）主干闭塞：对侧偏盲、偏瘫及偏身感觉障碍（较轻），丘脑综合征，主侧半球病变可有失读症。

（2）皮质支闭塞：①因侧支循环丰富而很少出现症状，仔细检查可见对侧同向性偏盲或象限盲，而黄斑视力保存（黄斑回避现象）；双侧病变可有皮质盲；②主侧颞下动脉闭塞可见视觉失认及颜色失认；③顶枕动脉闭塞可见对侧偏盲，可有不定型的光幻觉痫性发作，主侧病损可有命名性失语；矩状动脉闭塞出现对侧偏盲或象限盲。

（3）深穿支闭塞：①丘脑穿通动脉闭塞产生红核丘脑综合征（病侧小脑性共济失调、意向性震颤、舞蹈样不自主运动，对侧感觉障碍）；②丘脑膝状体动脉闭塞可见丘脑综合征（对侧感觉障碍，深感觉为主，以及自发性疼痛、感觉过度、轻偏瘫、共济失调和不自主运动，可有舞蹈症、手足徐动症和震颤等锥体外系症状）；③中脑支闭塞出现韦伯综合征（同侧动眼神经麻痹，对侧中枢性偏瘫）或贝内迪克特综合征（同侧动眼神经麻痹，对侧不自主运动）。

（4）后脉络膜动脉闭塞：罕见，主要表现为对侧象限盲。

5. 基底动脉形成血栓

（1）主干闭塞：常引起脑干广泛梗死，出现脑神经、锥体束及小脑症状，如眩晕、呕吐、共济失调、瞳孔缩小、四肢瘫痪、肺水肿、消化道出血、昏迷、高热等，常因病情危重死亡。

（2）基底动脉尖综合征（TOB）：基底动脉尖端分出两对动脉即小脑上动脉和大脑后动脉，其分支供应中脑、丘脑、小脑上部、颞叶内侧及枕叶，故可出现以中脑病损为主要表现的一组临床综合征。具体临床表现：①眼动障碍及瞳孔异常，一侧或双侧动眼神经部分或完全麻痹、眼球上视不能（上丘受累）及一个半综合征，瞳孔对光反射迟钝而调节反射存在（顶盖前区病损）；②意识障碍，一过性或持续数日或反复发作（中脑或丘脑网状激活系统受累）；③对侧偏盲或皮质盲；④严重记忆障碍（颞叶内侧受累）。

（3）其他：中脑支闭塞出现 Weber 综合征（动眼神经交叉瘫）、Benedikt 综合征（同侧动眼神经麻痹、对侧不自主运动）；脑桥支闭塞出现米亚尔—谷布勒综合征（展神经、面神经麻痹，对侧肢体瘫痪）、福维尔综合征（同侧凝视麻痹、周围性面瘫，对侧偏瘫）。

6. 椎动脉形成血栓

若双侧椎动脉粗细差别不大，当一侧闭塞时，因对侧供血代偿多不出现明显症状。当双侧椎动脉粗细差别较大时，优势侧闭塞多表现为小脑后下动脉闭塞综合征（瓦伦贝格综合征）。主要表现：①眩晕、呕吐、眼球震颤（前庭神经核受损）；②交叉性感觉障碍（三叉神经脊束核及对侧交叉的脊髓丘脑束受损）；③同侧 Horner 综合征（交感神经下行纤维受损）；④吞咽困难和声音嘶哑（舌咽神经、迷走神经受损）；⑤同侧小脑性共济失调（绳状体或小脑受损）。由于小脑后下动脉的解剖变异较大，临床常有不典型的临床表现。

（三）辅助检查

1. 血液检查

包括血常规、血流变、血糖、血脂、肾功能、凝血功能等，这些检查有助于发现脑梗死的危险因素并对病因进行鉴别。

2. 头颅 CT 检查

是最常用的检查。脑梗死发病 24 小时内一般无影像学改变，24 小时后梗死区呈低密度影像。发病后尽快进行 CT 检查，有助于早期脑梗死与脑出血的鉴别。脑干和小脑梗死及较小梗死灶，CT 难以检出。

3. MRI 检查

与 CT 相比，此检查可以发现脑干、小脑梗死及小灶梗死。功能性 MRI，如弥散加权成像（DWI）可以早期（发病 2 小时以内）显示缺血组织的部位、范围，甚至可显示皮质下、脑干和小脑的小梗死灶,诊断早期梗死的敏感性为 88%~100%,特异性为 95%~100%。

4. 血管造影检查

DSA 和 MRA 可以发现血管狭窄、闭塞和其他血管病变,如动脉炎、动脉瘤和动静脉畸形等。其中 DSA 是脑血管病变检查的金标准,但因对人体有创且检查费用、技术条件要求高,临床不作为常规检查项目。

5. TCD 检查

对评估颅内外血管狭窄、闭塞、血管痉挛或侧支循环建立的程度有帮助。用于溶栓治疗监测,对判断预后有参考意义。

(四) 诊断

根据以下临床特点可明确诊断。

(1) 中老年患者,存在动脉粥样硬化、高血压、高血糖等脑卒中的危险因素。

(2) 静息状态下或睡眠中起病,病前有反复的 TIA 发作史。

(3) 偏瘫、失语、感觉障碍等局灶性神经功能缺损的症状和体征在数小时或数日内达高峰,多无意识障碍。

(4) 结合 CT 或 MRI 可明确诊断。应注意与脑栓塞和脑出血等疾病鉴别。

(五) 治疗

治疗流程实行分期、分型的个体化治疗。

1. 超早期溶栓治疗

包括静脉溶栓和动脉溶栓治疗。静脉溶栓操作简便,准备快捷,费用低廉。动脉溶栓因要求专门(介入)设备,准备时间长,费用高而使推广受到限制,其优点是溶栓药物用药剂量小,出血风险比静脉溶栓时低。

2. 脑保护治疗

如尼莫地平、吡拉西坦、维生素 E 及其他自由基清除剂。

3. 其他治疗

超早期治疗时间窗过后或不适合溶栓患者,可采用降纤、抗凝、抗血小板凝聚、扩血管、扩容药物、中医药、各种脑保护剂治疗,并及早开始康复训练。

(六) 护理评估

1. 健康史

(1) 了解既往史和用药情况:①询问患者的身体状况,了解既往有无脑动脉硬化、原发性高血压、高脂血症及糖尿病病史;②询问患者是否进行过治疗,目前用药情况怎样,是否按医嘱正确服用降压、降糖、降脂及抗凝药物。

(2) 询问患者起病情况:①了解起病时间和起病形式;②询问患者有无明显的头晕、头痛等前驱症状;③询问患者有无眩晕、恶心、呕吐等伴随症状,如有呕吐,了解是使劲呕出还是难以控制地喷出。

(3) 了解生活方式和饮食习惯:①询问患者的饮食习惯,有无偏食、嗜食爱好,是否喜食腊味、肥肉、动物内脏等,是否长期摄入高盐、高胆固醇饮食;②询问患者有无烟酒嗜好及家族中有无类似疾病史或有无卒中、原发性高血压病史。

2. 身体状况

（1）观察神志、瞳孔和生命体征：①观察神志是否清楚，有无意识障碍及其类型；②观察瞳孔大小及对光反射是否正常；③观察生命体征，起病初始体温、脉搏、呼吸一般正常，病变范围较大或脑干受累时可见呼吸不规则等。

（2）评估有无神经功能受损：①观察有无精神、情感障碍；②询问患者双眼能否看清眼前的物品，了解有无眼球运动受限、眼球震颤及眼睑闭合不全，视野有无缺损；③观察有无口角㖞斜或鼻唇沟变浅，检查伸舌是否居中；④观察有无言语障碍、饮水反呛等；⑤检查患者四肢肌力、肌张力情况，了解有无肢体活动障碍、步态不稳及肌萎缩；⑥检查有无感觉障碍；⑦观察有无尿便障碍。

3. 心理—社会状况

观察患者是否存在因疾病所致焦虑等心理问题；了解患者和家属对疾病发生的相关因素、治疗和护理方法、预后、如何预防复发等知识的认知程度；了解患者家庭条件与经济状况及家属对患者的关心和支持度。

（七）护理问题

1. 躯体活动障碍

与运动中枢损害致肢体瘫痪有关。

2. 语言沟通障碍

与语言中枢损害有关。

3. 吞咽障碍

与意识障碍或延髓麻痹有关。

4. 有失用综合征的危险

与意识障碍、偏瘫所致长期卧床有关。

5. 焦虑/抑郁

与瘫痪、失语、缺少社会支持及担心疾病预后有关。

6. 知识缺乏

缺乏疾病治疗、护理、康复和预防复发的相关知识。

（八）护理措施

1. 一般护理

急性期不宜抬高患者床头，宜取头低位或放平床头，以改善头部的血液供应；恢复期枕头也不宜太高，患者可自由采取舒适的主动体位；应注意患者肢体位置的正确摆放，指导和协助家属被动运动和按摩患侧肢体，鼓励和指导患者主动进行有计划的肢体功能锻炼，如指导和督促患者进行 Bobath 握手和桥式运动，做到运动适度，方法得当，防止运动过度而造成肌腱牵拉伤。

2. 生活护理

卧床患者应保持床单位整洁和皮肤清洁，预防压疮的发生。尿便失禁的患者，应用温水擦洗臀部、肛周和会阴部皮肤，更换干净衣服和被褥，必要时撒肤疾散类粉剂或涂油膏以保护局部皮肤黏膜，防止出现湿疹和破损；对尿失禁的男患者可考虑使用体外导尿，如用接尿套连接引流袋等；留置导尿管的患者，应每日更换引流袋，接头处要避免反复打开，以免造成逆行感染，每4小时松开开关定时排尿，促进膀胱功能恢复，并注意观察尿量、颜色、性质是否有改变，发现异常及时报告医师处理。

3. 饮食护理

饮食以低脂、低胆固醇、低盐（高血压患者）、适量糖类、丰富维生素为原则。少食肥肉、猪油、奶油、蛋黄、带鱼、动物内脏及糖果甜食等；多吃瘦肉、鱼虾、豆制品、新鲜蔬菜、水果和含碘食物，提倡食用植物油，戒烟酒。

有吞咽困难的患者，药物和食物宜压碎，以利吞咽；教会患者用吸水管饮水，以减轻或避免饮水呛咳；进食时宜取坐位或半坐位，予以糊状食物从健侧缓慢喂入；必要时鼻饲流食，并按鼻饲要求做好相关护理。

4. 安全护理

对有意识障碍和躁动不安的患者，床铺应加护栏，以防坠床，必要时使用约束带加以约束。对步行困难、步态不稳等运动障碍的患者，应注意其活动时的安全保护，地面保持干燥平整，防湿防滑，并注意清除周围环境中的障碍物，以防跌倒；通道和卫生间等患者活动的场所均应设置扶手；患者如厕、沐浴、外出时需有人陪护。

5. 用药护理

告知药物的作用与用法，注意观察药物的疗效与不良反应，发现异常情况，及时报告医师处理。

（1）使用溶栓药物进行早期溶栓治疗需经CT扫描证实无出血灶，患者无出血。溶栓治疗的时间窗为症状发生后3小时或3~6小时以内。使用低分子肝素、巴曲酶、降纤酶、尿激酶等药物治疗时可发生变态反应及出血倾向，用药前应按药物要求做好皮肤过敏试验，检查患者凝血功能，使用过程中应定期查血常规和注意观察有无出血倾向，发现皮疹、皮下瘀斑、牙龈出血或女患者经期延长等立即报告医师处理。

（2）卡荣针扩血管作用强，需缓慢静脉滴注，6~8滴/分，100 mL液体通常需4~6小时滴完。如输液速度过快，极易引起面部潮红、头晕、头痛及血压下降等不良反应。前列腺素E滴速为10~20滴/分，必要时加利多卡因0.1 g同时静脉滴注，可以减轻前列腺素E对血管的刺激，如滴注速度过快，则可导致患者头痛、穿刺局部疼痛、皮肤发红，甚至发生条索状静脉炎。葛根素连续使用时间不宜过长，以7~10日为宜。有报道此药连续使用时间过长时，易出现发热、寒战、皮疹等超敏反应，故使用过程中应注意观察患者有无上述不适。

（3）使用甘露醇脱水降颅内压时，需快速静脉滴注，常在15~20分钟内滴完，必要时还需加压快速滴注。滴注前需确定针头在血管内，因为该药漏在皮下，可引起局部组织坏死。甘露醇的连续使用时间不宜过长，因为长期使用可致肾功能损害和低血钾，故应定期检查肾功能和电解质。

（4）右旋糖酐40可出现超敏反应，使用过程中应注意观察患者有无恶心、苍白、血压下降和意识障碍等不良反应，发现异常及时通知医师并积极配合抢救。必要时，于使用前取本药0.1 mL做过敏试验。

6. 心理护理

疾病早期，患者常因突然出现瘫痪、失语等产生焦虑、情感脆弱、易激惹等情感障碍；疾病后期，则因遗留症状或生活自理能力降低而形成悲观抑郁、痛苦绝望等不良心理。应针对患者不同时期的心理反应予以心理疏导和心理支持，关心患者的生活，尊重他（她）们的人格，耐心告知病情、治疗方法及预后，鼓励患者克服焦虑或抑郁心理，保持乐观心态，积极配合治疗，争取达到最佳康复水平。

（九）健康教育

（1）保持正常心态和有规律的生活，克服不良嗜好，合理饮食。

（2）康复训练要循序渐进，持之以恒，尽可能做些力所能及的家务劳动，日常生活活动不要依赖他人。

（3）积极防治原发性高血压、糖尿病、高脂血症、心脏病。原发性高血压患者服用降压药时，要定时服药，不可擅自服用多种降压药或自行停药、换药，防止血压骤降骤升；使用降糖、降脂药物时，也需按医嘱定时服药。

（4）定期门诊复查，检查血压、血糖、血脂、心脏功能以及智力、瘫痪肢体、语言的恢复情况，并在医师的指导下继续用药和进行康复训练。

（5）如果出现头晕、头痛、视物模糊、言语不利、肢体麻木、乏力、步态不稳等症状时，随时就医。

二、脑栓塞

脑栓塞是各种栓子随血流进入颅内动脉使血管腔急性闭塞，引起相应供血区脑组织坏死及功能障碍。根据栓子来源可分为：①心源性，占60%～75%，常见病因为慢性心房纤颤、风湿性心瓣膜病等；②非心源性，动脉粥样硬化斑块脱落、肺静脉血栓、脂肪栓、气栓、脓栓等；③来源不明，约30%的脑栓塞不能明确原因。

（一）临床表现

脑栓塞的临床表现特点如下。

（1）可发生于任何年龄，以青壮年多见。

（2）多在活动中发病，发病急骤，数秒至数分钟达高峰。

（3）多表现为完全性卒中，意识清楚或轻度意识障碍；栓塞血管多为主干动脉，大脑中动脉、基底动脉尖常见。

（4）易继发出血。

（5）前循环的脑栓塞占4/5，表现为偏瘫、偏身感觉障碍、失语或局灶性癫痫发作等。

（6）后循环的脑栓塞占1/5，表现为眩晕、复视、交叉瘫或四肢瘫、共济失调、饮水呛咳及构音障碍等。

（二）辅助检查

1. 头颅 CT 检查

可显示脑栓塞的部位和范围。CT 检查在发病后24～48小时内病变部位呈低密度影像。发生出血性梗死时，在低密度梗死区可见1个或多个高密度影像。

2. 脑脊液检查

大面积梗死脑脊液压力增高，如非必要，应尽量避免此检查。亚急性感染性心内膜炎所致脑脊液含细菌栓子，白细胞增多；脂肪栓塞所致脑脊液可见脂肪球；出血性梗死时脑脊液呈血性或镜检可见红细胞。

3. 其他检查

应常规进行心电图、胸部 X 线和超声心动图检查。疑为感染性心内膜炎时，应进行血常规和细菌培养等检查。心电图检查可作为确定心律失常的依据和协助诊断心肌梗死；超声心动图检查有助于证实是否存在心源性栓子。

（三）诊断

既往有风湿性心脏病、心房颤动及大动脉粥样硬化、严重骨折等病史，突发偏瘫、失语等局灶性神经功能缺损，症状在数秒至数分钟内达高峰，即可做出临床诊断。头颅 CT 和 MRI 检查可确定栓塞的部位、数量及是否伴发出血，有助于明确诊断。应注意与脑血栓形成和脑出血等鉴别。

（四）治疗

1. 原发病治疗

积极治疗引起栓子产生的原发病，如风湿性心脏病、颈动脉粥样硬化斑块、长骨骨折等，给予对症处理。心脏瓣膜病的介入和手术治疗、感染性心内膜炎的抗生素治疗和控制心律失常等，可消除栓子来源，防止复发。

2. 脑栓塞治疗

与脑血栓形成的治疗相同，包括急性期的综合治疗，尽可能恢复脑部血液循环，进行物理治疗和康复治疗等。因本病易并发脑出血，溶栓治疗应严格掌握适应证。

（1）心源性栓塞：因心源性脑栓塞容易再复发，所以，急性期应卧床休息数周，避免活动量过大，减少再发的危险。

（2）感染性栓塞：感染性栓塞应用足量有效的抗生素，禁行溶栓或抗凝治疗，以防感染在颅内扩散。

（3）脂肪栓塞：应用肝素、低分子右旋糖酐、5%NaHCO$_3$ 及脂溶剂（如酒精溶液）等静脉点滴溶解脂肪。

（4）空气栓塞：指导患者采取头低左侧卧位，进行高压氧治疗。

3. 抗凝和抗血小板聚集治疗

应用肝素、华法林、阿司匹林，能防止被栓塞的血管发生逆行性血栓形成和预防复发。研究证据表明，脑栓塞患者抗凝治疗导致的梗死区出血，很少对最终转归带来不利影响。

当发生出血性梗死时，应立即停用溶栓、抗凝和抗血小板聚集的药物，防止出血加重，并适当应用止血药物、脱水降颅内压、调节血压等。脱水治疗过程应中注意保护心功能。

（五）护理评估

1. 健康史

评估患者的既往史和用药情况。询问患者是否有慢性心房纤颤、风湿性心瓣膜病等心源性疾病，是否有动脉粥样硬化斑块脱落、肺静脉血栓、脂肪栓、气栓、脓栓等非心源性疾病。

询问患者是否进行过治疗，目前用药情况怎样，是否按医嘱正确使用降压、降糖、降脂及抗凝药物。

2. 身体状况

评估患者是否有轻度意识障碍或偏瘫、偏身感觉障碍、失语或局灶性癫痫发作等症状。

是否有眩晕、复视、交叉瘫或四肢瘫、共济失调、饮水呛咳及构音障碍等。

3. 心理—社会状况

观察患者是否存在因疾病所致焦虑等心理问题；了解患者和家属对疾病发生的相关因素、治疗和护理方法、预后、如何预防复发等知识的认知程度；了解患者家庭条件与经济状况及家属对患者的关心和支持度。

（六）护理问题

参见"本节一、动脉粥样硬化性血栓性脑梗死"。

（七）护理措施

1. 个人卫生护理

个人卫生是脑栓塞患者自身护理的关键，定时擦身，更换衣裤，晾晒被褥等。并且注意患者的口腔卫生也是非常重要的。

2. 营养护理

患者需要多补充蛋白质、维生素、纤维素和电解质等营养。如果有吞咽障碍尚未完全恢复的患者，可以吃软的固体食物。多吃新鲜的蔬菜和水果，少吃油腻不消化、辛辣刺激的食物。

3. 心理护理

老年脑栓塞患者生活处理能力较弱，容易出现情绪躁动的情况，甚至会有失去治疗信心的情况，此时患者应保持良好的心理素质，提升治疗病患的信心，以有利于疾病的治愈，身体的康复。

（八）健康教育

1. 疾病预防指导

对有发病危险因素或病史者，指导进食高蛋白、高维生素、低盐、低脂、低热量清淡饮食，多食新鲜蔬菜、水果、谷类、鱼类和豆类，保持能量供需平衡，戒烟、限酒；应遵医嘱规则用药，控制血压、血糖、血脂和抗血小板聚集；告知改变不良生活方式，坚持每日进行30分钟以上的慢跑、散步等运动，合理休息和娱乐；对有 TIA 发作史的患者，在改变体位时应缓慢，避免突然转动颈部，洗澡时间不宜过长，水温不宜过高，外出时有人陪伴，气候变化时注意保暖，防止感冒。

2. 疾病知识指导

告知患者和家属本病的常见病因和控制原发病的重要性；指导患者遵医嘱长期抗凝治疗，预防复发；在抗凝治疗中定期门诊复诊，监测凝血功能，及时在医护人员指导下调整药物剂量。

3. 康复指导

告知患者和家属康复治疗的知识和功能锻炼的方法，帮助分析和消除不利于疾病康复的因素，落实康复计划，并与康复治疗师保持联系，以便根据康复情况及时调整康复训练方案。如吞咽障碍的康复方法包括：唇、舌、颜面肌和颈部屈肌的主动运动和肌力训练；先进食糊状或胶冻状食物，少量多餐，逐步过渡到普通食物；进食时取坐位，颈部稍前屈（易引起咽反射）；软腭冰刺激；咽下食物练习呼气或咳嗽（预防误咽）；构音器官的运动训练（有助于改善吞咽功能）。

4. 鼓励生活自理

鼓励患者从事力所能及的家务劳动，日常生活不过度依赖他人；告知患者和家属功能恢复需经历的过程，使患者和家属克服急于求成的心理，做到坚持锻炼，循序渐进。嘱家属在物质和精神上对患者提供帮助和支持，使患者体会到来自多方面的温暖，树立战胜疾病的信心。同时，也要避免患者产生依赖心理，增强自我照顾能力。

三、腔隙性脑梗死

腔隙性脑梗死是长期高血压引起脑深部白质及脑干穿通动脉病变和闭塞，导致缺血性微梗死，缺血、坏死和液化的脑组织由吞噬细胞移走而形成腔隙，约占脑梗死的 20%。病灶直径小于 2 cm 的脑梗死，病灶多发可形成腔隙状态。

（一）临床表现

常见临床综合征有：①纯感觉性卒中；②纯运动性卒中；③混合性卒中；④共济失调性轻偏瘫；⑤构音障碍—手笨拙综合征。

（二）辅助检查

1. 血液生化检查

可见血糖、血清总胆固醇、血清三酰甘油和低密度脂蛋白胆固醇增高。

2. TCD 检查

可发现颈动脉粥样硬化斑块。

3. 影像学检查

头部 CT 扫描可见深穿支供血区单个或多个病灶，呈腔隙性阴影，边界清晰。MRI 显示腔隙性病灶呈 T_1 等信号或低信号、T_2 高信号，是最有效的检查手段。

（三）诊断

目前诊断标准尚未统一，以下标准可供参考：①中老年发病，有长期高血压病史；②临床表现符合常见腔隙综合征之一；③CT 或 MRI 检查可证实存在与神经功能缺失一致的病灶；④预后良好，多在短期内恢复。

（四）治疗

目前尚无有效的治疗方法，主要是预防疾病的复发。

（1）有效控制高血压及各种类型脑动脉硬化是预防本病的关键。

（2）阿司匹林等抑制血小板聚集药物效果不确定，但常应用。

（3）活血化瘀类中药对神经功能恢复有益。

（4）控制其他可干预危险因素，如吸烟、糖尿病、高脂血症等。

（五）护理评估

1. 健康史

（1）了解既往史和用药史：询问患者既往是否有原发性高血压、高脂血症、糖尿病病史；是否针对病因进行过治疗，能否按医嘱正确用药。

（2）了解患者的生活方式：询问患者的工作情况，是否长期精神紧张、过度疲劳，询问患者日常饮食习惯，有无嗜食、偏食习惯，是否长期进食高盐、高胆固醇饮食，有无烟酒嗜好等，因为上述因素均可加速动脉硬化，加重病情。

（3）评估起病形式：询问患者起病时间，了解是突然起病还是缓慢发病，起病常较突然，多为急性发病，部分为渐进性或亚急性起病。

2. 身体状况

（1）评估有无神经功能受损：询问患者有无肢体乏力、感觉障碍现象，询问患者进食、饮水情况，了解有无饮水反呛、进食困难或构音障碍现象。病灶位于内囊后肢、脑桥基底部或大脑脚时，常可出现一侧面部和上下肢无力，对侧偏身或局部感觉障碍；病变累及双侧皮质延髓束时可出现假性延髓性麻痹的症状，如构音障碍、吞咽困难、进食困难、面部表情呆板等。

（2）评估患者的精神与智力情况：询问患者日常生活习惯，与患者进行简单的语言交流，以了解患者有无思维、性格改变，有无智力改变，脑小动脉硬化造成多发性腔隙性脑梗死时，患者表现出思维迟钝，理解能力、判断能力、分析能力和计算能力下降，常有性格改变和行为异常，少数患者还可出现错觉、幻觉、妄想等。

3. 心理—社会状况

本病可导致语言障碍，评估患者是否有情绪焦躁、痛苦的表现。

（六）护理问题

参见本节"一、动脉粥样硬化性血栓性脑梗死"。

（七）护理措施

1. 一般护理

轻症患者注意生活起居有规律，坚持适当运动，劳逸结合；晚期出现智力障碍时，要引导患者在室内或固定场所进行活动，外出时一定要有人陪伴，防止受伤和走失。

2. 饮食护理

予以富含蛋白质和维生素的低脂饮食，多吃蔬菜和水果，戒烟酒。

3. 症状护理

（1）对有肢体功能障碍和感觉障碍的患者，应鼓励和指导其进行肢体功能锻炼，尽量坚持生活自理，并注意用温水擦洗患侧皮肤，促进感觉功能恢复。

（2）对有延髓性麻痹而进食困难的患者，应给予制作精细的糊状食物，进食时取坐位或半坐位，进食速度不宜过快，应给患者充分的进餐时间，避免进食时看电视或与患者谈笑，以免分散患者注意力，引起窒息。

（3）对有精神症状的患者，床应加护栏，必要时加约束带固定四肢，以防坠床、伤人或自伤。

（4）对有智力障碍的患者，外出时需有人陪护，并在其衣服口袋中放置填写患者姓名、联系电话等个人简单资料的卡片，以防走失。

（5）对缺乏生活自理能力的患者，应加强生活护理，协助其沐浴、进食、修饰等，保持皮肤和外阴清洁。对有延髓性麻痹致进食呛咳的患者，如果体温增高，应注意是否有吸入性肺炎发生；同时还应注意观察患者是否有尿频、尿急、尿痛等现象，防止发生尿路感染。

4. 用药护理

告知药物的作用与用法，注意观察药物的疗效与不良反应，发现异常情况及时报告医师处理。

（1）对有痴呆、记忆力减退或精神症状的患者应注意督促按时服药并看到其服下，同时注意观察药物疗效与不良反应。

（2）静脉注射尼莫同等扩血管药物时，尽量使用微量输液泵缓慢注射（8~10 mL/h），并注意观察患者有无面色潮红、头晕、血压下降等不适，如有异常应报告医师及时处理。

（3）服用安理申的患者应注意观察有无肝肾功能受损的表现，定时检查肝肾功能。

5. 心理护理

关心体贴患者，鼓励患者保持情绪稳定和良好的心态，避免焦躁、抑郁等不良心理，积极配合治疗。

（八）健康教育

（1）避免进食含过多动物油、黄油、奶油、动物内脏、蛋黄等的高胆固醇饮食，多吃豆制品、鱼等优质蛋白食品，少吃糖。

（2）做力所能及的家务，以防自理能力快速下降；坚持适度的体育锻炼和体力劳动，以改善血液循环，增强体质，防止肥胖。

（3）注意安全，防止跌倒、受伤或走失。

（4）遵医嘱正确服药。

（5）定期复查血压、血脂、血糖等，如有症状加重须及时就诊。

（孙凤娇）

第三节　脑出血

脑出血（ICH）是指原发性非外伤性脑实质内的出血，也称自发性脑出血。我国发病率占急性脑血管病的30%，急性期病死率占30%~40%。绝大多数是高血压病伴发的脑小动脉病变在血压骤升时破裂所致，称为高血压性脑出血。老年人是脑出血发生的主要人群，以40~70岁为最主要的发病年龄。

脑出血最常见的病因是高血压并发小动脉硬化。血管的病变与高脂血症、糖尿病、高血压、吸烟等密切相关。通常所说的脑出血是指自发性脑出血；患者往往于情绪激动、用力时突然发病。脑出血发病的主要原因是长期高血压、动脉硬化。绝大多数患者发病当时血压明显升高，导致血管破裂，引起脑出血；其次是脑血管畸形、脑淀粉样血管病、溶栓抗凝治疗所致脑出血等。

一、临床表现

1. 基底节区出血

约占全部脑出血的70%，其中以壳核出血最为常见，其次为丘脑出血。由于此区出血常累及内囊，并以内囊损害体征为突出表现，故又称内囊区出血；壳核出血又称内囊外侧型出血，丘脑出血又称内囊内侧型出血。

（1）壳核出血：是豆纹动脉尤其是其外侧支破裂所致。表现为对侧肢体轻偏瘫、偏身感觉障碍和同向性偏盲（"三偏"），优势半球出血常出现失语。凝视麻痹，呈双眼持续性向出血侧凝视；也可出现失用、体像障碍、记忆力和计算力障碍、意识障碍等。大量出血患者可迅速昏迷，反复呕吐，二便失禁，在数小时内恶化，出现上部脑干受压征象，双侧病理征，呼吸深快不规则，瞳孔扩大固定，可出现去大脑强直发作以至于死亡。

（2）丘脑出血：是丘脑膝状动脉和丘脑穿通动脉破裂所致。临床表现与壳核出血相似，也有突发对侧偏瘫、偏身感觉障碍、偏盲等。但与壳核出血不同处为偏瘫多为均等或基本均等，对侧半身深浅感觉减退，感觉过敏或自发性疼痛；特征性眼征表现为眼球向上注视麻痹，常向内下方凝视，眼球会聚障碍和无反应性小瞳孔等；可有言语缓慢而不清、重复言语、发音困难、复述差，朗读正常等丘脑性失语，以及记忆力减退、计算力下降、情感障碍、人格改变等丘脑性痴呆；意识障碍多见且较重，出血波及丘脑下部或破入第Ⅲ脑室可出现昏迷加深、瞳孔缩小、去皮质强直等中线症状。本型死亡率较高。

（3）尾状核头出血：较少见，临床表现与蛛网膜下隙出血相似，常表现为头痛、呕吐，有脑膜刺激征，无明显瘫痪，可有对侧中枢性面舌瘫。有时可因头痛在 CT 检查时偶然发现。

2. 脑干出血

脑桥是脑干出血的好发部位，偶见中脑出血，延髓出血极为少见。

（1）脑桥出血：表现为突然头痛、呕吐、眩晕、复视、注视麻痹、交叉性瘫痪或偏瘫、四肢瘫等。出血量较大时，患者很快进入意识障碍，有针尖样瞳孔、去大脑强直、呼吸障碍，并可伴有高热、大汗、应激性溃疡等；出血量较少时可表现为一些典型的综合征，如 Foville 综合征、Millard-Gubler 综合征和闭锁综合征等。

（2）中脑出血：表现如下。①突然出现复视、上睑下垂。②一侧或两侧瞳孔扩大，眼球不同轴，水平或垂直眼震，同侧肢体共济失调，也可表现为 Weber 或 Benedikt 综合征。③严重者很快出现意识障碍、去大脑强直。

（3）延髓出血：表现如下。①重症可突然出现意识障碍，血压下降，呼吸节律不规则，心律失常，继而死亡。②轻者可表现为不典型的 Wallenberg 综合征。

3. 小脑出血

小脑出血好发于小脑上动脉供血区，即半球深部齿状核附近，发病初期患者大多意识清楚或有轻度意识障碍，表现为眩晕、频繁呕吐、枕部剧烈头痛和平衡障碍等，但无肢体瘫痪是其常见的临床特点；轻症者表现出一侧肢体笨拙、行动不稳、共济失调和眼球震颤，无瘫痪；两眼向病灶对侧凝视，吞咽及发音困难，四肢锥体束征，病侧或对侧瞳孔缩小、对光反射减弱；晚期瞳孔散大，中枢性呼吸障碍，最后因枕大孔疝而死亡；暴发型则常突然昏迷，在数小时内迅速死亡。如出血量较大，病情迅速进展，发病时或发病后 12~24 小时出现昏迷及脑干受压征象，可有面神经麻痹、两眼凝视病灶对侧、肢体瘫痪及病理反射出现等。

4. 脑叶出血

脑叶出血也称为皮质下白质出血，可发生于任何脑叶。一般症状均略轻，预后相对较好。脑叶出血除表现为头痛、呕吐外，不同脑叶的出血，临床表现也有不同。

（1）额叶出血：前额疼痛、呕吐、痫性发作较多见；对侧偏瘫、共同偏视、精神异常、智力减退等；优势半球出血时可出现 Broca 失语。

（2）顶叶出血：偏瘫较轻，而对侧偏身感觉障碍显著；对侧下象限盲；优势半球出血时可出现混合性失语，左右辨别障碍，失算、失认、失写（格斯特曼综合征）。

（3）颞叶出血：表现为对侧中枢性面舌瘫及上肢为主的瘫痪；对侧上象限盲；有时有

同侧耳前部疼痛；优势半球出血时可出现 Wernicke 失语；可有颞叶癫痫、幻嗅、幻视。

（4）枕叶出血：主要症状为对侧同向性偏盲，并有黄斑回避现象，可有一过性黑矇和视物变形；有时有同侧偏瘫及病理征。

5. 脑室出血

脑室出血一般分为原发性和继发性两种。原发性脑室出血为脑室内脉络丛动脉或室管膜下动脉破裂出血，较为少见，占脑出血的 3%~5%；继发性者是由于脑内出血量大，穿破脑实质流入脑室，常伴有脑实质出血的定位症状和体征。根据脑室内血肿大小可将脑室出血分为全脑室积血（Ⅰ型）、部分性脑室出血（Ⅱ型）以及新鲜血液流入脑室内，但不形成血凝块者（Ⅲ型）3 种类型。Ⅰ型因影响脑脊液循环而急剧出现颅内压增高、昏迷、高热、四肢弛缓性瘫痪或呈去皮质状态，呼吸不规则。Ⅱ型及Ⅲ型仅有头痛、恶心、呕吐、脑膜刺激征阳性，无局灶性神经体征。出血量大、病情严重者迅速出现昏迷或昏迷加深，早期出现去皮质强直，脑膜刺激征阳性。常出现丘脑下部受损的症状及体征，如上消化道出血、中枢性高热、大汗、应激性溃疡、急性肺水肿、血糖增高、尿崩症等，病情多严重，预后不良。

二、辅助检查

1. 血常规及血液生化检查

白细胞可增多，超过 $10×10^9/L$ 者占 60%~80%，甚至可达（15~20）$×10^9/L$，并可出现蛋白尿、尿糖、血尿素氮和血糖浓度升高。

2. 脑脊液检查

脑脊液（CSF）压力常增高，多为血性脑脊液。应注意重症脑出血患者，如诊断明确，不宜行腰脊穿刺检查，以免诱发脑疝导致死亡。

3. CT 检查

CT 检查可显示血肿部位、大小、形态，是否破入脑室，血肿周围有无低密度水肿带及占位效应、脑组织移位等。24 小时内出血灶表现为高密度，边界清楚。48 小时以后，出血灶高密度影周围出现低密度水肿带。

4. 数字减影血管造影（DSA）检查

对血压正常、疑有脑血管畸形等的年轻患者，可考虑行 DSA 检查，以便进一步明确病因，积极针对病因治疗，预防复发。脑血管 DSA 对颅内动脉瘤、脑血管畸形等的诊断，均有重要价值。颈内动脉造影正位像可见大脑前、中动脉间距在正常范围，豆纹动脉外移。

5. MRI 检查

MRI 具有比 CT 更高的组织分辨率，且可直接多方位成像，无颅骨伪影干扰，又具有血管流空效应等特点，使对脑血管疾病的显示率及诊断准确性，比 CT 更胜一筹。CT 能诊断的脑血管疾病，MRI 均能做到；而对发生于脑干、颞叶和小脑等的血管性疾病，MRI 比 CT 更佳；对脑出血、脑梗死的演变过程，MRI 比 CT 显示更完整；对 CT 较难判断的脑血管畸形、烟雾病等，MRI 比 CT 更敏感。

6. TCD 检查

多普勒超声检查最基本的参数为血流速度与频谱形态，血流速度增加可表示高血流量、动脉痉挛或动脉狭窄；血流速度减慢则可能是动脉近端狭窄或循环远端阻力增高的结果。

三、诊断

脑出血的诊断要点为：①多为中老年患者；②多数患者有高血压病史，因某种因素血压急骤升高而发病；③起病急骤，多在兴奋状态下发病；④有头痛、呕吐、偏瘫，多数患者有意识障碍，严重者有昏迷和脑疝形成；⑤脑膜刺激征阳性；⑥多数患者为血性脑脊液；⑦头颅 CT 和 MRI 可见出血病灶。

四、治疗

1. 保持呼吸道畅通

注意气道管理，清理呼吸道分泌物，保证正常换气功能，有肺部感染时应用抗生素，必要时气管切开。

2. 降低颅内压

可选用 20% 甘露醇 125~250 mL 静脉滴注，每 6~8 小时 1 次和（或）甘油果糖注射液 250 mL 静脉滴注，12 小时 1 次或每日 1 次。呋塞米 20~40 mg 静脉注射，每 6 小时、8 小时或 12 小时 1 次。也可根据病情应用白蛋白 5~10 g 静脉滴注，每日 1 次。

3. 血压管理

应平稳、缓慢降压，不能过急、过快降压，否则易致脑血流灌注不足，出现缺血性损害而加重病情。

4. 高血压性脑出血治疗

可不用止血药。有凝血障碍的可酌情应用止血药，如巴曲酶、6-氨基己酸、氨甲苯酸等。

5. 亚低温疗法

应用冰帽等设备降低头部温度，降低脑耗氧量，保护脑组织。

6. 中枢性高热的治疗

可物理降温。

7. 预防性治疗

下肢静脉血栓形成及肺栓塞建议穿弹力袜进行预防。

8. 防治并发症

脑出血的并发症有应激性溃疡、电解质紊乱等。可根据病情选用质子泵阻滞剂（如奥美拉唑等）或 H_2 受体阻滞剂（如西咪替丁、法莫替丁等），根据患者出入量调整补液量，并补充氯化钾等，维持水电解质平衡，痫性发作可给予地西泮 10~20 mg 缓慢静脉注射或苯巴比妥钠 100~200 mg 肌内注射控制发作，一般不需长期治疗。

9. 外科手术治疗

必要时进行外科手术治疗。对于内科非手术治疗效果不佳或出血量大、有发生脑疝征象的或怀疑为脑血管畸形引起出血的，可外科手术治疗（去骨瓣减压术、小骨窗开颅血肿清除术、钻孔血肿抽吸术、脑室外引流术、微创穿刺颅内血肿碎吸引流术等）。手术指征：①基底节中等量以上出血（壳核出血 ≥30 mL，丘脑出血 ≥15 mL）；②小脑出血 ≥10 mL 或直径 ≥3 cm 或出现明显脑积水；③重症脑室出血。

五、护理评估

1. 健康史

（1）了解患者的既往史和用药情况。①询问患者既往是否有原发性高血压、动脉粥样硬化、高脂血症、血液病病史。②询问患者曾经进行过哪些治疗，目前用药情况怎样，是否持续使用过抗凝、降压等药物，发病前数日有无自行停服或漏服降压药的情况。

（2）询问患者的起病情况。①了解起病时间和起病形式。询问患者起病时间，当时是否正在活动或者是在生气、大笑等情绪激动时或者是在用力排便时。脑出血患者多在活动和情绪激动时起病，临床症状常在数分钟至数小时内达到高峰，观察患者意识状态，重症患者数分钟内可转入意识模糊或昏迷。②询问患者有无明显的头晕、头痛等前驱症状。大多数脑出血患者病前无预兆，少数患者可有头痛、头晕、肢体麻木等前驱症状。③了解有无头痛、恶心、呕吐等伴随症状。脑出血患者因血液刺激以及血肿压迫脑组织引起脑组织缺血、缺氧，发生脑水肿和颅内压增高，可致剧烈头痛和喷射状呕吐。

（3）了解患者的生活方式和饮食习惯。①询问患者工作与生活情况，是否长期处于紧张忙碌状态，是否缺乏适宜的体育锻炼和休息时间。脑出血患者常在活动和情绪激动时发病。②询问患者是否长期摄取高盐、高胆固醇饮食，高盐饮食可致水钠潴留，使原发性高血压加重；高胆固醇饮食与动脉粥样硬化密切相关。③询问患者是否有嗜烟、酗酒等不良习惯以及家族卒中病史。

2. 身体状况

（1）观察患者的神志、瞳孔和生命体征。①观察神志是否清楚，有无意识障碍及其类型：无论轻症或重症脑出血患者起病初时均可以意识清楚，随着病情加重，意识逐渐模糊，常常在数分钟或数十分钟内神志转为昏迷。②观察瞳孔大小及对光反射是否正常：瞳孔的大小与对光反射是否正常，与出血量、出血部位有密切关联，轻症脑出血患者瞳孔大小及对光反射均可正常；"针尖样"瞳孔为脑桥出血的特征性体征；双侧瞳孔散大可见于脑疝患者；双侧瞳孔缩小、凝视麻痹伴严重眩晕，意识障碍呈进行性加重，应警惕脑干和小脑出血的可能。③观察生命体征的情况：重症脑出血患者呼吸深沉带有鼾声，甚至呈潮式呼吸或不规则呼吸；脉搏缓慢有力，血压升高；当脑桥出血时，丘脑下部对体温的正常调节被阻断而使体温严重上升，甚至呈持续高热状态。如脉搏增快，体温升高，血压下降，则有生命危险。

（2）观察有无神经功能受损。①观察有无"三偏征"：大脑基底核为最常见的出血部位，当累及内囊时，患者常出现偏瘫、偏身感觉障碍和偏盲。②了解有无失语及失语类型：脑出血累及大脑优势半球时，常出现失语症。③注意有无眼球运动及视力障碍：除了内囊出血可发生"偏盲"外，枕叶出血可引起皮质盲；丘脑出血可压迫中脑顶盖，产生双眼上视麻痹而固定向下注视；脑桥出血可表现为交叉性瘫痪，头和眼转向非出血侧，呈"凝视瘫肢"状；小脑出血可有面神经麻痹，眼球震颤、两眼向病变对侧同向凝视。④检查有无肢体瘫痪及瘫痪类型：除内囊出血、丘脑出血和额叶出血引起"偏瘫"外，脑桥小量出血还可引起交叉性瘫痪，脑桥大量出血（血肿>5 mL）和脑室大出血可迅即发生四肢瘫痪和去皮质强直发作。⑤其他：颞叶受累除了发生 Wernicke 失语外，还可引起精神症状；小脑出血则可出现眩晕、眼球震颤、共济失调、行动不稳、吞咽障碍。

3. 心理—社会状况

评估脑出血患者是否因有偏瘫、失语等后遗症，而产生抑郁、沮丧、烦躁、易怒、悲观失望等情绪反应；评估这些情绪是否对日后生活有一定的影响。

六、护理问题

1. 并发症

压疮、吸入性肺炎、泌尿系感染、深静脉血栓。

2. 生活自理能力缺陷

与脑出血卧床有关。

3. 潜在并发症

脑疝、上消化道出血。

4. 其他问题

吞咽障碍、语言沟通障碍。

七、护理措施

1. 一般护理

患者绝对卧床休息4周，抬高床头15°～30°，以促进脑部静脉回流，减轻脑水肿；取侧卧位或平卧头侧位，防止呕吐物反流引起误吸。脑出血急性期患者应尽量就地治疗，避免不必要的搬动，并注意保持病房安静，严格限制探视。翻身时，注意保护头部，动作宜轻柔缓慢，以免加重出血，避免咳嗽和用力排便。神经系统症状稳定48～72小时后，患者即可开始早期康复锻炼，但应注意不可过度用力或憋气。恢复期的康复训练不可急于求成，应循序渐进、持之以恒。

2. 饮食护理

急性期患者给予高蛋白、高维生素、高热量饮食，并限制钠盐摄入（<3 g/d）。有意识障碍、消化道出血的患者宜禁食24～48小时，然后酌情给予鼻饲流食，如牛奶、豆浆、藕粉、蒸蛋或混合匀浆等，每日4～5次，每次约200 mL。恢复期患者应给予清淡、低盐、低脂、适量蛋白质、高维生素食物，戒烟酒，忌暴饮暴食。

3. 症状护理

（1）对神志不清、躁动或有精神症状的患者，床应加护栏，并适当约束，防止跌伤。

（2）注意保持呼吸道通畅：及时清除口鼻分泌物，协助患者轻拍背部，以促进痰痂的脱落排出，但急性期应避免刺激咳嗽，必要时可给予负压吸痰、吸氧及定时雾化吸入。

（3）协助患者完成生活护理：按时翻身，保持床单干燥整洁，保持皮肤清洁卫生，预防压疮发生；如有闭眼障碍的患者，应涂四环素眼膏，并用湿纱布盖眼，保护角膜；昏迷和鼻饲患者应做好口腔护理，每日2次。有二便失禁的患者，注意及时用温水擦洗外阴及臀部，保持皮肤清洁、干燥。

（4）有吞咽障碍的患者，喂饭喂水时不宜过急，遇呕吐或反呛时应暂停喂食喂水，防止食物呛入气管引起窒息或吸入性肺炎，对昏迷等不能进食的患者可酌情予以鼻饲流食。

（5）注意保持瘫痪肢体功能位置，防止足下垂，被动运动关节和按摩患肢，防止手足挛缩、变形及神经麻痹，病情稳定后应尽早开始肢体功能锻炼和语言康复训练，以促进神经功能的早日康复。

（6）中枢性高热的患者先行物理降温，如温水擦浴、酒精浴、冰敷等，效果不佳时可给予退热药，并注意监测和记录体温的情况。

（7）密切观察病情，尤其是生命体征、神志、瞳孔的变化，及早发现脑疝的先兆表现，一旦出现，应立即报告医师及时抢救。

4. 用药护理

告知药物的作用与用法，注意观察药物的疗效与不良反应，发现异常情况，及时报告医师处理。

（1）颅内高压使用20%甘露醇静脉滴注脱水时，要保证绝对快速输入，20%的甘露醇50~100 mL要在15~30分钟内滴完，注意防止药液外漏，并注意尿量与血电解质的变化，尤其注意有无低血钾发生。①患者每日补液量可按尿量加500 mL计算，在1 500~2 000 mL以内，如有高热、多汗、呕吐或腹泻者，可适当增加入液量。②每日补钠50~70 mmol/L，补钾40~50 mmol/L。防止低钠血症，以免加重脑水肿。

（2）严格遵医嘱服用降压药，不可骤停和自行更换，也不宜同时服用多种降压药，避免血压骤降或过低致脑供血不足。应根据患者的年龄、基础血压、病后血压等情况判定最适血压水平，缓慢降压，不宜使用强降压药（如利舍平）。

（3）用地塞米松消除脑水肿时，因其易诱发上消化道应激性溃疡，应观察有无呃逆、上腹部饱胀不适、胃痛、呕血、便血等，注意胃内容物或呕吐物的性状，以及有无黑便；鼻饲流食的患者，注意观察胃液的颜色是否为咖啡色或血性，必要时可做隐血试验检查，如发现异常及时通知医师处理。

（4）躁动不安的患者可根据病情给予小量镇静、镇痛药；患者有抽搐发作时，可用地西泮静脉缓慢注射或苯妥英钠口服。

5. 心理护理

主动关心患者与家属，耐心介绍病情及预后，消除其紧张焦虑、悲观抑郁等不良情绪，保持患者及家属情绪稳定，积极配合抢救与治疗。

八、健康教育

（1）避免情绪激动，去除不安、恐惧、愤怒、抑郁等不良情绪，保持正常心态。

（2）给予低盐低脂、适量蛋白质、富含维生素与纤维素的清淡饮食，多吃蔬菜、水果，少食辛辣刺激性强的食物，戒烟酒。

（3）生活有规律，保持排便通畅，避免排便时用力过度和憋气。

（4）坚持适度锻炼，避免重体力劳动。如坚持做保健体操、慢散步、打太极拳等。

（5）尽量做到日常生活自理，康复训练时注意克服急于求成的心理，做到循序渐进、持之以恒。

（6）定期复查血压、血糖、血脂、血常规等项目，积极治疗原发性高血压、糖尿病、心脏病等原发疾病。如出现头痛、呕吐、肢体麻木无力、进食困难、饮水呛咳等症状时需及时就医。

（樊淑华）

第四节　蛛网膜下隙出血

蛛网膜下隙出血（SAH）一般分为原发性蛛网膜下隙出血和继发性蛛网膜下隙出血。其中，原发性蛛网膜下隙出血是指脑底部或脑表面血管破裂后，血液流入蛛网膜下隙的急性出血性脑血管病；继发性蛛网膜下隙出血是指脑实质内出血、脑室出血、硬膜外或硬膜下血管破裂，血液穿破脑组织和蛛网膜，流入蛛网膜下隙。本节主要讨论原发性蛛网膜下隙出血。

一、病因

1. 颅内动脉瘤

为 SAH 最常见的病因（占 50%~80%）。其中先天性粟粒样动脉瘤约占 75%，还可见高血压、动脉粥样硬化所致梭形动脉瘤及感染所致的真菌性动脉瘤等。

2. 血管畸形

约占 SAH 病因的 10%，其中动静脉畸形（AVM）占血管畸形的 80%。多见于青年人，90% 以上位于幕上，常见于大脑中动脉分布区。

3. 其他

如烟雾病（占儿童 SAH 的 20%）、颅内肿瘤、垂体卒中、血液系统疾病、颅内静脉系统血栓和抗凝治疗并发症等。

二、临床表现

1. 头痛

动脉瘤性 SAH 的典型表现是突发异常剧烈全头痛，头痛不能缓解或呈进行性加重。多伴发一过性意识障碍和恶心、呕吐。约 1/3 的动脉瘤性 SAH 患者发病前数日或数周有轻微头痛的表现，可持续数日不变，2 周后逐渐减轻，如头痛再次加重，常提示动脉瘤再次出血。但动静脉畸形破裂所致 SAH 头痛常不严重。局部头痛常可提示破裂动脉瘤的部位。

2. 脑膜刺激征

患者出现颈强直、Kernig 征和布鲁津斯基征等脑膜刺激征，以颈强直最多见，而老年、衰弱患者或小量出血者，可无明显脑膜刺激征。脑膜刺激征常于发病后数小时出现，3~4 周后消失。

3. 眼部症状

20% 患者眼底可见玻璃体下片状出血，发病 1 小时内即可出现，是急性颅内压增高和眼静脉回流受阻所致，对诊断具有提示作用。此外，眼球活动障碍也可提示动脉瘤所在的位置。

4. 精神症状

约 25% 的患者可出现精神症状，如欣快感、谵妄和幻觉等，常于起病后 2~3 周内自行消失。

5. 其他症状

部分患者可出现脑心综合征、消化道出血、急性肺水肿和局限性神经功能缺损症状等。

三、并发症

1. 再出血

是 SAH 主要的急性并发症，指病情稳定后再次发生剧烈头痛、呕吐、痫性发作、昏迷甚至去大脑强直发作，颈强直，Kernig 征加重，复查脑脊液为鲜红色。20%的动脉瘤患者病后 10~14 日可发生再出血，使死亡率约增加一倍；动静脉畸形急性期再出血者较少见。

2. 脑血管痉挛（CVS）

发生于蛛网膜下腔中血凝块环绕的血管，痉挛严重程度与出血量相关，可导致约 1/3 以上病例脑实质缺血。临床症状取决于发生痉挛的血管，常表现为波动性的轻偏瘫或失语，有时症状还受侧支循环和脑灌注压的影响，对载瘤动脉无定位价值，是死亡和致残的重要原因。病后 3~5 日开始发生，5~14 日为迟发性血管痉挛高峰期，2~4 周逐渐消失。TCD 或 DSA 可帮助确诊。

3. 急性或亚急性脑积水

起病 1 周内 15%~20%的患者发生急性脑积水，血液进入脑室系统和蛛网膜下腔形成血凝块阻碍脑脊液循环通路所致。轻者出现嗜睡、思维缓慢、短时记忆受损、上视受限、展神经麻痹、下肢腱反射亢进等体征，严重者可造成颅内高压，甚至脑疝。亚急性脑积水发生于起病数周后，表现为隐匿出现的痴呆、步态异常和尿失禁。

4. 其他

5%~10%的患者发生癫痫发作，不少患者发生低钠血症。

四、辅助检查

1. 血、尿、便三大常规检查

起病初期常有白细胞增多，尿糖常可呈阳性但血糖大多正常，偶可出现蛋白尿。

2. 脑脊液检查

脑脊液（CSF）为均匀一致血性，压力增高（>200 mmH$_2$O），蛋白含量增加。

3. 影像学检查

颅脑 CT 是确诊 SAH 的首选诊断方法，可见蛛网膜下腔高密度出血灶，并可显示出血部位、出血量、血液分布、脑室大小和有无再出血；MRI 检查可发现动脉瘤或动静脉畸形。

4. 数字减影血管造影（DSA）检查

DSA 检查可为 SAH 的病因诊断提供可靠依据，如发现动脉瘤的部位，显示解剖行程、侧支循环和血管痉挛情况；还可发现动静脉畸形、烟雾病、血管性肿瘤等。

5. 经颅多普勒超声检查

TCD 检查可作为追踪监测 SAH 后脑血管痉挛的一个方法，具有无创伤性。

五、诊断

突然发生的持续性剧烈头痛、呕吐、脑膜刺激征阳性，伴或不伴意识障碍，检查无局灶性神经系统体征，应高度怀疑 SAH。同时 CT 证实脑池和蛛网膜下腔高密度征象或腰穿检查示压力增高和血性脑脊液等可临床确诊。

六、治疗

急性期治疗原则为防治再出血，制止继续出血，防治继发性脑血管痉挛，减少并发症，寻找出血原因，治疗原发病和预防复发。

1. 一般处理

住院监护，绝对卧床 4~6 周，镇静、镇痛，避免引起颅内压增高的因素，如用力排便、咳嗽、喷嚏和情绪激动等，可选用足量镇静镇痛药、缓泻剂等对症处理。

2. 脱水、降颅压

可选甘露醇、呋塞米、清蛋白等。

3. 预防再出血

可给予 6-氨基己酸（EACA）等抗纤溶药物治疗，维持 2~3 周。

4. 应用尼莫地平等钙通道阻滞剂

预防脑血管痉挛发生，推荐尼莫地平 30~40 mg 口服，每日 4~6 次，连用 3 周。

5. 放脑脊液疗法

腰脊穿刺缓慢放出血性脑脊液，每次 10~20 mL，每周 2 次，可有效缓解头痛症状，并可减少脑血管痉挛及脑积水发生，但有诱发脑疝、动脉瘤破裂再出血、颅内感染等可能，应严格掌握适应证。

6. 外科手术或介入治疗

对于动脉瘤或动静脉畸形引起的 SAH，可外科手术治疗或考虑介入栓塞等治疗，是根除病因预防复发的有效方法。

七、护理评估

1. 健康史

（1）了解既往史及用药情况。①询问患者既往身体状况，了解有无颅内动脉瘤、脑血管畸形和高血压动脉硬化病史。②询问患者有无冠心病、糖尿病、血液病、颅内肿瘤、脑炎病史。③询问患者是否进行过治疗，过去和目前的用药情况怎样；④了解患者有无抗凝治疗史等。

（2）询问患者起病情况。①了解起病的形式。询问患者起病时间，了解是否在剧烈活动或情绪大悲大喜时急性起病，SAH 起病很急，常在剧烈活动或情绪激动时突然发病。②了解有无明显诱因和前驱症状。询问患者起病前数日内是否有头痛等不适症状，部分患者在发病前数日或数周有头痛、恶心、呕吐等"警告性渗漏"的前驱症状。③询问患者有无伴随症状，多见短暂意识障碍、项背部或下肢疼痛、畏光等伴随症状。

2. 身体状况

（1）观察神志、瞳孔及生命体征的情况，询问患者病情，了解患者有无神志障碍。少数患者意识始终清醒，瞳孔大小及对光反射正常；半数以上患者有不同程度的意识障碍，轻者出现神志模糊，重者昏迷逐渐加深。监测患者血压、脉搏状况，了解患者血压、脉搏有无改变。起病初期患者常可出现血压上升，脉搏加快，有时节律不齐，但呼吸和体温均可正常；由于出血和脑动脉痉挛对下丘脑造成的影响，24 小时以后患者可出现发热、脉搏不规则、血压波动、多汗等症状。

（2）评估有无神经功能受损。①活动患者头颈部，了解脑膜刺激征是否阳性，大多数患者在发病后数小时内即可出现脑膜刺激征，以颈强直最具特征性，Kernig 征及 Brudzinski 征均呈阳性。②了解患者有无瘫痪、失语及感觉障碍，这与出血引起脑水肿、血肿压迫脑组织或出血后迟发性脑血管痉挛导致脑缺血、脑梗死等有关；大脑中动脉瘤破裂可出现偏瘫、偏身感觉障碍及抽搐；椎—基底动脉瘤可引起面瘫等脑神经瘫痪。③观察患者瞳孔，了解有无眼征。后交通动脉瘤可压迫动眼神经而致上睑下垂、瞳孔散大、复视等麻痹症状，有时眼内出血也可引起严重视力减退。④观察患者有无精神症状，少数患者急性期可出现精神症状，如烦躁不安、谵妄、幻觉等，且 60 岁以上的老年患者精神症状常较明显，大脑前动脉瘤可引起精神症状。⑤有无癫痫发作，脑血管畸形患者常有癫痫发作。

3. 心理—社会状况

评估患者的心理状态，主动与患者进行交谈，了解患者有无恐惧、紧张、焦虑及悲观绝望的心理。患者常因起病急骤，对病情和预后的不了解以及害怕进行 DSA 检查和开颅手术，易出现上述不良心理反应。

八、护理问题

1. 疼痛：头痛

与脑水肿、颅内压升高、血液刺激脑膜或继发性脑血管痉挛有关。

2. 恐惧

与起病急骤，对病情和预后的不了解以及剧烈头痛、担心再出血有关。

3. 自理缺陷

与长期卧床（医源性限制）有关。

4. 潜在并发症

再出血、脑疝。

九、护理措施

1. 一般护理

头部稍抬高（15°~30°），以减轻脑水肿；尽量少搬动患者，避免振动其头部；即使患者神志清楚，无肢体活动障碍，也必须绝对卧床休息 4~6 周，在此期间，禁止患者洗头、如厕、淋浴等一切下床活动；避免用力排便、咳嗽、喷嚏、情绪激动、过度劳累等诱发再出血的因素。

2. 安全护理

对有精神症状的患者，应注意保持周围环境的安全，对烦躁不安等不合作的患者，床应加护栏，防止跌床，必要时遵医嘱予以镇静。有记忆力、定向力障碍的老年患者，外出时应有人陪护，注意防止患者走失或其他意外发生。

3. 饮食护理

给予清淡易消化、含丰富维生素和蛋白质的饮食，多食蔬菜水果。避免辛辣等刺激性强的食物，戒烟酒。

4. 头痛护理

注意保持病室安静舒适，避免声、光刺激，减少探视，指导患者采用放松术减轻疼痛，如缓慢深呼吸，听轻音乐，全身肌肉放松等。必要时可遵医嘱给予镇痛药。

5. 运动和感觉障碍护理

应注意保持良好的肢体功能位，防止足下垂、爪形手、髋外翻等后遗症，恢复期指导患者积极进行肢体功能锻炼，用温水擦洗患肢，改善血液循环，促进肢体知觉的恢复。

6. 心理护理

关心患者，耐心告知病情，特别是绝对卧床与预后的关系，详细介绍 DSA 检查的目的、程序与注意事项，鼓励患者消除不安、焦虑、恐惧等不良情绪，保持情绪稳定，安静休养。

7. 用药护理

告知药物的作用与用法，注意观察药物的疗效与不良反应，发现异常情况，及时报告医师处理。

（1）使用 20% 甘露醇脱水治疗时，应快速静脉滴入，并确保针头在血管内。

（2）尼莫同静脉滴注时常刺激血管引起皮肤发红和剧烈疼痛，应通过三通阀与 5% 葡萄糖注射液或生理盐水溶液同时缓慢滴注，5~10 mL/h，并密切观察血压变化，如果出现不良反应或收缩压 <90 mmHg，应报告医师适当减量、减速或停药处理；如果无三通阀联合输液，一般将 50 mL 尼莫同针剂加入 5% 葡萄糖注射液 500 mL 中静脉滴注，速度为 15~20 滴/分，6~8 小时输完。

（3）使用 6-氨基己酸止血时应特别注意有无双下肢肿胀疼痛等临床表现，谨防深静脉血栓形成，有肾功能障碍者应慎用。

十、健康教育

1. 预防再出血

告知患者情绪稳定对疾病恢复和减少复发的意义，使患者了解，并能遵医嘱绝对卧床并积极配合治疗和护理。指导家属关心、体贴患者，在精神和物质上对患者给予支持，减轻患者的焦虑、恐惧等不良心理反应。告知患者和家属再出血的表现，发现异常及时就诊。女性患者 1~2 年内避免妊娠和分娩。

2. 疾病知识指导

向患者和家属介绍疾病的病因、诱因、临床表现、应进行的相关检查、病程和预后、防治原则和自我护理的方法。SAH 患者一般在首次出血后 3 日内或 3~4 周后进行 DSA 检查，以避开脑血管痉挛和再出血的高峰期。应告知数字减影血管造影的相关知识，使患者和家属了解进行 DSA 检查以明确和去除病因的重要性，积极配合。

（张子希）

第六章

内分泌科疾病护理

第一节 甲状腺功能亢进症

一、概述

甲状腺功能亢进症（简称甲亢）可分为 Graves 甲亢、继发性甲亢和高功能腺瘤三大类。Graves 甲亢最常见，指甲状腺肿大的同时，出现功能亢进症状。腺体肿大为弥漫性，两侧对称，常伴有突眼，故又称"突眼性甲状腺肿"。继发性甲亢较少见，由于垂体 TSH 分泌瘤分泌过多 TSH 所致。高功能腺瘤少见，多见于老人，病史有 10 多年，腺瘤直径多数大于 4~5 cm，腺体内有单个的自主性高功能结节，结节周围的甲状腺呈萎缩改变，患者无突眼。

甲亢主要累及妇女，男女发病比为 1：4，一般患者较年轻，年龄多为 20~40 岁。

二、病因与发病机制

病因迄今尚未完全明了，可能与下列因素有关。

（一）自身免疫性疾病

近来研究发现，Graves 甲亢患者血中促甲状腺激素（TSH）浓度不高甚至低于正常，应用促甲状腺释放激素（TRH）也不能刺激这类患者的血中 TSH 浓度升高，故目前认为 Graves 甲亢是一种自身免疫性疾病。患者血中有刺激甲状腺的自身抗体，即甲状腺刺激免疫球蛋白，这种物质属于 G 类免疫球蛋白，来自患者的淋巴细胞，与甲状腺滤泡的 TSH 受体结合，从而加强甲状腺细胞功能，分泌大量 T_3 和 T_4。

（二）遗传因素

可见同一家族中多人患病，甚至连续几代患病，单卵双生胎患病率高达 50%，本病患者家族成员患病率明显高于普通人群。目前发现与主要组织相容性复合物（MHC）相关。

（三）精神因素

可能是本病的诱发因素，许多患者在发病前有精神刺激史，推测可能因应激刺激情况下，T 细胞的监测功能障碍，使有免疫功能遗传缺陷者发病。

三、病理

甲状腺多呈不同程度弥漫性、对称性肿大或伴峡部肿大。质脆软，包膜表面光滑、透亮，也可不平或呈分叶状。甲状腺内血管增生、充血，腺泡细胞增生肥大，滤泡间组织中淋巴样组织呈现不同程度的增生，从弥漫性淋巴细胞浸润至形成淋巴滤泡或出现淋巴组织生发中心扩大。有突眼者，球后组织中常有脂肪浸润，眼肌水肿增大，纤维组织增多，黏多糖沉积与透明质酸增多，淋巴细胞及浆细胞浸润。眼外肌纤维增粗，纹理模糊，球后脂肪增多，肌纤维透明变性、断裂及破坏，肌细胞内黏多糖也有增多。骨骼肌、心肌也有类似眼肌的改变。病变皮肤可有黏蛋白样透明质酸沉积，伴多数带有颗粒的肥大细胞、吞噬细胞和含有内质网的成纤维细胞浸润。

四、护理评估

（一）健康史

评估患者的年龄、性别；询问患者是否曾患结节性甲状腺肿大；了解患者家族中是否曾有甲亢患者；询问患者近期是否有精神刺激或感染史。

（二）身体评估

1. 高代谢综合征

甲状腺激素分泌增多导致交感神经兴奋性增高和代谢加速。患者怕热、多汗、体重下降、疲乏无力、皮肤温暖湿润，可有低热，体温常在 38 ℃ 左右，糖类、蛋白质及脂肪代谢异常，出现消瘦软弱。

2. 神经系统病变

患者表现为神经过敏、烦躁多虑、多言多动、失眠、多梦、思想不集中、记忆力减退，有时有幻觉，甚至表现为焦虑症。少数患者出现寡言抑郁、神情淡漠（尤其是老年人），舌平伸及手举表现细震颤、腱反射活跃、反射时间缩短。

3. 心血管系统病变

患者的主要症状有心悸、气促，窦性心动过速，心率高达 100~120 次/分，休息与睡眠时心率仍快。血压收缩压增高，舒张压降低，脉压增大。严重者发生甲亢性心脏病，表现为心律失常，出现期前收缩、阵发性心房颤动或心房扑动、房室传导阻滞等。第一心音增强，心尖区心音亢进，可闻及收缩期杂音；长期患病的患者可出现心肌肥厚或心脏扩大，心力衰竭等。

4. 消化系统病变

患者出现食欲亢进，食量增加，但体重明显下降。少数患者（老人多见）表现厌食，消瘦明显，病程长者表现为恶液质。由于肠蠕动增加，患者大便次数增多或顽固性腹泻，大便不成形，含较多不消化的食物。由于伴有营养不良、心力衰竭等原因，肝脏受损，患者可出现肝肿大和肝功能受损，重者出现黄疸。

5. 运动系统病变

肌肉萎缩导致软弱无力，行动困难，严重时称为甲亢性肌病，表现为浸润性突眼伴眼肌麻痹、急性甲亢性肌病或急性延髓麻痹、慢性甲亢性肌病、甲亢性周期性四肢麻痹、甲亢伴重症肌无力和骨质疏松。

6. 生殖系统病变

女性可出现月经紊乱，表现为月经量少，周期延长，久病可出现闭经、不孕，经抗甲状

腺药物治疗后，月经紊乱可以恢复。男性性功能减退，常出现阳痿，偶可发生乳房发育、不育。

7. 内分泌系统病变

可以影响许多内分泌腺体，其中性腺功能异常，表现为性功能和性激素异常。本病早期肾上腺皮质可增生肥大，功能偏高；久病及病情加重时，功能相对减退，甚至功能不全。患者表现为色素轻度沉着和血 ACTH 及皮质醇异常。

8. 造血系统病变

因消耗增多，营养不良，维生素 B_{12} 缺乏和铁利用障碍，部分患者伴有贫血。部分患者有白细胞和血小板减少，淋巴细胞及单核细胞相对增加，这可能与自身免疫破坏有关。

9. 甲状腺肿大

甲状腺常呈弥漫性肿大（表 6-1），增大 2~10 倍不等，质较柔软、光滑，随吞咽上下移动。少数为单个或多发的结节性肿大，质地为中等硬度或坚硬不平。由于甲状腺的血管扩张，血流量和流速增加，可在腺体上下极外侧触及震颤和闻及血管杂音。

表 6-1　甲状腺肿大临床分度

分度	体征
一度	甲状腺触诊可发现肿大，但视诊不明显
二度	视诊即可发现肿大
三度	甲状腺明显肿大，其外缘超过胸锁乳突肌外缘

10. 突眼

多为双侧性，可分为非浸润性突眼和浸润性突眼两种。

（1）非浸润性突眼（良性突眼）：主要由于交感神经兴奋性增高，使眼外肌群和上睑肌兴奋性增高，球后眶内软组织改变不大，病情控制后，突眼常可自行恢复，预后良好。患者出现眼球突出，可不对称，突眼度一般小于 18 mm，表现为下列眼征：①凝视征（Darymple 征），因上眼睑退缩，引起睑裂增宽，呈凝视或惊恐状；②瞬目减少征（Stellwag 征），瞬目减少；③上睑挛缩征（Von Graefe 征），上睑挛缩，双眼下视时，上睑不能随眼球同时下降，使角膜上方巩膜外露；④辐辏无能征（Mobius 征），双眼球内聚力减弱，视近物时，集合运动减弱；⑤向上看时，前额皮肤不能皱起（Joffroy 征）。

（2）浸润性突眼（恶性突眼）：目前认为其发生与自身免疫有关，在患者的血清中已发现眶内成纤维细胞结合抗体水平升高。患者除眼外肌张力增高外，球后脂肪和结缔组织出现水肿、淋巴细胞浸润，眼外肌显著增粗。突眼度一般在 19 mm 以上，双侧多不对称。除上述眼征外，患者常有眼内异物感、畏光、流泪、视力减退，因眼肌麻痹而出现复视、斜视、眼球活动度受限。严重突眼者，可出现眼睑闭合困难，球结膜及角膜外露引起充血、水肿，易继发感染形成角膜溃疡或全角膜炎而失明。

（三）辅助检查

1. 基础代谢率检查

基础代谢率是指人体在清醒、空腹、无精神紧张和外界环境刺激的影响下的能量消耗。了解基础代谢率的高低有助于了解甲状腺的功能状态。基础代谢率的正常值为 ±10%，增高至+20%~+30%为轻度升高，+30%~+60%为中度升高，+60%以上为重度甲亢。检验公式可用脉率和脉压进行估计：基础代谢率=（脉率+脉压）-111。

做此检查前数日应指导患者停服影响甲状腺功能的药物，如甲状腺制剂、抗甲状腺药物和镇静剂等。测定前一日晚餐应较平时少进食，夜间充分睡眠（不要服安眠药）。护士应向患者讲解测定的过程，消除顾虑。检查日清晨嘱患者进食，可少量饮水，不活动，不多讲话，测定前排空大小便，用轮椅将患者送至检查室，患者卧床0.5~1小时后再进行测定。由于基础代谢率测定方法烦琐，受影响因素较多，临床已较少应用。

2. 血清甲状腺激素检查

血清游离甲状腺素（FT₄）与游离三碘甲腺原氨酸（FT₃）是循环血中甲状腺激素的活性部分，直接反映甲状腺功能状态，其敏感性和特异性高，正常值为FT₄ 9~25 pmol/L，FT₃为3~9 pmol/L。血清中总甲状腺素（TT₄）是判断甲状腺功能最基本的筛选指标，与血清总三碘甲腺原氨酸（TT₃）均能反映甲状腺功能状态，正常值为TT₄ 65~156 nmol/L，TT₃ 1.7~2.3 nmol/L。甲亢时血清甲状腺激素升高比较明显，测定血清甲状腺激素对甲状腺功能的诊断具有较高的敏感性和特异性。

3. TSH免疫放射测定分析

血清TSH浓度的变化是反映甲状腺功能最敏感的指标。TSH正常值为0.3~4.8 mIU/L，甲亢患者因TSH受抑制而减少，其血清高敏感TSH往往<0.1 mIU/L。

4. 甲状腺摄[131]I率检查

给受试者一定量的[131]I，再探测甲状腺摄取[131]I的程度，可以判断甲状腺的功能状态。正常人甲状腺摄取[131]I的高峰在24小时后，3小时为5%~25%，24小时为20%~45%。24小时内甲状腺摄[131]I率超过人体总量的50%，表示有甲亢。如果患者近期内食用含碘较多的食物，如海带、紫菜、鱼虾或某些药物，如抗甲状腺药物、溴剂、甲状腺素片、复方碘溶液等，需停服两个月才能做此试验，以免影响检查的效果。

5. TSH受体抗体（TRAb）检查

甲亢患者血中TRAb抗体阳性检出率可达80%~95%，可作为疾病早期诊断、病情活动判断、是否复发及能否停药的重要指标。

6. TSH受体刺激抗体（TSAb）检查

是诊断Graves病的重要指标之一。与TRAb相比，TSAb反映了这种抗体不仅与TSH受体结合，而且产生了对甲状腺细胞的刺激功能。

（四）心理—社会状况

患者的情绪因内分泌紊乱而受到不良影响，心情可有周期性的变化，从轻微的欣快状态到活动过盛，甚至到谵妄的地步。过度的活动导致极度的疲倦和抑郁，接着又是极度的活动，如此循环往复。因患者纷乱的情绪状态，使其人际关系恶化，于是更加重了患者的情绪障碍。患者外形的改变，如突眼、颈部粗大，可造成其自我形象紊乱。

五、常见的护理诊断/问题

1. 营养失调：低于机体需要量

与基础代谢率升高有关。

2. 活动无耐力

与基础代谢率过高而致机体疲乏、负氮平衡、肌肉萎缩有关。

3. 腹泻

与肠蠕动增加有关。

4. 有受伤的危险

与突眼造成的眼睑不能闭合、有潜在的角膜溃烂、角膜感染而致失明的可能有关。

5. 体温过高

与基础代谢率升高、甲状腺危象有关。

6. 睡眠型态紊乱

与基础代谢率升高有关。

7. 有体液不足的危险

与腹泻及大量出汗有关。

8. 自我形象紊乱

与甲状腺肿大及突眼有关。

9. 知识缺乏

与患者缺乏甲亢治疗、突眼护理及并发症预防的知识有关。

10. 潜在并发症

甲亢性肌病，心排出量减少，甲状腺危象，手术中并发症包括出血，喉上、喉返神经损伤，手足抽搐等。

六、护理措施

患者能够得到所需热量，营养需求得到满足，体重维持在标准体重的 90%~110%；眼结膜无溃烂、感染的发生；能够进行正常的活动，保证足够的睡眠；体温 37 ℃；无腹泻，出入量平衡，无脱水征象；能够复述出甲亢治疗、突眼护理及并发症预防的知识；正确对待自我形象，社交能力改善，与他人正常交往；护士能够及时发现并发症，通知医师及时处理。

（一）病情观察

护士每日监测患者的体温、脉搏、心率（律）、呼吸改变、出汗、皮肤状况、排便次数，注意有无腹泻、脱水症状，体重变化，突眼症状改变，甲状腺肿大情况，以及有无精神、神经、肌肉症状：如失眠、情绪不安、神经质、指震颤、肌无力、肌力消失等改变。准确记录每日饮水量、食欲与进食量、尿量及液体量等出入平衡情况。

（二）提供安静舒适的环境

因患者常有乏力、易疲劳等症状，故需要充分的休息，避免疲劳，且休息可使机体代谢率降低。重症甲亢及甲亢并发心功能不全、心律失常、低钾血症等必须卧床休息。因而提供一个能够使患者身心均获得休息的环境，帮助患者放松和休息，对于疾病的恢复非常重要。病室要保持安静，室温稍低，色调和谐，避免精神刺激或过度兴奋，使患者得到充分休息和睡眠。必要时可给患者提供单间，以防止患者间的相互打扰。患者的被子不宜太厚，衣服应轻便宽松，定期沐浴，勤更换内衣。为患者提供一些活动，分散患者的注意力，如拼图，听轻松、舒缓的音乐，看电视等。

（三）饮食护理

为满足机体代谢亢进的需要，应为患者提供高热量、高蛋白、高维生素的均衡饮食。因患者代谢率高，常常会感到很饿，大约每日需 6 餐才能满足需要，护士应鼓励患者吃高蛋白质、高热量、高维生素的食物，如瘦肉、鸡蛋、牛奶、水果等。不要让患者吃增加肠蠕动和易导致腹泻的食物，如味重刺激性食物、粗纤维多的食物。每日测体重，当患者体重降低 2 kg 以上时需通知医师。在患者持续出现营养不良时，要补充维生素，尤其是 B 族维生素。由于患者出汗较多，应给饮料以补充出汗等所丢失的水分，忌饮浓茶、咖啡等对中枢神经有兴奋作用的饮料。

（四）心理护理

甲亢是与精神、神经因素有关的内分泌系统心身疾病，必须注意对躯体治疗的同时进行心理、精神治疗。

甲亢患者常有神经过敏、多虑、易激动、失眠、思想不集中、烦躁易怒，严重时可抑郁或躁狂等，任何不良的外界刺激均可使症状加重，故医护人员应耐心、温和、体贴，建立良好的护患关系，解除患者焦虑和紧张心理，增强治愈疾病的信心。指导患者自我调节，采取自我催眠、放松训练、自我暗示等方法来恢复已丧失平衡的心身调节能力，必要时辅以镇静、安眠药。同时医护人员给予精神疏导、心理支持等综合措施。向患者介绍甲亢的治疗方法以减少因知识缺乏所造成的不安，常用治疗方法有抗甲状腺药物治疗、放射性碘治疗和手术治疗 3 种方法。同时护士应向患者家属、亲友说明患者任何怪异、难懂的行为都是暂时性的，可随着治疗而获得稳定的改善。在照顾患者时，应保持一种安静和理解的态度，接受患者的烦躁不安及情绪暴发，将之视为疾病的自然表现，通过家庭的支持促进甲亢患者的早日康复。

（五）突眼护理

对严重突眼者应加强心理护理，多关心体贴，帮助其树立治疗的信心，避免烦躁焦虑。

加强眼部护理，对于眼睑不能闭合者必须注意保护角膜和结膜，经常点眼药，防止干燥、外伤及感染，外出戴墨镜或使用眼罩以避免强光、风沙及灰尘的刺激。睡眠时头部抬高，以减轻眼部肿胀。当患者不易或根本无法闭上眼睛时，应涂抗生素眼膏，并覆盖纱布或眼罩，预防结膜炎和角膜炎。结膜发生充血水肿时，用 0.5% 醋酸可的松滴眼，并加用冷敷。眼睑闭合严重障碍者可行眼睑缝合术。

配合全身治疗，给予低盐饮食，限制进水量，可减轻球后水肿。

突眼异常严重者，应配合医师做好手术前准备，做眶内减压术，球后注射透明质酸酶，以溶解眶内组织的黏多糖类，减轻眶内压力。

（六）用药护理

药物治疗较方便和安全，为甲亢的基础治疗方法，常用抗甲状腺药物分为硫脲类和咪唑类。硫脲类包括丙硫氧嘧啶和甲硫氧嘧啶。咪唑类包括甲巯咪唑和卡比马唑等。主要作用是阻碍甲状腺激素的合成，但对已合成的甲状腺激素不起作用，故须待体内储存的过多甲状腺激素消耗到一定程度才能显效。近年来发现此类药物可轻度抑制免疫球蛋白生成，使甲状腺中淋巴细胞减少，血循环中的 TRAb 抗体下降。此类药物适用于病情较轻、甲状腺肿大不明显、甲状腺无结节的患者。用药剂量区别对待，护士应告诉患者整个药物治疗需要较长时间，一般需要 1.5~2 年，分为初治期、减量期及维持期。按病情轻重决定药物剂量，疗程中除非有较严重的反应，一般不宜中断，并定期随访疗效。

该类药物存在一些不良反应，如粒细胞减少和粒细胞缺乏，变态反应如皮疹、发热、肝脏损害，部分患者出现转氨酶升高，甚至出现黄疸。护士应督促患者按时按量服药，告诉患者用药期间监测血常规及肝功能变化，密切观察有无发热、咽痛、乏力、黄疸等症状，发现异常及时告知医师，告诉患者进餐后服药，以减少胃肠道反应。

（七）放射性碘治疗患者护理

口服放射性[131]I 后，碘浓集在甲状腺中。[131]I 产生的 β 射线可以损伤甲状腺，使腺泡上皮细胞破坏而减少甲状腺激素的分泌，但很少损伤其他组织，起到药物性切除作用。同时，也可使甲状腺内淋巴细胞产生抗体减少，从而起到治疗甲亢的作用。

2007 年，中华医学会内分泌学会和核医学分科学会制定的《中国甲状腺疾病诊治指南》。关于放射性碘的适应证达成共识：①成人 Graves 甲亢伴甲状腺肿大二度以上；②对药物治疗有严重反应，长期治疗失效或停药后复发者；③甲状腺次全切除后复发者；④甲状腺毒症心脏病或甲亢伴其他病因的心脏病；⑤甲亢并发白细胞和（或）血小板减少或全血细胞减少；⑥老年甲亢；⑦甲亢并发糖尿病；⑧毒性多结节性甲状腺肿；⑨自主功能性甲状腺结节并发甲亢。相对适应证：①青少年和儿童甲亢，使用抗甲状腺药物治疗失败，拒绝手术或有手术禁忌证；②甲亢并发肝、肾等器官功能损害；③Graves 眼病，对轻度和稳定期的中重度病例可单用[131]I 治疗，对病情处于进展期患者，可在[131]I 治疗前后加用泼尼松。

禁忌证：①妊娠或哺乳妇女；②有严重肝、肾功能不全；③甲状腺危象；④重症浸润性突眼；⑤以往使用大量碘使甲状腺不能摄碘者。

凡采用放射性碘治疗者，治疗前和治疗后 1 个月内避免使用碘剂及其他含碘食物及药物。[131]I 治疗本病的疗效较满意，缓解率达 90% 以上。一般一次空腹口服，于服[131]I 后 2~4 周症状减轻，甲状腺缩小、体重增加，于 3~4 个月后大多数患者的甲状腺功能恢复正常。

[131]I 治疗甲亢后的主要并发症是甲状腺功能减退（简称甲减）。国内报道早期甲减发生率为 10%，晚期达 59.8%。[131]I 治疗的近期反应较轻微，由于放射性甲状腺炎，可在治疗后第一周有甲亢症状的轻微加重，护士应严密观察病情变化，注意预防感染和避免精神刺激。

（八）手术治疗患者护理

甲状腺大部分切除是一种有效的治疗方法，其优点是疗效较药物治疗迅速，不易复发，并发甲状腺功能减退的机会较放射性碘治疗低，其缺点是有一定的手术并发症。

1. 术前护理

（1）术前评估：对于接受甲状腺手术治疗的患者，护士要在术前对患者进行仔细评估，包括甲状腺功能是否处于正常状态，甲状腺激素的各项检验是否处于正常范围内，营养状况是否正常。心脏问题是否得到控制，脉搏是否正常，心电图有无心律不齐，患者是否安静、放松，患者是否具有与手术有关的知识如手术方式、适应证、禁忌证、手术前的准备和手术后的护理及有哪些生理、心理等方面的需求。

（2）心理护理：甲亢患者性情急躁、容易激动，极易受环境因素的影响，对手术顾虑较重，存在紧张情绪，术前应多与患者交谈，给予必要的安慰，解释手术的有关问题。必要时可安排甲亢术后恢复良好的患者现身说法，以消除患者的顾虑。避免各种不良刺激，保持室内安静和舒适。对精神过度紧张或失眠者给予口服镇静剂或安眠药，使患者消除恐惧，配合治疗。

（3）用药护理：术前给药降低基础代谢率，减轻甲状腺肿大及充血是术前准备的重要环节，主要方法如下，①通常先用硫氧嘧啶类药物，待甲亢症状基本控制后减量继续服药，加服 1~2 周的碘剂，再进行手术。大剂量碘剂可使腺体减轻充血，缩小变硬，有利于手术。常用的碘剂是复方碘化钾溶液，每日 3 次。每次 10 滴，2~3 周可以进行手术。由于碘剂可刺激口腔和胃黏膜，引发恶心、呕吐、食欲不振等不良反应，因此护士可指导患者于饭后用冷开水稀释碘剂后服用或在用餐时将碘剂滴在馒头或饼干上一同服用。值得注意的是大剂量碘剂只能抑制甲状腺素的释放，而不能抑制其合成，因此一旦停药后，贮存于甲状腺滤泡内的甲状腺球蛋白分解，大量甲状腺素释放到血液，使甲亢症状加重。因此，碘剂不能单独治疗甲亢，仅用于手术前准备。②开始即用碘剂，2~3 周后甲亢症状得到基本控制（患者情绪稳定，睡眠好转，体重增加，脉率稳定在每分钟 90 次以下），便可进行手术。少数患者服用碘剂 2 周后，症状减轻不明显，可在继续服用碘剂的同时，加用硫氧嘧啶类药物，直至症状基本控制后，再停用硫氧嘧啶类药物，但仍继续单独服用碘剂 1~2 周，再进行手术。③对用上述药物准备不能耐受或不起作用的病例，主张单用普萘洛尔或与碘剂合用作术前准备，普萘洛尔剂量为每 6 小时给药 1 次，每次 20~60 mg，一般在 4~7 日后脉率即降至正常水平，可以施行手术。要注意的是普萘洛尔在体内的有效半衰期不到 8 小时，所以最末一次口服普萘洛尔要在术前 1~2 小时，术后继续口服 4~7 日。此外，术前不宜使用阿托品，以免引起心动过速。

（4）床单位准备：患者离开病房后，护士应做好床单位的准备，床旁备气管切开包、无菌手套、吸引器、照明灯、氧气和抢救物品。

（5）体位练习：术前要指导患者练习手术时的头、颈过伸体位和术后用于帮助头部转动的方法，以防止瘢痕挛缩，可指导患者点头、仰头，尽量伸展颈部，及向左向右转动头部。

2. 术后护理

（1）术后评估：患者返回病室后，护士应仔细评估患者的生命体征、伤口敷料，观察患者有无出血、喉返神经及甲状旁腺损伤等并发症，观察有无呼吸困难、窒息、手足抽搐等症状。

（2）体位：术后患者清醒和生命体征平稳后，取半卧位，有利于渗出液的引流和保持呼吸道通畅。

（3）饮食护理：术后 1~2 日，进流质饮食，随病情的恢复逐渐过渡到正常饮食，但不可过热，以免引起颈部血管扩张，加重创口渗血。患者如有呛咳，可给静脉补液或进半固体食物，协助患者坐起进食。

（4）指导颈部活动：术前护士已经教会患者颈部活动的方法，术后护士应提醒并协助患者做点头、仰头，及向左向右转动头部，尽量伸展颈部。

（5）并发症的观察与护理。

1）术后呼吸困难和窒息：是术后最危急的并发症，多发生在术后 48 小时内。常见原因为：①切口内出血压迫气管，主要是手术时止血不彻底、不完善或因术后咳嗽、呕吐、过频活动或谈话导致血管结扎滑脱所引起；②喉头水肿，手术创伤或气管插管引起；③气管塌陷，气管壁长期受肿大的甲状腺压迫，发生软化，切除大部分甲状腺体后，软化的气管壁失去支撑所引起；④痰液阻塞；⑤双侧喉返神经损伤，患者发生此并发症时，务必及时采取抢救措施。

患者临床表现为进行性呼吸困难、烦躁、发绀，甚至发生窒息。如因切口内出血所引起者，还可出现颈部肿胀、切口渗出鲜血等。护士在巡回时应严密观察呼吸、脉搏、血压及伤口渗血情况，有时血液自颈侧面流出至颈后，易被忽视，护士应仔细检查。如发现患者有颈部紧压感、呼吸费力、气急烦躁、心率加速、发绀等应及时处理，包括立即检查伤口，必要时剪开缝线，敞开伤口，迅速排除出血或血肿压迫。如血肿清除后，患者呼吸仍无改善，应果断施行气管切开，同时吸氧。术后痰多而不易咳出者，应帮助和鼓励患者咳痰，进行雾化吸入以保持呼吸道通畅。护士应告诉患者术后 48 小时内避免过于频繁的活动、谈话，若患者有咳嗽、呕吐等症状时，应告知医务人员采取对症措施，并在咳嗽、呕吐时保护好伤口。

2）喉返神经损伤：患者清醒后，应诱导患者说话，以了解有无喉返神经损伤。暂时性损伤可由术中钳夹、牵拉或血肿压迫神经引起，永久性损伤多因切断、结扎神经引起。喉返神经损伤的患者术后可出现不同程度的声嘶或失音，喉镜检查可见患侧声带外展麻痹。对已有喉返神经损伤的患者，护士应认真做好安慰解释工作，告诉患者暂时性损伤经针刺、理疗可于 3~6 个月内逐渐恢复；一侧的永久性损伤也可由对侧代偿，6 个月内发声好转。双侧喉返神经损伤会导致两侧声带麻痹，引起失声或严重呼吸困难，需做气管切开，护士应做好气管切开的护理。

3）喉上神经损伤：手术时损伤喉上神经外支会使环甲肌瘫痪，引起声带松弛，音调降低。如损伤其内支，则喉部黏膜感觉丧失，表现为进食时，特别是饮水时发生呛咳、误咽。护士应注意观察患者进食情况，如进水及流食时发生呛咳，要协助患者坐起进食或进半流质饮食，并向患者解释该症状一般在治疗后自行恢复。

4）手足抽搐：手术时甲状旁腺被误切、挫伤或其血液供应受累，均可引起甲状旁腺功能低下，出现低血钙，从而使神经肌肉的应激性显著增高。症状多发生于术后 1~3 日，轻者只有面部、口唇周围和手、足针刺感和麻木感或强直感，2~3 周后由于未损伤的甲状旁腺代偿增生而使症状消失，重症可出现面肌和手足阵发性痛性痉挛，甚至可发生喉肌及膈肌痉挛，引起窒息死亡。

护士应指导患者合理饮食，限制含磷较高的食物，如牛奶、瘦肉、蛋黄、鱼类等。症状轻者可口服碳酸钙 1~2 g，每日 3 次；症状较重或长期不能恢复者，可加服维生素 D_3，每日 5 万~10 万 IU，以促进钙在肠道内的吸收。最有效的治疗是口服二氢速固醇（ATIO）油剂，有迅速提高血中钙含量的特殊作用，从而降低神经肌肉的应激性。抽搐发作时，立即用压舌板或匙柄垫于上下磨牙间，以防咬伤舌头，并静脉注射 10% 葡萄糖酸钙或氯化钙 10~20 mL，注意保证患者安全，避免受伤。

5）甲状腺危象：是由于甲亢长期控制不佳，涉及心脏、感染、营养障碍、危及患者生命的严重并发症，而手术、感染、电解质紊乱等的应激会诱发危象。危象先兆症状表现为甲亢症状加重，患者严重乏力、烦躁、发热（体温 39 ℃以下）、多汗、心悸，心率每分钟在 120~160 次，伴有食欲不振、恶心、腹泻等。甲状腺危象临床表现为高热（体温 39 ℃以上），脉快而弱，大汗、呕吐、水泻、谵妄，甚至昏迷，心率每分钟常在 160 次以上。如处理不及时或不当，患者常很快死亡。因此护士应严密观察病情变化，一旦发现上述症状，应立即通知医师，积极采取措施。

甲状腺危象处理包括以下 8 个方面：①吸氧，以减轻组织缺氧；②降温，使用物理降温、退热药物、冬眠药物等综合措施，使患者的体温保持在 37 ℃左右；③静脉输入大量葡萄糖注射液；④碘剂，口服复方碘化钾溶液 3~5 mL，紧急时用 10%碘化钠 5~10 mL 加入 10%葡萄糖注射液 500 mL 中做静脉滴注，以降低循环血液中甲状腺素水平或抑制外周 T_4 转化为 T_3；⑤氢化可的松，每日 200~400 mg，分次做静脉滴注，以拮抗应激；⑥利舍平 1~2 mg 肌内注射或普萘洛尔 5 mg，加入葡萄糖注射液 100 mL 中做静脉滴注，以降低周围组织对儿茶酚胺的反应；⑦镇静剂，常用苯巴比妥 100 mg 或冬眠合剂 II 号半量肌内注射，6~8 小时一次；⑧有心力衰竭者，加用洋地黄制剂。护士应密切观察用药后的病情变化，病情一般于 36~72 小时逐渐好转。

（卢　宁）

第二节　皮质醇增多症

皮质醇增多症又称库欣（Cushing）综合征，是由多种原因引起肾上腺皮质分泌过量糖皮质激素所致疾病的总称。其中垂体促肾上腺皮质激素（ACTH）分泌亢进所引起者称为库欣病。库欣综合征可发生于任何年龄，但以 20~40 岁最多见，女性多于男性。主要临床表现为满月脸、多血质、向心性肥胖、皮肤紫纹、痤疮、血压升高、糖尿病倾向、骨质疏松、抵抗力下降等。

一、病因与发病机制

1. 垂体分泌 ACTH 过多

ACTH 过多可导致双侧肾上腺增生，分泌大量的皮质醇，Cushing 病最常见，约占 70%，如垂体瘤或下丘脑—垂体功能紊乱等。

2. 异位 ACTH 综合征

是由于垂体以外的癌瘤产生 ACTH 刺激肾腺皮质增生，分泌过量的皮质类固醇，最常见的是肺癌（约占 50%），其次为胸腺癌、胰腺癌等。

3. 不依赖 ACTH 的 Cushing 综合征

不依赖 ACTH 的双侧小结节性增生或小结节性发育不良，此类患者多为儿童或青年。

4. 肾上腺皮质病变

如原发性肾上腺皮质肿瘤等。

5. 医源性皮质醇增多

长期或大量使用 ACTH 或糖皮质激素所致。

二、临床表现

本病的临床表现主要是由于皮质醇分泌过多，引起代谢障碍、多器官功能障碍和对感染抵抗力降低所致。

1. 脂肪代谢障碍

皮质醇增多能促进脂肪的动员和合成，引起脂肪代谢紊乱和脂肪重新分布而形成本病特征性的向心性肥胖，表现为面如满月，胸、腹、颈、背部脂肪甚厚，四肢相对瘦小，与面部、躯干形成鲜明对比。

2. 蛋白质代谢障碍

大量皮质醇促进蛋白分解，抑制蛋白合成。表现为皮肤菲薄、毛细血管脆性增加、皮肤紫纹，甚至肌萎缩。

3. 糖代谢障碍

大量皮质醇抑制葡萄糖进入组织细胞，影响外周组织对葡萄糖的利用，同时促进肝糖原异生，使血糖升高，有部分患者继发类固醇性糖尿病。

4. 电解质平衡紊乱

大量皮质醇有潴钠排钾作用，低血钾可加重乏力，并引起肾浓缩功能障碍，部分患者因潴钠而有水肿。

5. 心血管病变

高血压常见，长期高血压可并发心脏损害、肾脏损害和脑血管意外。

6. 性功能异常

女性患者大多出现月经减少、月经不规则或停经，轻度多毛，痤疮，明显男性化者少见，但如出现要警惕肾上腺癌；男性患者性欲减退，阴茎缩小，睾丸变软，与大量皮质醇抑制垂体促腺激素有关。

7. 造血系统病变

皮质醇刺激骨髓，使红细胞计数和血红蛋白含量增高，加以患者皮质变薄，故面容呈多血质、面红等表现。

8. 感染

长期大量皮质醇可以抑制免疫功能，使机体抵抗力下降，易发生感染。多见于肺部感染、化脓性细菌感染，且不易局限化，可发展为蜂窝织炎、菌血症、败血症。

9. 其他病变

如骨质疏松、皮肤色素沉着等。

10. 心理表现

常有不同程度的精神、情绪变化，表现为失眠、易怒、焦虑、注意力不集中等。因体形、外貌的改变，往往产生悲观情绪。

三、辅助检查

1. 血液检查

红细胞计数和血红蛋白含量偏高，白细胞总数及中性粒细胞占比增多，淋巴细胞和嗜酸性粒细胞绝对值可减少。血糖高，血钠高，血钾低。

2. 皮质醇检查

血浆皮质醇浓度升高且昼夜规律消失。24小时尿17-羟皮质类固醇、尿游离皮质醇含量升高。

3. 地塞米松抑制试验

（1）小剂量地塞米松抑制试验，17-羟皮质类固醇不能被抑制到对照值的 50% 以下。

（2）大剂量地塞米松试验，能被抑制到对照值的 50% 以下者，病变大多为垂体性，不能被抑制者，可能为原发性肾上腺皮质肿瘤或异位 ACTH 综合征。

4. ACTH 试验

垂体性 Cushing 病和异位 ACTH 综合征者有反应，高于正常；原发性肾上腺皮质肿瘤则大多数无反应。

5. 影像学检查

包括肾上腺超声检查、蝶鞍区断层摄片、CT、MRI 等，可显示病变部位，属于定位检查。

四、诊断要点

典型病例可根据临床表现及实验室检查等作出诊断，但应注意与单纯性肥胖症、Ⅱ型糖尿病肥胖者进行鉴别。

五、治疗

治疗以病因治疗为主，病情严重者应先对症治疗以避免并发症。

1. 对症治疗

如低钾时给予补钾，糖代谢紊乱时用降糖药治疗。

2. 肾上腺皮质病变治疗

以手术治疗为主。

3. 库欣病治疗

主要有手术切除、垂体放射治疗、药物治疗 3 种方法。经蝶窦切除垂体微腺瘤为近年治疗本病的首选方法。临床上几乎没有特效药物能有效治疗本病。

4. 异位 ACTH 综合征治疗

以治疗原发性癌肿为主，根据具体病情进行手术治疗、放疗及化疗。

六、常见的护理诊断/问题

1. 自我形象紊乱

与库欣综合征引起身体外形改变有关。

2. 体液过多

与糖皮质激素过多引起水钠潴留有关。

3. 有感染的危险

与皮质醇增多导致机体免疫力下降有关。

4. 有受伤的危险

与代谢异常引起钙吸收障碍导致骨质疏松有关。

5. 无效性性生活型态

与体内激素水平变化有关。

6. 有皮肤完整性受损的危险

与皮肤干燥、水肿有关。

7. 潜在并发症

心力衰竭、脑卒中、类固醇性糖尿病。

七、护理措施

1. 一般护理

（1）环境与休息：给予安静、舒适的环境，促进患者休息。取平卧位，抬高双下肢，以利于静脉回流，避免水肿加重。

（2）饮食护理：给予高蛋白、高钾、高钙、低钠、低热量、低糖类饮食，以纠正因代谢障碍所致机体负氮平衡；补充钾、钙，鼓励患者食用柑橘、香蕉等含钾高的水果。有糖尿病症状时应限制进食量，按糖尿病饮食给予。避免刺激性食物，戒烟、戒酒。

2. 病情观察

注意患者水肿情况，记录 24 小时液体出入量，观察有无低钾血症的表现，如出现恶心、呕吐、腹胀、乏力、心律失常等表现，应及时检测血钾和心电图，并与医师联系和配合处理。观察体温变化，定期检查血常规，注意有无感染征象。注意观察患者有无糖尿病表现，必要时及早做糖耐量试验或测空腹血糖，以明确诊断。观察患者有无关节痛或腰背痛等情况。

3. 感染的预防和护理

对患者的日常生活进行保健指导，保持皮肤、口腔、会阴等清洁卫生；注意保暖，预防上呼吸道感染；保持病室通风，温湿度适宜，定期进行紫外线照射消毒，保持被褥清洁、干燥。

4. 用药护理

注意观察药物的疗效和不良反应。在治疗过程中若发现有 Addison 病症状等不良反应发生应及时通知医生进行处理。

5. 心理护理

患者因身体外形的改变，产生焦虑和悲观情绪，应给予耐心解释和疏导，对出现精神症状者，应多予关心照顾，尽量减少情绪波动。

八、健康教育

（1）向患者及家属介绍本病有关知识，以利自我适应，教会患者自我护理，避免感染，防止摔伤、骨折，保持心情愉快。

（2）指导患者和家属有计划地安排力所能及的生活活动，让患者独立完成，增强自信心和自尊感。

（3）指导患者遵医嘱用药，并详细介绍用法和注意事项，用药过程中要观察药物疗效及不良反应，应定期复查有关化验指标。

（孙佳秋）

第三节　垂体前叶功能减退症

任何原因引起的垂体前叶激素分泌不足所导致的一系列临床表现称为垂体前叶功能减退症，该病又分为原发性和继发性两类，前者是由于垂体分泌细胞破坏所致，后者是由于下丘脑病变导致垂体缺乏刺激所致，临床上以前者多见。

一、病因

1. 垂体及其附近肿瘤压迫或浸润

包括垂体瘤、鞍旁或鞍上肿瘤或恶性肿瘤转移、浸润等。

2. 垂体缺血性坏死

最常见的是产后大出血（Sheehan 综合征）。其他还包括糖尿病血管病变、动脉粥样硬化、子痫、颞动脉炎等。如病毒性脑炎、结核性脑膜炎、化脓性脑膜炎、自身免疫性垂体炎、真菌感染等。

3. 其他

包括代谢紊乱（慢性肾衰可出现 GnRH 和 TSH 分泌低下）、结节病、肉芽肿等。

二、临床表现

1. 垂体前叶激素分泌不足

致相应靶腺功能减退的一系列症状、体征，其严重程度与激素缺乏程度相关。一般认为，垂体前叶激素不足常先出现 GH 和 GnRH 不足，TSH 和 ACTH 缺乏出现较晚。

（1）生长激素分泌不足成人无明显表现，部分患者可出现空腹血糖低、骨折修复减慢，儿童 GH 缺乏则出现生长迟缓或停滞。

（2）促性腺激素分泌不足性欲减退。女性患者月经稀少或闭经，阴毛、腋毛稀少或消失，乳房及外生殖器萎缩；男性患者胡须稀少，阴毛、腋毛脱落，阳痿，睾丸变小、变软，肌肉无力，生殖器萎缩。儿童则出现性发育障碍。

（3）促甲状腺激素分泌不足怕冷、低体温、纳差、腹胀、便秘、动作缓慢、反应迟钝、面容虚肿、皮肤干燥、声哑、毛发稀疏、眉毛脱落、心率缓慢，严重者可出现粘液水肿、神志淡漠、木僵甚至昏迷。部分患者可出现高脂血症和胡萝卜素血症，但不如原发甲减明显。儿童起病者表现为生长迟缓、骨龄落后、智力障碍。

（4）促肾上腺皮质激素分泌不足食欲减退、体重减轻、全身软弱乏力、抵抗力差、易感染。常出现低血压、低血糖、低血钠的症状，严重者可出现恶心、呕吐、高热、休克等危象表现。

（5）其他垂体激素缺乏泌乳素缺乏常出现产后无乳。

2. 由垂体肿瘤引起者

除出现上述表现外，还有垂体瘤向四周压迫出现的症状、体征及垂体瘤本身的临床表现。肿瘤压迫可引起头痛、视力减退、视野缺损、复视、失明等，部分病人还可出现脑脊液鼻漏、尿崩症。GH 瘤可出现肢端肥大症的一系列表现等。

三、辅助检查

1. 垂体分泌激素水平低下

包括 GH、PRL、FSH、LH、TSH、ACTH 等。

2. 靶腺激素水平低下

包括甲状腺激素、性激素及肾上腺皮质激素。

3. 下丘脑释放激素兴奋试验

用于判断病变是在下丘脑还是在垂体本身，如 GnRH（LHRH）兴奋试验，TRH 兴奋试验、CRH 兴奋试验。一般来说，下丘脑病变上述各试验可出现延迟反应（连续刺激 3 天后有反应），而垂体本身病变始终不反应。

4. 胰岛素耐量（胰岛素低血糖兴奋）试验

了解 GH、PRL、ACTH 等垂体激素的储备功能，但此试验有一定的危险，已明确诊断者慎用。

5. 垂体激素兴奋试验

判断靶腺对垂体激素的反应能力，如 ACTH 兴奋试验，多表现为延迟反应。

6. 靶腺功能低下引起的相应改变

如红细胞及血红蛋白水平多降低、低血糖、低血钠、高血脂等。

7. 眼底镜检查

颅内高压者可出现视乳头水肿、肿瘤压迫视神经或视交叉者可出现视神经萎缩等。

四、鉴别诊断

1. 原发单个靶腺功能减退

出现单个靶器官功能减退的临床表现，实验室检查单个靶腺激素水平下降，相应垂体促激素水平升高，其他靶腺激素水平及促激素水平正常。

2. 多发腺体衰竭综合征

临床上出现多个靶腺功能原发衰竭，常合并其他自身免疫疾病如糖尿病、甲状旁腺功能减退等，主要的鉴别点为此综合征垂体促激素水平增高且无垂体占位病变的证据。

3. 慢性消耗性疾病

如肿瘤、肝病、结核、严重营养不良等，这些疾病可影响下丘脑释放激素的分泌，导致不同程度的内分泌功能减退，但一般较轻，阴毛、腋毛不脱落，且有各自原发病的表现，可根据相应病史、体征、实验室检查加以鉴别。

4. 神经性厌食

可出现一系列内分泌功能的紊乱，但该病多为青年女性，有不正确的进食观念和审美观念，多有精神诱因，体重明显降低，血浆皮质醇水平升高，鉴别并不困难。

五、治疗

去除病因后，行靶腺激素的长期替代治疗。

1. 肾上腺皮质激素

是治疗全垂体前叶功能减退的首要治疗，要先于甲状腺激素和性激素的替代。首选氢化可的松（皮质醇）或可的松（皮质素）或泼尼松（强的松），服用原则为最小有效替代剂量。严重感染、大手术等严重应激时，可予氢化可的松静滴，避免发生危象。

2. 甲状腺激素

小剂量开始逐步加量至最小有效替代量。在补充肾上腺皮质激素 1~2 周后，可予以补充甲状腺素（L-T$_4$），或使用干甲状腺片，逐渐加至维持量。剂量较大时可分次服用，对冠心病，心肌缺血患者或老年患者更应注意从小剂量开始缓慢加量。

3. 性激素

（1）生育期妇女应建立人工周期，恢复第二性征和性功能，防止骨质疏松。

（2）男性使用雄激素替代治疗，以维持第二性征和性欲。

4. 其他治疗

包括儿童在骨骺愈合前可使用生长激素及一般对症治疗等。

六、护理关键点

（1）垂体激素减退症群。

（2）潜在并发症：垂体危象。

（3）活动无耐力。

（4）便秘。

（5）体温过低。

（6）身体意象紊乱。

（7）性功能障碍。

（8）用药观察。

（9）教育需求。

七、护理评估

（1）生命体征。

（2）体重和营养状况。

（3）症状、体征评估。

1）性腺功能减退：女性表现产后无乳、乳房萎缩、闭经、性毛脱落、性欲减退、不育、性交痛等；检查有阴道分泌物减少，外阴、子宫和阴道萎缩，毛发脱落，尤以阴毛、腋毛为甚。成年男性表现胡须减少、阳痿、性欲减退、勃起功能障碍，检查睾丸松软缩小，胡须、腋毛和阴毛稀少，无男性气质，皮质激素分泌减少，骨质疏松。

2）甲状腺功能减退：表现促甲状腺激素不足症候群，如畏寒、嗜睡、思维迟钝、精神淡漠，皮肤干而粗、苍白少汗甚至黏液性水肿，食欲减退、便秘、抑郁、精神失常。

3）肾上腺功能减退：极度疲乏、虚弱、畏食、体重减轻、脉搏细弱、血压偏低，因黑色素细胞刺激素减少可有皮肤色素减退、面色苍白，乳晕色素减淡，生长激素缺乏可加重低血糖发作。

4）生长激素不足：成人一般无特殊症状，儿童可引起侏儒症。

5）垂体内或其附近肿瘤压迫症候群：视野缺损、眼外肌麻痹、视力减退，头痛、嗜睡，多饮多尿、多食，偏盲甚至失明等。

6）垂体功能减退危象（简称垂体危象）：在全垂体功能减退症基础上，各种应激如感染、败血症、腹泻、呕吐、失水、饥饿、寒冷、急性心肌梗死、脑血管意外、手术、外伤、麻醉及使用镇静药、安眠药、降糖药等均可诱发垂体危象。临床呈现：①高热型（>40 ℃）；②低温型（<30 ℃）；③低血糖型；④低血压、循环虚脱型；⑤水中毒型；⑥混合型。各种类型可伴有相应的症状，突出表现为消化系统、循环系统和神经精神方面的症状，诸如高热、循环衰竭、休克、恶心、呕吐、头痛、神志不清、谵妄、抽搐、昏迷等严重垂危状态。

（4）心理状况。

（5）对疾病的认知程度。

（6）辅助检查垂体及靶腺兴奋试验。

（7）治疗用药情况。

八、护理措施

1. 饮食护理

注意营养，给予高热量、高蛋白、高维生素饮食；提供钠钾平衡饮食，避免过多饮水。

2. 休息

避免过度劳累与情绪激动，保持身心健康，生活规律。

3. 心理护理

解除患者焦虑情绪，保持良好的心态。患者患此病后，阴毛、腋毛及眉毛脱落，头发稀疏伴性功能低下，故长期心情抑郁，思想负担重，羞于与人交谈，对疾病存在恐惧心理和悲观情绪，同时认为自己给家人及社会造成麻烦和经济负担。护士注意与患者交谈的方式、方法及沟通技巧，尽量避免使用简短、生硬、冷漠的语言。治疗之余，经常与患者交谈病情以外的事情，既改善护患关系，又转移了对疾病的注意力。由于长期药物治疗，患者可有明显的体像失调，如满月脸、水牛背、向心性肥胖、痤疮、多毛、男性化等，应指导患者克服心理障碍，逐步适应体像变化，重建体像。并根据病情和提供的可能条件，促进患者康复。

4. 用药护理

多采用靶腺激素替代治疗，需要长期，甚至终身维持治疗。治疗过程中应先补给糖皮质激素，然后补充甲状腺激素，以防肾上腺危象的发生。激素替代治疗，从小剂量开始，剂量应个体化，并观察药物的不良反应，以免发生危象。

（1）肾上腺皮质激素：用药期间要注意观测体重指数、腰围、血压、血糖、血脂等。

（2）甲状腺激素：对于老年人、冠心病、骨密度低的患者，宜从最小剂量开始，并缓慢递增剂量，以免增加代谢率而加重肾上腺皮质负担，诱发危象。

（3）性激素：病情较轻的育龄女性需采用人工月经周期，可维持第二性征和性功能，促进排卵和生育。男性患者用丙酸睾酮治疗，可促进蛋白质合成，增强体质，改善性功能和性生活，但不能生育。

5. 病因治疗

垂体瘤可采用手术治疗或放疗。

6. 垂体危象的抢救

（1）首先给予50%葡萄糖注射液40~60 mL静脉推注，以抢救低血糖，然后用10%葡萄糖盐水，每500~1 000 mL中加入氢化可的松50~100 mg静脉滴注，以解除急性肾上腺功能减退危象。

（2）循环衰竭者按休克原则治疗，感染性败血症者应积极抗感染治疗，有水中毒者应加强利尿，可给予氢化可的松或泼尼松。

（3）低温与甲状腺功能减退有关，可给予小剂量甲状腺激素，并用保暖毯逐渐加温。

（4）禁用或慎用麻醉剂、镇静剂、催眠药或降糖药等，以防止诱发昏迷。

7. 垂体危象观察及护理

（1）严密观察生命体征，随时评估患者的意识状态。注意有无低血糖、低血压、低体温等情况。

（2）评估患者神经系统体征以及瞳孔大小、对光反射的变化。

（3）避免诱发因素，如感染、失水、饥饿、寒冷、外伤、手术、不恰当用药等。

（4）保持呼吸道通畅，给予氧气吸入。

（5）建立静脉通道，补充适当的水分，保证激素类药物的及时准确使用。

（6）高热者予降温，低温者注意保暖。

（7）低温者予以保温，病房应保持温度。

（8）做好口腔护理及皮肤护理，保持排尿通畅，防止尿路感染。

（9）准备好抢救药物，配合医生做好抢救工作。

九、健康教育

1. 饮食调养

进食高热量、高蛋白、高维生素、易消化的饮食，少量多餐，以增强机体抵抗力。

2. 避免诱因

保持情绪稳定，注意生活规律，保证充分的休息，避免过度劳累。保持心情愉快，避免压力过大或情绪激动。冬天注意保暖，更换体位时动作应缓慢，以免发生晕厥。平时注意皮肤清洁，预防外伤，少到公共场所或人多之处，以防发生感染。

3. 用药指导

认识所服药物的名称、剂量、用法及不良反应，如肾上腺糖皮质激素过量易致欣快感、失眠；服用甲状腺激素应注意心率、心律、体温、体重变化等。指导患者认识到随意停药的危险性，必须严格遵医嘱按时按量服用药物，不得随意增减药物剂量。

4. 观察与随访

识别垂体危象的征兆，若有感染、发热、外伤、腹泻、呕吐、头痛等情况发生，应立即就医。教育患者预防发生意外，避免长途旅行，外出时携带识别卡，以备发生意外时紧急处理。

5. 其他

加强产妇围生期的监护，及时纠正产科病理状态。积极预防产后大出血及产后发热。

（丁海彦）

第七章

胸外科疾病护理

第一节 气胸

气胸是指胸膜腔内积气。胸膜腔由胸膜壁层和脏层构成，是不含空气的密闭的潜在性腔隙。任何原因使胸膜破损，空气进入胸膜腔，称为气胸。此时胸膜腔内压力升高，甚至负压变成正压，使肺压缩，静脉回心血流受阻，产生不同程度的心、肺功能障碍。最常见的气胸是因肺部疾病使肺组织和脏层胸膜破裂或者靠近肺表面的肺大疱、细小气泡自行破裂，肺和支气管内空气逸入胸膜腔，称为自发性气胸。根据气胸的性质，可分为闭合性气胸、张力式气胸及开放式气胸。

一、临床表现

1. 闭合性气胸

闭合性气胸是指在呼气肺回缩时脏层胸膜破口自行封闭，空气不再漏入胸膜腔。

此时，胸膜腔内测压显示压力有所增高但仍低于大气压。其临床表现则根据胸膜腔积气量多少以及出现肺萎陷程度而有所不同。胸膜腔内积气量可分为小量（肺萎陷在30%以下）、中量（肺萎陷在30%~50%）和大量（肺萎陷在50%以上）。小量积气时，患者呼吸、循环系统所受影响较小，常无特殊症状。随着胸膜腔积气量的增多，肺萎陷面积逐渐增加，继而影响肺的通气和换气功能，使通气/血流比失调，患者可出现胸闷、胸痛、呼吸困难等临床表现。查体可见气管向健侧移位，伤侧胸部叩诊呈鼓音，呼吸音明显减弱或消失，少部分患者可出现皮下气肿，位置与受伤部位相关。

2. 开放性气胸

开放性气胸是指胸壁破口持续开启，患者在吸气和呼气时，空气自由进出胸膜腔。患侧胸膜腔内压力在0上下。双侧胸腔压力失衡，进而出现纵隔扑动，患者可表现为呼吸困难、发绀和休克。体格检查时可见胸壁有明显创口通入胸腔，并可听到空气随呼吸进出的"嘶—嘶"声音。伤侧叩诊鼓音，呼吸音消失，有时可听到纵隔扑动声。

3. 张力性气胸

张力性气胸是指胸膜破口形成活瓣性阻塞，吸气时开启，空气漏入胸膜腔，呼气时关闭，胸膜腔内气体不能再经破口返回呼吸道而排出体外。其结果是胸膜腔内气体愈积愈多，形成高压，使肺受压。由于肺萎陷严重，纵隔向健侧移位，循环受到障碍。患者常表现严重呼吸困难、发绀，伤侧胸部叩诊呈高调鼓音，听诊呼吸音消失。若用注射器在第 2 或第 3 肋间穿刺，针栓可被空气顶出。查体可发现脉搏细弱，血压下降，气管显著向健侧偏移，伤侧胸壁饱满，肋间隙变平，呼吸动度明显减弱。患者可出现皮下气肿，多见于胸部、颈部和上腹部，严重时可扩展至面部、腹部、阴囊及四肢。

二、辅助检查

1. 影像学检查

胸部 X 线检查是诊断气胸的主要方法，可以显示肺萎缩的程度，肺内病变情况以及有无胸膜粘连、胸腔积液和纵隔移位等。气胸线以外透亮度增高，无肺纹理可见。大量气胸时，肺脏向肺门回缩，外缘呈弧形或分叶状。纵隔旁出现透光带提示有纵隔气肿。

2. 诊断性穿刺检查

胸腔穿刺既能明确有无气胸存在，同时通过抽出气体达到减轻胸膜腔内压、缓解症状的目的。

三、治疗

根据气胸的不同类型适当进行排气，以解除胸腔积气对呼吸、循环所造成的障碍，使肺尽早复张，恢复呼吸功能。

1. 闭合性气胸

小量气胸一般可在 1~2 周自行吸收，不需特别处理，但应注意观察其发展变化。中量、大量气胸需行胸腔穿刺或放置胸腔闭式引流，促使肺尽早膨胀。

2. 开放性气胸

须尽快封闭胸壁创口，变开放性气胸为闭合性气胸。可用多层清洁布块或凡士林纱布，在患者深呼气末敷盖创口并使用胶布或绷带包扎固定。要求封闭敷料够厚以避免漏气，但不能往创口内填塞；范围应超过创缘 5 cm 以上包扎固定牢靠。进一步处理需根据患者的不同情况给予输血、补液和吸氧等治疗，纠正呼吸和循环功能紊乱。待患者呼吸、循环稳定后，在气管内插管麻醉下进行清创术并留置胸腔闭式引流管。如果怀疑有胸内重要脏器、血管损伤，活动性出血或异物留存，应尽早剖胸探查处理。

3. 张力性气胸

张力性气胸最首要的急救在于迅速行胸腔排气解压。可用大号针头在锁骨中线第 2 肋间刺入胸膜腔，即刻排气减压。将针头用止血钳固定后，在其尾端接上乳胶管，连于水封瓶，若未备有水封瓶，可将乳胶管末端置入留有 100~200 mL 盐水的输液瓶内底部，并用胶布固定于瓶口以防滑出，做成临时胸腔闭式引流。紧急时可在穿刺针尾端缚一橡皮指套、气球或避孕套等，其顶端剪一约 1 cm 的小口制成活瓣排气针，以阻止气体进入，便于气体排出。

经急救处理后，置患者于斜坡半坐位，在胸腔最高位置胸腔引流管接水封瓶持续排气减压，如有需要可接负压吸引。若肺已充分复张，可于漏气停止后 24~48 小时拔除胸引管。若肺不能充分复张，应追查原因。疑有严重的肺裂伤或支气管断裂者，应进行开胸探查手术。

四、护理

护理人员要积极与医生配合，在现场暂无医生的情况下，护理人员要进行及时有效的处理。

（1）急性期应嘱患者绝对卧床休息，保持情绪稳定，以减少心、肺等脏器的活动强度。同时给予吸氧、补充血容量、纠正休克等措施缓解并改善临床症状。

（2）密切观察患者有无气促、呼吸困难、发绀和缺氧等症状，观察患者的呼吸频率、节律和幅度有无异常，观察患者有无皮下气肿和气管移位等情况，早期发现异常，早报告、早治疗。

（3）胸腔闭式引流的观察和护理。

1）保持管道的密闭。①随时检查引流装置各个连接处是否连接完好，有无松脱或脱落现象。②定期观察并保持水封瓶长玻璃管在水下 3~4 cm 处，防止空气进入胸腔。③在患者活动或被搬移以及需要更换胸引流瓶时，应双重夹闭引流管。

2）保持管道通畅。①定期观察引流管内的水柱波动情况，正常的水柱上下波动 4~6 cm，若引流管内的水柱随呼吸上下移动或在深呼吸或咳嗽时有气泡逸出或液体流出，则表明管道通畅。若停止波动可能提示患者肺组织复张或胸腔引流管被堵塞。如出现气胸或张力性气胸的早期症状，首先应怀疑引流管被血块堵塞，设法捏挤引流管使其通畅，并立即报告医师处理。②定期挤压引流管，初期每 30~60 分钟就要向水封瓶方向挤压引流管一次，及时检查管路是否有打折、受压、扭曲、滑落及堵塞等现象。③鼓励患者多活动，增加呼吸强度，也可依靠重力作用促进引流。

3）妥善固定好引流管。将引流管留出足够长的一段以方便患者翻身活动，避免因体位变化牵拉引流管，发生引流管的移位或脱落。

4）严格无菌操作，防止逆行感染。①观察伤口有无渗血和液体，如果伤口渗出较多，应及时通知医生更换敷料。②引流瓶不应高于患者胸部，必须处于患者胸腔以下 60~100 cm 的位置，尽可能靠近地面或是贴紧床边放稳妥。移动时一定夹闭管路，严防瓶内液体倒流到胸腔。③更换引流瓶时要严格各接头的消毒。

5）密切观察并准确记录引流液的颜色、量及性质。做好交接班工作。

6）做好心理护理和健康教育，消除患者紧张情绪，积极配合治疗。①指导患者适当地运动翻身，并进行深呼吸和咳嗽或者吹气球，有利于促进肺组织的扩张。②指导患者不食辛辣刺激性强的食物，多摄入粗纤维的食物，如芹菜、竹笋、蔬菜、水果等易消化食物，避免便秘的发生。③在气胸痊愈的 1 个月内，不要剧烈运动，如打球、跑步、抬提重物、剧烈咳嗽、屏气等。

（傅开美）

第二节　血胸

胸膜腔积血称为血胸，与气胸同时存在称为血气胸。血胸可由于胸腔内任何组织结构的损伤出血所引起。血胸对肺和纵隔的压迫更加严重。胸膜腔积血后，首先同侧肺受压而萎陷，大量血胸时将纵隔推向健侧，使对侧肺也受压而萎陷，导致呼吸困难和循环功能紊乱，严重者可出现休克症状。另外，当胸腔内迅速积聚大量血液，超过肺、心包和膈肌运动所起的去纤维蛋白作用时，胸腔内积血发生凝固，形成凝固性血胸。血液凝固后，附在胸膜上的纤维素和血凝块逐渐机化，形成纤维组织，覆盖束缚肺和胸壁，限制胸壁活动幅度。

另外，血液是细菌繁殖的良好培养基，若血胸未经及时处理，从胸壁或胸内器官创口进入的细菌，易导致胸膜腔感染而形成脓胸。

一、临床表现

血胸的临床表现与出血量、出血速度以及个人体质有关。肺组织出血大多数由于肋骨骨折断端刺破胸膜和肺所致，由于破裂的血管小，肺循环血压低，出血处常被血块所封闭而自行停止，一般出血量不多。肋间动脉或胸廓内动脉破裂，由于体循环动脉血压高，出血不易自行停止，出血量较多。心脏或胸内大血管如主动脉及其分支，上、下腔静脉和肺动静脉破裂，出血量大，伤情重，患者常在短时间内因大量失血而死于休克。

血胸的临床表现随出血量、出血速度、胸内器官创伤情况和患者体质而有所不同。一般来讲，成人血胸量<500 mL 为少量血胸，500~1 000 mL 为中量血胸，>1 000 mL 为大量血胸。对于少量血胸患者，临床上可不出现明显症状，查体也常无异常体征。中等量以上血胸，出血速度快，短时间即超过 1 000 mL 者，则呈现面色苍白、脉搏快而弱、呼吸急促、血压下降等低血容量休克症状。胸膜腔大量积血压迫肺和纵隔，可引起呼吸困难和缺氧等。查体可呈现气管、心脏向健侧移位，伤侧肋间隙饱满，叩诊呈实音，呼吸音减弱或消失。出现以下征象应考虑患者可能存在进行性出血：①持续出现低血容量休克症状，经补充血容量仍不缓解；②胸腔引流血量每小时超过 200 mL 并持续 3 小时以上；③胸腔引流出的血液很快凝固。

二、辅助检查

1. 影像学检查

（1）胸部 X 线检查是最常用的检查。积留在肋膈窦的少量血胸，胸部 X 线检查可能不易被发现，有时可见到肋膈角消失。血胸出血量较多者，则显现伤侧胸部密度增大。大量血胸则显示大片浓密的积液阴影和纵隔向健侧移位征象。血胸、气胸病例则显示液平面。

（2）胸部 B 超检查可明确积血的位置与量。

2. 实验室检查

胸膜腔积血可引起低热，但如患者出现寒战、高热，应穿刺抽液送做细菌涂片和培养检查。若红细胞、白细胞计数比例明显增加达100 ∶ 1，提示可能的化脓性感染。

3. 胸腔穿刺检查

胸腔穿刺抽得血液则可确定诊断，抽出血性液体时即可诊断为血胸。若演变形成纤维胸，如范围较大者可出现病侧胸廓塌陷，呼吸运动减弱，气管、纵隔向病侧移位，肺通气量减少。X 线检查显示纤维板造成的浓密阴影。

三、治疗

血胸的治疗原则是及时排出积血，促使肺复张，改善肺功能和预防感染。

1. 密切观察病情变化

血胸出血量很少且无活动性出血倾向时，积血常能迅速被吸收而不残留后遗症，故无须特殊处理。

2. 留置胸腔闭式引流

中等量以上血胸（1 000 mL 以上），应早期安置胸腔闭式引流，可以尽快排出积血和积气，使肺及时复张，也是预防胸内感染的有力措施，同时有监测漏气及活动出血的作用。

3. 手术治疗

对于胸膜腔进行性出血，应在输血、补液等抗休克治疗的同时，及时施行剖胸探查术，清除血块和积血，寻找出血来源。对胸壁血管出血者，可分别在血管破口的近远端缝扎止血。肺裂伤出血绝大多数可缝合止血，但如为广泛裂伤，组织损伤严重，则须做肺部分切除术。凝固性血胸可在创伤后 2~3 日，胸膜纤维层形成后施行剖胸探查术，剥除胸壁和肺表面胸膜上的纤维组织板，使胸壁活动度增大，肺组织扩张，改善呼吸功能。

4. 其他治疗

血胸并发胸膜腔感染者，按脓胸进行治疗。

四、护理

1. 备好急救用物

血胸患者多以急诊方式入院，且病情较重，因此，护理人员在患者入院时应准备好抢救用物，如胸腔穿刺包、气管切开包、胸腔闭式引流瓶、吸氧管、吸痰管、输液器及各种检测及抢救药品等。

2. 密切监测生命体征及尿量

血胸患者常会出现低血容量休克症状，因此生命体征监测尤为重要。患者入院后，立即给予鼻导管吸氧（一般 4 L/min），测量血压，接好心电监护，观察心率，注意有无心律失常。有条件者监测手指脉搏氧饱和度。开始时每 15 分钟记录 1 次生命体征，平稳后改为每 30 分钟 1 次，以后视病情变化遵医嘱执行。同时开放静脉通道，便于抢救用药。

若患者出现休克症状，应平卧。生命体征平稳后可改用半卧位，头部及上肢抬高 30°~45°。这种体位使膈肌下降在正常位置，有利于通气及胸腔引流。每 1~2 小时给患者常规翻身一次或卧气垫床。但严重胸外伤则不宜翻身。

3. 密切观察胸腔引流液的颜色、量和性质

若引流量每小时超过 200 mL 并持续 3 小时以上，且引流出的液体颜色鲜红而很快凝固，说明有活动性出血的可能，应积极做好开胸手术的准备。

4. 保持呼吸道畅通，维护呼吸功能

由于胸腔内大量积血压迫患侧肺和纵隔，而影响呼吸。因此，护士应在患者入院后及时给予雾化吸入等方法，及时清除口腔和呼吸道分泌物，以保持呼吸道通畅。

5. 其他

对安置胸腔闭式引流的患者，应做好相应的专科护理。

（杜 雯）

第三节 创伤性窒息

创伤性窒息是闭合性胸部外伤中一种较为少见的综合病症，其发生率占胸部外伤的 2%~8%。是由钝性暴力作用于胸部的瞬间，伤者声门突然紧闭，气管及肺内空气不能外溢，引

起胸膜腔内压骤然升高，压迫心脏及大静脉。由于上腔静脉系统缺乏静脉瓣，这一突然高压使右心血液逆流而引起静脉过度充盈和血液淤滞，并发广泛的毛细血管破裂和点状出血，甚至小静脉破裂出血所致的上半身广泛皮肤、黏膜的末梢毛细血管瘀血及出血性损害。

一、临床表现

创伤性窒息多见于胸廓弹性较好的青少年和儿童，多数不伴胸壁骨折。主要临床表现为面、颈、上胸部皮肤以及口腔、球结膜、鼻腔黏膜出现针尖大小的蓝紫色瘀斑，以面部与眼眶部为明显。眼球深部组织内有出血时可致眼球外凸，视网膜血管破裂时可致视力障碍甚至失明。鼓膜破裂可导致外耳道积血，进而引起耳鸣及听力障碍。颅内轻微的点状出血和脑水肿产生缺氧可引起暂时性意识障碍、烦躁不安、头晕、头胀，甚至四肢抽搐、肌张力增高和腱反射亢进等，瞳孔可扩大或缩小。若有颅内静脉破裂，患者可发生昏迷，甚至死亡。

二、辅助检查

1. 胸部 X 线检查

胸部 X 线检查是诊断肺挫伤的重要手段，其改变约70%病例在伤后1小时内出现，30%病例可延迟到伤后4~6小时，范围可由小的局限区域到一侧或双侧，程度可由斑点状浸润、弥漫性或局部斑点融合浸润，以致弥漫性单肺或双肺大片浸润或实变阴影。

2. CT 检查

显示肺实质裂伤和围绕裂伤周围的一片肺泡积血而无肺间质损伤。

3. 其他检查

（1）检查心肌酶系统变化，了解心肌挫伤程度。

（2）心电图检查了解心电情况。

（3）眼底检查，以了解玻璃体、视网膜、视神经出血情况。

三、治疗

对于出血点及瘀斑，一般2~3周可自行吸收消退，不需特殊处理。仅须在严密观察下给予对症治疗，包括半卧位休息、维持呼吸循环系统稳定、适当镇痛和镇静等。创伤性窒息本身并不引起严重后果，其预后取决于胸内、颅脑及其他脏器损伤的严重程度。对于有并发伤者，应针对具体伤情采取相应的急救和治疗措施。

四、护理

1. 一般护理

（1）密切观察：①对于有典型症状的创伤性窒息患者应高度警惕有无并发损伤；②在复苏和抢救休克的同时观察患者的神志、瞳孔、肌张力和各种病理反射，并将患者迅速转移到病房；③每30分钟测血压、脉搏、呼吸1次，必要时随时测量。有异常情况及时通知医生，并配合医生进行妥善处理。

（2）保持呼吸道畅通，维持足够的通气量：①及早给氧，对于重症患者，在呼吸道通畅情况下，及早经鼻导管给氧，5~7 L/min，以避免发生脑和其他组织缺氧；②对于呼吸困难者应保持呼吸道通畅，行气管插管或气管切开，使用机械通气，纠正低氧血症。

（3）做好心理护理及对症处理：因为突然受伤，加上外观上的显著改变，往往使患者感到紧张、害怕，护理人员要热情、耐心，做好安慰、解释工作，消除患者的恐惧心理，使其取得配合。

2. 并发症的护理

（1）脑水肿护理：创伤性窒息引发的中枢神经系统症状主要是由于脑缺氧和脑水肿引起的颅内压升高所致，及时处理脑水肿能预防脑疝发生。①保持呼吸道通畅，清除呼吸道异物或切开气管，及时吸痰，预防脑缺氧。②正确使用脱水利尿药物，减轻脑水肿。③高压给氧。④给予能量合剂，纠正代谢紊乱。⑤清除低渗性因素，必要时补充钠，限制水分输入。⑥护理人员要密切观察病情变化，注意有无反跳现象出现，及时通知医生，按不同病因及病情进行处理。

（2）心肌挫伤及肺挫伤护理：创伤性窒息在有肺挫伤时，常有心肌挫伤伴随存在。①使用呼吸机，用机械通气帮助呼吸的方法最为有效。早期应用，不仅可以减轻自主呼吸时呼吸肌的工作量和耗氧量，还可增加肺泡通气量和给氧，有助于消除肺水肿，预防肺不张，并使已萎陷的肺泡重新膨胀。②给予雾化吸入，避免呼吸道干燥。③应用呋塞米等利尿药，同时提高血浆蛋白含量，使血浆胶体渗透压增高，以利于消除肺水肿。④心电图有改变者应用能量合剂。⑤护理人员要熟悉呼吸机和心电监护仪的使用和管理，了解治疗中可能出现的问题。

（3）视网膜及神经损伤护理：眼部症状是创伤性窒息的主要表现，约20%的患者因球后瘀血、水肿而致眼球突出。多数伤后有视力障碍或丧失，是视网膜水肿、出血，视神经供血不足或神经鞘内出血等原因造成的。①早期使用类固醇类药物控制感染。②患者绝对卧床休息，取一定的头高脚低位或根据医嘱用沙袋固定头部。③协助患者日常生活，但不要移动头部。④注意预防并发症，如感冒、咳嗽等。

（聂雪梅）

第四节　胸部损伤

胸部损伤由车祸、挤压伤、摔伤和锐器伤所致的损伤，根据损伤暴力性质不同，胸部损伤可分为钝性伤和穿透伤；根据损伤是否造成胸膜腔与外界沟通，可分为开放伤和闭合伤。

一、病因

胸部损伤由车祸、挤压伤、摔伤和锐器伤所致，包括胸壁挫伤、裂伤、肋骨及胸骨骨折、气胸、血胸、肺挫伤、气管及主支气管损伤、心脏损伤、膈肌损伤、创伤性窒息等，有时可合并腹部损伤。

二、分类

根据损伤暴力性质不同，胸部损伤可分为钝性伤和穿透伤；根据损伤是否造成胸膜腔与外界沟通，可分为开放伤和闭合伤。

1. 钝性胸部损伤

钝性胸部损伤由减速性、挤压性、撞击性或冲击性暴力所致，损伤机制复杂，多有肋骨或胸骨骨折，常合并其他部位损伤，伤后早期容易误诊或漏诊；器官组织损伤以钝挫伤与挫裂伤为多见，心肺组织广泛钝挫伤后继发的组织水肿常导致急性呼吸窘迫综合症、心力衰竭和心律失常，钝性伤病人多数不需要开胸手术治疗。

2. 穿透性胸部损伤

穿透性胸部损伤由火器、刃器或锐器致伤，损伤机制较清楚，损伤范围直接与伤道有关，早期诊断较容易；器官组织裂伤所致的进行性血胸是伤情进展快、病人死亡的主要原因，相当部分穿透性胸部损伤病人需开胸手术治疗。

三、紧急处理

胸部损伤的紧急处理，包括入院前急救处理和入院后的急诊处理两部分。

1. 院前急救处理

包括基本生命支持与严重胸部损伤的紧急处理。基本生命支持的原则为：维持呼吸通畅、给氧、控制外出血、补充血容量、镇痛、固定长骨骨折、保护脊柱（尤其是颈椎），并迅速转运。威胁生命的严重胸外伤需在现场施行特殊急救处理：张力性气胸需放置具有单向活瓣作用的胸腔穿刺针或胸腔闭式引流；开放性气胸需迅速包扎和封闭胸部吸吮伤口，有条件时安置上述穿刺针或引流管；对大面积胸壁软化的连枷胸有呼吸困难者，予以人工辅助呼吸。

2. 院内急诊处理

胸部损伤大多数可通过比较简单的处理得到缓解，甚至挽救生命。需要剖胸手术者仅占10%～15%。因而对胸部创伤应严格掌握手术适应症及把握手术时机，如有明确手术指征，应及时开胸。

四、急诊开胸手术适应证

（1）胸膜腔内进行性出血。

（2）心脏大血管损伤。

（3）严重肺裂伤或气管、支气管损伤。

（4）食管破裂。

（5）胸腹联合伤。

（6）胸壁大块缺损。

（7）胸内存留较大的异物。

五、护理评估

主要包括：①受伤经过、时间，有无昏迷及恶心、呕吐等；②生命体征是否平稳，有无呼吸困难、发绀、休克，有无意识障碍及肢体活动障碍等；③疼痛的部位与性质、骨折的部位与性质，有无开放性伤口，气管位置有无偏移及有无反常呼吸运动；④有无咳嗽、咯血、痰量和性状、咯血量和次数，胸部是否有叩诊呈浊音或呈鼓音、呼吸音是否清晰；⑤了解胸部 X 线检查、B 超检查、血液生化等，以评估血胸、气胸的病因，严重程度，性质及胸内器官的损伤程度；⑥患者有无焦虑或恐惧，程度如何，患者和亲属对损伤及其预后的认识程度。

六、护理措施

1. 密切观察各项生命体征

注意瞳孔、神志、胸部、腹部及肢体活动是否受限等情况，要特别注意是否存在复合伤。

2. 连枷胸护理

多根、多处肋骨骨折导致连枷胸，大面积胸部软化，反常呼吸运动，极易引起严重呼吸循环功能障碍。应配合医生行紧急加压包扎固定或牵引固定，消除或减轻反常呼吸运动，维持正常呼吸功能，促使伤侧肺膨胀。

3. 严密观察患者呼吸情况

当患者出现呼吸急促、呼吸困难、发绀，应给予吸氧，氧流量为 2~5 L/min，血压平稳者取半坐卧位，以利于呼吸、咳嗽排痰及胸腔闭式引流。

4. 保持呼吸道畅通

外伤后气道内存在血液或分泌物，因疼痛使咳嗽反射减弱，因而吸入物淤积使肺膨胀不全，可造成感染，甚至窒息。首先应鼓励和协助患者咳嗽排痰，可采用指压胸骨切迹上方气管的方法。也可站于患者健侧，叩击胸骨后，双手扶夹住胸壁，轻压患者伤口，支撑肋骨，随患者咳嗽运动适度上抬胸部，嘱患者轻咳几声，使痰液松动后，再深吸一口气，振动胸部将痰咳出。此方法可减轻疼痛，提高咳痰效果。有效咳嗽的声音应是低音调深沉的，且在控制下进行。患者仰卧时影响咳嗽的力量，应协助患者取坐位或半卧位。对咳痰无力、呼吸道分泌物潴留的患者，行鼻导管深部吸痰效果较好。但全肺切除的患者，其支气管残端缝合处就在隆突下方，行深部吸痰时支气管残端容易被刺破，操作时吸痰管进入气管长度以不超过气管长度的 1/2 为宜，以免造成残端部位穿孔。肺叶切除术后，吸痰管需拐弯两次始达残端缝合处，刺破可能性较小。护士必须仔细阅读手术记录，根据手术方式选用鼻导管深部吸痰或协助医生在纤维支气管镜下吸痰，必要时行气管切开术。痰液黏稠不易排出时，应用祛痰药以及超声雾化吸入或氧气雾化吸入。疼痛剧烈者，遵医嘱给予镇痛药。

5. 胸腔闭式引流护理

已行胸腔穿刺或胸腔闭式引流术的患者，则按胸穿或胸腔闭式引流常规护理。

6. 处理休克

当患者表现出休克症状，如烦躁、口渴、面色苍白、四肢湿冷、呼吸急促、脉搏细弱、血压下降等休克症状时，应追查导致休克的病因，加强护理，及时通知医师处理。需迅速建立通畅的静脉通道，在 CVP 及左房压监测下，补充血容量，纠正水、电解质代谢及酸碱平衡失调。如为张力性气胸来不及通知医生可直接在患者锁骨中线第 2 肋间行粗针头穿刺放气减压，并配合医生行胸腔闭式引流以降低胸腔压力，减轻肺受压，常能迅速改善呼吸与循环功能。开放性气胸的患者，应取凡士林纱布及厚棉垫在患者深呼气末加压封闭胸壁伤口，首先将开放性气胸转变闭合性气胸，避免纵隔摆动，然后再进行下一步治疗。

7. 处理心脏压塞

怀疑心脏压塞的患者，应配合医师迅速施行心包穿刺或心包开窗探查术（图 7-1），以解除急性心脏压塞，并尽快准备剖胸探查术。术前应输血，并采取其他的抗休克措施。如果胸壁有异物，且高度怀疑其刺入胸腔，不宜急于拔除，以免造成大出血。如发生心搏骤停，应紧急配合医生在床旁行开胸挤压心脏，解除心脏压塞，指压控制出血，急送手术室开胸手术抢救。

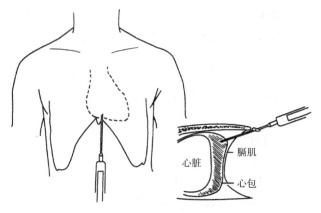

图 7-1 心包穿刺示意图

8. 感染护理

开放性损伤及血胸患者容易发生胸腔内感染，通常测体温 1 次/4 小时，密切观察体温变化及热型。配合医生进行清创、缝合、伤口换药等处理，注意无菌操作，防止伤口感染。高热患者，予以物理或药物降温。患者出现寒战、高热、头痛、头晕、疲倦等中毒症状，血象示白细胞计数升高，胸穿抽出浑浊液体时，如见脓细胞，提示血胸已经感染形成脓胸，应置管引流，加强抗感染以及全身营养支持。

9. 咯血护理

痰中带血可能由轻度肺、支气管损伤引起，一般可自行愈合。咯血或咳大量泡沫样血痰，呼吸困难加重，胸腔闭式引流有大量气体溢出，常提示肺、支气管严重损伤，需加强心理护理，稳定患者情绪，鼓励其咳出气管内积血，以免阻塞气道，导致肺不张。大量咯血者应行体位引流，防止窒息，同时积极做好剖胸探查修补气道裂口的准备。

10. 一般护理

胸部外伤后疼痛剧烈，加之带有多种管道，患者自理能力下降。护士应关心体贴患者，根据患者需要为其做好生活护理，协助患者在床上大小便，鼓励患者早期下床活动，并做好伤侧肢体的功能锻炼，防止失用性萎缩。

11. 心理护理

护理人员还应加强与患者的沟通，做好心理护理及病情介绍，使患者解除对治疗效果以及手术的担心、焦虑，向患者解释各种症状的原因、持续时间及愈后情况，说明各项诊疗、护理操作与手术的安全性与必要性，帮助患者树立信心并配合治疗。

七、胸腔闭式引流的护理

1. 保持管道的密闭和无菌

使用前应仔细检查引流管有无裂缝，引流瓶有无破损，各衔接处是否密封。用胶布紧密粘合管道各连接处，防止滑脱，玻璃管应浸入水中 3~4 cm。当更换引流瓶时，务必先双重夹闭引流管，严防空气进入胸膜腔形成气胸。操作时应严格执行无菌操作规程，防止感染发生。

2. 体位

胸腔闭式引流术后患者应取 45°斜坡体位,便于胸腔引流及改善呼吸,使肺活量增大。鼓励患者深呼吸、咳嗽,务求使肺尽量扩张。

3. 装置

闭式引流瓶液面应低于引流管出胸壁处 60 cm。如果引流瓶高过患者胸腔平面,引流液可能会逆流入胸腔引起感染。定时挤压引流管,保持其通畅,水柱波动的幅度反映胸腔残腔的大小及胸腔负压的大小,水柱上下波动的正常范围为 4~6 cm。如果水柱无波动,患者出现胸闷气促、气管向健侧移位等表现,应怀疑血块堵塞引流管,需设法捏挤或负压吸引引流管使其通畅。使用三瓶负压吸引时患者胸痛难忍,可能为负压过大,应减小负压并继续观察。

4. 活动

下床活动时,引流瓶位置应低于膝关节,并保持其密封。

5. 观察引流

定时观察引流液的量、性状及水柱波动范围,并准确记录。每日必须更换引流盒一次。当 24 小时引流量少于 50 mL,脓液量少于 10 mL,X 线胸片示肺膨胀良好时即可拔管。

6. 拔管

拔管后应密切观察患者有无呼吸困难、切口漏气、皮下气肿、出血、胸闷等症状,第 2 日需更换伤口敷料。

八、气管插管的护理

体外循环术后患者送回 ICU,常规行呼吸机辅助呼吸,密切观察病情,加强呼吸道管理,吸入气经呼吸机雾化湿化加温,勤吸痰,每 30 分钟 1 次,掌握好拔管指征。

1. 心理护理

手术后切口疼痛,陌生的环境常使患者产生恐惧感,引起躁动;在进行吸痰等操作时,患者也出现精神紧张,肉体痛苦。此时护理人员应通过亲切耐心的话语,给予患者安慰,操作时动作应轻、快、准,以免粗暴与长时间操作给患者带来强烈的干扰。

2. 镇静

由于患者清醒状态下置管常导致强烈的不适感,患者可向外吐出插管而导致插管移位,也可引起强烈的躁动使气管黏膜损伤,并使氧消耗量加大,加重低氧血症,合理使用镇静剂及肌松剂可使患者安静置管,取得良好的治疗效果。

3. 保持呼吸道畅通

重要措施为有效排痰,排痰不仅可以减少气道阻力,同时也可改善肺通气,预防缺氧及肺不张的发生。但在吸痰期间,往往会引起低氧血症和心律失常,所以吸痰期间应密切监测患者的血氧饱和度和心律改变。一次吸痰时间不宜超过 15 秒,过度延长吸痰时间将降低肺泡氧浓度,加重低氧血症,甚至引起小范围的肺不张。目前预防吸痰导致的低氧血症包括过度通气与提高吸入氧浓度两种方法,气管插管呼吸机辅助呼吸的患者较容易发生肺部感染,因此吸痰过程中一定要遵循严格的无菌技术,以降低感染的发病率。

4. 防止气管黏膜损伤

气管插管的患者，咽、喉、气管黏膜损伤的发生率较高。损伤部位多位于气管导管的气囊处，气管后壁及声门下部尤易受损。气管导管气囊压力不宜过高，以防压迫气管黏膜的毛细血管，引起血供障碍。一般认为气囊压力不超过 30 mmHg（4.0 kPa）。每 4~6 小时气囊放气 5~10 分钟后再充气，以保证气囊不压迫气管黏膜的血供。正确的吸痰方法也可减少气管黏膜损伤的发生率。吸痰动作要轻柔，吸痰管遇到阻力时应后退 0.5 cm 开放负压，可预防气管黏膜损伤。

九、气管切开的护理

1. 准备

床边准备吸引器、光源、气管切开包及气管导管等。

2. 观察

密切观察呼吸困难程度并及时向医生汇报。

3. 心理护理

应协助医生做好患者的思想工作，解除其思想顾虑，取得患者配合。

4. 体位

一般采取平卧位，也可取半卧位。危重患者应有专人护理直至清醒，同时观察患者有无皮下气肿、气胸及伤口是否出血等。

5. 保持气管导管畅通

及时吸尽分泌物，以保持气管导管通畅，为防止肺部感染和分泌物黏稠，可采取气管内滴入湿化液（0.9%生理盐水 10 mL 加糜蛋白酶 5 mL）的方法，每 4 小时一次，沿导管壁缓慢滴入，对终身带管患者还要教会患者带管咳痰、吸痰和滴药方法。

6. 拔管后处理

患者一经堵管或拔管后，在床旁要准备气管切开包和气管套管，做好床旁交接班，以防窒息发生。

（张　微）

第八章

普外科疾病护理

第一节　腹外疝

腹外疝是由腹腔内某一脏器或组织连同腹膜壁层，经腹壁薄弱点或空隙向体表突出所形成。常见腹股沟斜疝、腹股沟直疝、股疝、脐疝及切口疝。临床表现为患者站立、行走、劳动或腹内压突然增高时疝内容物向体表突出，平卧时可推送回纳至腹腔，患者多无自觉症状。若疝内容物不能还纳入腹腔可造成嵌顿或绞窄性疝，出现剧烈疼痛、机械性肠梗阻表现。治疗上常采用疝修补手术。

一、护理措施

（一）术前护理

（1）观察有无引起腹内压力增高。避免重体力劳动和活动。

（2）遵医嘱行术前检查，有慢性基础疾病者应积极治疗。

（3）嵌顿疝和绞窄疝应禁食、补液、胃肠减压、抗生素治疗等术前准备。

（4）手术前嘱患者排尿，以免术中损伤膀胱。

（5）术前指导患者进行床上排尿练习，避免术后出现尿潴留。

（二）术后护理

（1）预防血肿。一般选择合适的沙袋在伤口处加压 24 小时左右，减少伤口出血。腹股沟疝修补术后可用绷带托起阴囊，并密切观察阴囊肿胀情况。

（2）术后取平卧位，膝下垫一软枕使髋关节屈曲，以减少局部张力。2~3 日后可取半卧位。术后 3~5 日可考虑下床活动，无张力疝修补术患者可以早期下床活动。年老体弱、复发性疝、绞窄疝、巨大疝患者应适当延迟下床活动时间。

（3）术后一日进流质饮食，次日进高热量、高蛋白、高维生素的软食或普食，多食蔬菜、水果、多饮水，以防便秘。行肠切除术者暂禁食，待肠蠕动恢复后方可进流质饮食。

（4）避免腹内压过高，预防感冒、咳嗽，避免活动过度、便秘等。

（5）按医嘱应用抗生素，保持敷料清洁，严格无菌操作，防止切口感染。

二、健康教育

（1）注意避免增加腹腔压力的各种因素。

（2）手术后 14 日可恢复一般性工作，3 周内避免重体力劳动。

（3）复发应及早诊治。

（许博薇）

第二节　急性阑尾炎

急性阑尾炎是外科常见病，是最多见的急腹症之一，多发生于青壮年，男性发病率高于女性。

一、护理评估

1. 术前评估

（1）健康史：了解患者既往病史，尤其注意有无急性阑尾炎发作史，了解有无与急性阑尾炎鉴别的其他器官病变如胃十二指肠溃疡穿孔、右侧输尿管结石、胆石症及妇产科疾病等。了解患者发病前是否有剧烈活动、摄入不洁饮食等诱因。

（2）身体状况：了解患者发生腹痛的时间，腹痛部位、性质、程度及范围等，了解有无转移性右下腹痛、右下腹固定压痛、压痛性包块及腹膜刺激征等。了解患者的精神状态、饮食、活动及生命体征等改变，有无乏力、脉速、寒战、高热、黄疸及感染性休克等表现。查看血、尿常规检查结果，了解其他辅助检查结果如腹部 X 线、B 超等。

（3）心理—社会状况：本病发病急，腹痛明显，需急诊手术治疗，患者常感突然焦虑、不安。应了解患者的心理状态、患者和家属对疾病及治疗的认知和心理承受能力，了解患者家庭的经济承受能力。

2. 术后评估

了解麻醉和手术方式、术中情况、病变情况，对放置腹腔引流管的患者，应了解引流管放置的位置及作用。了解术后切口愈合情况、引流管是否通畅及引流液的颜色、性状及量等；注意有无并发症发生。患者对于术后康复知识的了解和掌握程度。

二、护理问题

1. 疼痛

与阑尾炎炎症刺激、手术切口等有关。

2. 体温过高

与急性阑尾炎有关。

3. 焦虑

与突然发病、缺乏术前准备及术后康复等相关知识有关。

4. 潜在并发症

出血、切口感染、粘连性肠梗阻、腹腔脓肿等。

三、护理目标

（1）患者主诉疼痛程度减轻或缓解。

（2）体温逐渐降至正常范围。

（3）焦虑程度减轻或缓解，情绪平稳。

（4）护士能及时发现并发症的发生并积极配合处理。

四、护理措施

（一）术前护理

1. 病情观察

加强巡视，观察患者精神状态，定时测量体温、脉搏、血压和呼吸；观察患者的腹部症状和体征，尤其注意腹痛的变化。患者体温一般低于 38 ℃，高热则提示阑尾穿孔；若患者腹痛加剧，出现腹膜刺激征，应及时通知医师。

2. 对症处理

疾病观察期间，通知患者禁食；按医嘱静脉输液，保持水电解质平衡，应用抗生素控制感染。为减轻疼痛，患者可取右侧屈曲被动体位，屈曲可使腹肌松弛。禁服泻药及灌肠，以免肠蠕动加快增高肠内压力，导致阑尾穿孔或炎症扩散。诊断未明确之前禁用镇静止痛剂，如吗啡等，以免掩盖病情。

3. 术前准备

做好血、尿、便常规，出凝血时间及肝、肾、心、肺功能等检查，清洁皮肤，遵医嘱行手术区备皮。做好药物过敏试验并记录。嘱患者术前禁食 12 小时，禁水 4 小时。按手术要求准备麻醉床、氧气及监护仪等用物。

4. 心理护理

在与患者和家属建立良好沟通的基础上，做好解释安慰工作，稳定患者的情绪，减轻其焦虑；向患者和家属介绍有关急性阑尾炎的知识，讲解手术的必要性和重要性，提高他们的认识，消除不必要的紧张和担忧，使之积极配合治疗和护理。

（二）术后护理

1. 一般护理

（1）休息与活动：患者回病室后，应根据不同麻醉，选择适当卧位休息，全身麻醉术后清醒、连续硬膜外麻醉患者可取平卧位，6 小时后，血压及脉搏平稳者，改为半卧位，利于呼吸和引流。鼓励患者术后在床上翻身、活动肢体，术后 24 小时可起床活动，促进肠蠕动恢复，防止肠粘连，同时可促进血液循环，加速伤口愈合。老年患者术后注意保暖，协助咳嗽咳痰，预防坠积性肺炎。

（2）饮食护理：患者手术当日禁食，经静脉补液。术后第 1 日可进少量清流食，待肠蠕动恢复，第 3~4 日可进易消化的普食。少数病情重的坏疽、穿孔性阑尾炎，术后饮食恢复较缓慢。

2. 病情观察

密切监测生命体征及病情变化，遵医嘱定时测量体温、脉搏、血压及呼吸；加强巡视，倾听患者的主诉，观察患者腹部体征的变化，尤其注意观察有无粘连性肠梗阻、腹腔感染或脓肿等术后并发症的表现，及时发现异常，通知医生并积极配合治疗。

3. 切口和引流管护理

保持切口敷料清洁、干燥，及时更换渗血、渗液污染的敷料；观察切口愈合情况，及时发现出血及切口感染的征象。对于腹腔引流的患者，应妥善固定引流管，防止扭曲、受压，保持通畅；经常从近端至远端方向挤压引流管，防止因血块或脓液而堵塞；观察并记录引流液的量、颜色、性状等。当引流液量逐渐减少、颜色逐渐变淡至浆液性，患者体温及血常规正常，可考虑拔管。

4. 用药护理

遵医嘱术后应用有效抗生素，控制感染，防止并发症发生。术后 3~5 日禁用强泻剂和刺激性强的肥皂水灌肠，以免增加肠蠕动，而使阑尾残端结扎线脱落或缝合伤口裂开，如术后便秘可口服轻泻剂。

5. 并发症的预防和护理

（1）切口感染：是阑尾炎术后最常见的并发症。多见于化脓性或穿孔性急性阑尾炎，表现为术后 2~3 日体温升高，切口胀痛或跳痛，局部红肿、压痛等，可先行试穿抽出脓汁或于波动处拆除缝线，排出脓液，放置引流，定期换药。手术中加强切口保护、彻底止血、消灭无效腔等措施可预防切口感染。

（2）粘连性肠梗阻：为较常见的并发症。病情重者须手术治疗。早期手术，早期离床活动可适当预防此并发症。

五、健康教育

（1）对于非手术治疗的患者，应向其解释禁食的目的和重要性，教会患者自我观察腹部症状和体征变化的方法。

（2）对于手术治疗的患者，指导患者术后饮食的种类及量，鼓励患者循序渐进，避免暴饮暴食；向患者介绍术后早期离床活动的意义，鼓励患者尽早下床活动，促进肠蠕动恢复，防止术后肠粘连。

（3）出院指导，若出现腹痛、腹胀等不适，应及时就诊。

六、护理评价

（1）患者的疼痛程度是否减轻或消失，腹壁切口是否愈合。
（2）体温是否恢复到正常范围。
（3）焦虑程度是否缓解，情绪是否稳定。
（4）术后并发症是否被及时发现并积极处理。

（刘　佳）

第三节　肠梗阻

肠内容物不能正常、顺利通过肠道称为肠梗阻，是常见的外科急腹症之一。发病后不但可引起肠管本身解剖和功能改变，而且可导致全身性的生理紊乱，出现腹痛、呕吐、腹胀、肛门停止排便排气等症状。临床表现复杂多变，病情变化比较快，在临床外科中具有特殊的重要性。

一、护理措施

（一）术前护理

（1）禁食，胃肠减压。口服液状石蜡（有胃管者给予胃管内注入，注入后夹管半小时）。

（2）无休克者可取半卧位。

（3）禁食期间，严格记录出入量，静脉补充液体及营养，纠正水、电解质平衡紊乱和酸碱失衡。

（4）密切观察生命体征及腹部症状的变化，了解有无脱水及休克症状，如发生绞窄性肠梗阻应立即手术。

（5）给予心理护理，减轻焦虑。

（二）术后护理

1. 病情观察

密切观察生命体征的变化，监测腹部体征。

2. 体位

全身麻醉清醒后取半卧位。

3. 管道护理

做好胃肠减压及腹腔引流管护理。

4. 切口护理

观察腹部切口有无渗血、渗液及感染征象，如有渗血应及时换药。

5. 活动

鼓励患者早期活动，预防皮肤并发症及肠粘连的发生。

6. 饮食

禁食期间遵医嘱给予营养支持，注意补液原则。观察尿量，维持水、电解质平衡。肠蠕动恢复以后，可进食少量流食，根据患者情况逐渐过渡为半流食至普食。

7. 并发症的观察及护理

如术后出现腹部胀痛、持续发热、白细胞计数增高，腹壁切口红肿或腹腔引流管周围流出粪臭味液体时应警惕腹腔内、切口感染及肠瘘的可能。

二、健康教育

（1）注意饮食卫生，多吃易消化的食物，少食多餐，避免暴饮暴食。

（2）避免腹部受凉或饭后剧烈活动；保持大便通畅。

（3）有腹痛等不适时要及时就诊。

（孔祥凝）

第九章

肛肠外科疾病护理

第一节　肠易激综合征

肠易激综合征（IBS）是一种以腹痛或腹部不适伴排便习惯改变为特征的功能性肠病，经检查排除可引起这些症状的器质性疾病。本病是最常见的一种功能性肠道疾病，患者以中青年居多，50 岁以后首次发病少见。男女发病比例约 1 ∶ 2。

一、病因

本病病因尚不清楚，与多种因素有关。目前认为，IBS 的病理生理学基础主要是胃肠动力学异常和内脏感觉异常，而造成这些变化的机制则尚未阐明。肠道感染和精神心理障碍是 IBS 发病的重要因素。

二、临床表现

该病起病隐匿，症状反复发作或慢性迁延，病程可长达数年至数十年，但全身健康状况却不受影响。精神、饮食等因素常诱使症状复发或加重。最主要的临床表现是腹痛、排便习惯和大便性状的改变。

1. 症状

（1）腹痛：以下腹和左下腹多见，多于排便或排气后缓解，睡眠中痛醒者极少见。

（2）腹泻：一般每日 3~5 次，少数严重发作期可达十数次。大便多呈稀糊状，也可为成形软便或稀水样，多带有黏液；部分患者便质少而黏液量很多，但绝无脓血。排便不干扰睡眠。部分患者腹泻与便秘交替发生。

（3）便秘：排便困难，大便干结、量少，呈羊粪状或细杆状，表面可附着黏液。

（4）其他消化道症状：多伴腹胀感，可有排便不净感、排便窘迫感。部分患者同时有消化不良症状。

（5）全身症状：部分患者可有失眠、焦虑、抑郁、头晕、头痛等精神症状。

2. 体征

无明显体征，可在相应部位有轻压痛，部分患者可触及腊肠样肠管，直肠指检可感到肛门痉挛、张力较高，可有触痛。

三、治疗

治疗原则主要是积极寻找并去除促发因素和对症治疗，强调综合治疗和个体化的治疗原则。

1. 一般治疗

详细询问病史以求发现促发因素，并设法予以去除。告知患者 IBS 的诊断并详细解释疾病的性质，以解除患者顾虑和提高对治疗的信心，是治疗最重要的一步。教育患者建立良好的生活习惯。饮食上避免诱发症状的食物，一般而言宜避免产气的食物如乳制品、大豆等。高纤维食物有助改善便秘。对失眠、焦虑者可适当给予镇静药。

2. 针对主要症状的药物治疗

（1）胃肠解痉药：抗胆碱药物可作为缓解腹痛的短期对症治疗。

（2）止泻药：洛哌丁胺或地芬诺酯止泻效果好，适用于腹泻症状较重者，但不宜长期使用。

（3）泻药：对便秘型患者酌情使用泻药，宜使用作用温和的轻泻剂以减少不良反应和药物依赖性。

（4）抗抑郁药：对腹痛症状重，上述治疗无效且精神症状明显者可使用。

（5）其他肠道菌群调节药：如双歧杆菌、乳酸杆菌、酪酸菌等制剂，可纠正肠道菌群失调，据报道对腹泻、腹胀有一定疗效，但确切的临床疗效尚待证实。

3. 心理和行为治疗

症状严重而顽固，经一般治疗和药物治疗无效者应考虑予以心理行为治疗，包括心理治疗、认知疗法、催眠疗法和生物反馈疗法等。

四、护理

1. 评估

（1）一般情况：患者的年龄、性别、职业、婚姻状况、健康史、心理、既往史、饮食习惯等。

（2）身体状况：主要是评估腹部不适的部位、性状、时间等；了解腹泻的次数、大便性状、量、色，腹泻诱因及便秘情况。

2. 护理要点及措施

（1）饮食护理：IBS 不论哪种类型都或多或少与饮食有关，腹泻为主型 IBS 患者 80% 的症状发作与饮食有密切的相关性。因此应避免食用诱发症状的食物，因个人而异，通常应避免产气的食物，如牛奶、大豆等。早期应尽量摄入低纤维素饮食，但便秘型患者可进高纤维素饮食，以改善便秘症状。

（2）排便及肛周皮肤护理：可以通过人为干预，尽量改变排便习惯。对于腹泻型患者，观察大便的量、性状、排便次数并记录。多卧床休息，少活动。避免受凉，注意腹部及下肢保暖。做好肛门及周围皮肤护理，便后及时用温水清洗，勤换内裤，保持局部清洁、干燥。如肛周皮肤有发红、糜烂，可使用抗生素软膏涂擦或行紫外线理疗。对于便秘型患者可遵医嘱给予开塞露等通便药物。

（3）心理护理：IBS 多发生于中青年，尤以女性居多。多数患者由于工作、家庭、生活等引起长期而过度的精神紧张，因此应该给予患者更多的关怀，自入院始尽可能给予他们方便，使他们对新的环境产生信任感和归属感。在明确诊断后更要耐心细致地给患者讲解病情，使他们对所患疾病有深刻的认识，避免对疾病产生恐惧，消除紧张情绪。耐心细致的讲解也会使患者产生信任感和依赖感，有利于病情缓解。

3. 健康教育

（1）指导患者保持良好的精神状态，注意休息，适当运动（如散步、慢跑等），以增强体质，保持心情舒畅。

（2）纠正不良的饮食及生活习惯，戒除烟酒，作息规律，保证足够的睡眠时间，睡前温水泡足，不饮咖啡、浓茶等兴奋性饮料。

（3）如再次复发应首先通过心理、饮食调整。效果不佳者应到医院就诊治疗。

（刘佳丽）

第二节　直肠肛管疾病

一、肛裂

肛裂是齿状线下肛管皮肤层裂伤后形成的小溃疡。方向与肛管纵轴平行，长 0.5~1.0 cm，呈梭形或椭圆形，常引起肛周剧痛。多见于青中年人，绝大多数肛裂位于肛管的后正中线上，也可在前正中线上，侧方出现肛裂者极少见。若侧方出现肛裂应想到肠道炎症性疾病（如结核、溃疡性结肠炎等）或肿瘤的可能。

（一）病因和病理

病因尚不清楚，与多种因素有关。长期便秘，大便干结，排便时机械性创伤是肛裂形成的直接原因。肛管外括约肌浅部在肛管后方形成的肛尾韧带伸缩性差，较为坚硬，肛管与直肠呈角相接，用力排便时，肛管后壁承受压力最大，故后正中线易被撕裂。急性肛裂边缘整齐，底浅、呈红色有弹性。慢性肛裂因反复发作、感染，底深、边缘不整齐；基底及边缘纤维化，质硬，肉芽呈灰白色。裂口上端的肛门瓣和肛乳头水肿，形成肥大乳头，下端肛门缘皮肤炎性反应、水肿，形成袋状皮垂突出于肛门外，形似外痔，称"前哨痔"（图 9-1）。肛裂、"前哨痔"、肥大肛乳头常同时存在，称肛裂"三联症"。

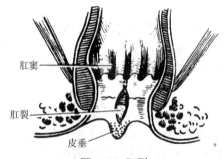

图 9-1　肛裂

（二）临床表现

肛裂患者有典型的临床表现即疼痛、便秘和出血。

1. 疼痛

为主要症状。疼痛多剧烈，有典型的周期性。排便时肛管裂伤或溃疡面被撑开，神经末梢受刺激，立刻感肛管烧灼样或刀割样疼痛，称为排便时疼痛。便后数分钟可缓解，称为间歇期；随后因肛门括约肌痉挛再次出现剧痛，可持续 0.5 到数小时，称为括约肌挛缩痛；直至括约肌疲劳、松弛，疼痛缓解，当再次排便时又发生疼痛。以上称为肛裂疼痛周期。

2. 便秘

患者因害怕疼痛不愿排便，久而久之引起便秘，大便更为干硬，便秘又加重肛裂，形成恶性循环。

3. 出血

排便时常在大便表面或便纸上见到少量血迹或滴鲜血，大量出血少见。

（三）治疗

1. 非手术治疗

（1）保持大便通畅。

（2）坐浴，便后用温水或 1：5 000 高锰酸钾溶液坐浴。

（3）扩肛疗法，患者侧卧位，局部麻醉下，先用戴手套的示指缓慢、均衡地扩张肛门括约肌，逐渐伸入中指，持续扩张 5 分钟。可解除括约肌痉挛，促进溃疡愈合。

2. 手术治疗

适用于非手术治疗无效，经久不愈的陈旧性肛裂。

（1）肛裂切除术。

（2）肛门内括约肌切断术，治愈率高，但有导致肛门失禁的可能。

（四）辅助检查

肛门检查发现肛裂"三联症"，可做出诊断，但应注意与其他疾病引起的肛管溃疡相鉴别，与溃疡性结肠炎、结核，肛周肿瘤、梅毒等引起的肛周溃疡相鉴别。必要时可以取活组织做病理检查以明确诊断。

肛裂行肛门检查时，常会引起剧烈疼痛，有时需在局部麻醉下进行。

（五）护理评估

1. 术前评估

（1）健康史：了解患者年龄、性别、饮食习惯。既往是否患过直肠、肛管慢性炎性疾病。

（2）身体状况：了解疾病的发展程度，是否有大便习惯和大便性状的改变；是否有大便表面带血及黏液或脓血便等症状；大便隐血试验、肛门检查、直肠指诊等检查结果。

（3）心理—社会状况：患者和家属是否了解疾病和手术治疗的相关知识、健康指导内容及掌握程度等。患者和家属是否接受手术及手术可能导致的并发症；了解患者和家属的焦虑和恐惧程度。家庭对患者手术及进一步治疗的经济承受能力。

2. 术后评估

评估患者实施手术方式、麻醉方式、术中情况、术后恢复情况、并发症及预后情况。

（六）护理问题

1. 疼痛

与肛周脓肿及手术有关。

2. 便秘

与疼痛惧怕排便有关。

3. 体温升高

与全身感染有关。

4. 潜在并发症：肛门狭窄、肛瘘

与炎症粘连或扩散有关。

（七）护理目标

（1）疼痛缓解。

（2）不出现便秘。

（3）体温得到有效控制。

（4）未发生肛门狭窄、肛瘘等并发症或出现肛门狭窄、肛瘘等并发症能被及时发现。

（八）护理措施

1. 非手术治疗患者的护理

（1）保持大便通畅：鼓励患者多饮水，多进食新鲜蔬菜、水果、粗纤维食物，养成良好的排便习惯，防止便秘。便秘者服用缓泻剂。

（2）坐浴：每次排便后应坐浴，清洁溃疡面或创面，减少污染，促进创面愈合，水温43~46 ℃，每日2~3次，每次20~30分钟。

（3）疼痛护理：遵医嘱适当应用止痛剂，如肌内注射吗啡、吲哚美辛栓纳肛等。

2. 手术治疗患者的护理

（1）肠道准备：术前3日进少渣饮食，术前一日进流质饮食，术前日晚灌肠，尽量避免术后3日内排便，有利于切口愈合。

（2）术后观察：观察有无出血、血肿、肛瘘、脓肿、痔脱垂和尿潴留等并发症发生，如有及时报告医师，并协助处理。

（九）护理评价

（1）疼痛是否缓解。

（2）是否出现便秘。

（3）体温是否得到有效控制。

（4）是否发生肛门狭窄、肛瘘等并发症或发生肛门狭窄、肛瘘等并发症时能否被及时发现。

（十）健康教育

选择新鲜蔬菜、水果、粗纤维食物。养成定时排便的习惯，排便时勿看书、看报。保持大便通畅，鼓励患者有便意时，尽量排便。术后为防止肛门狭窄或大便变细，可于手术后5~10日内可行扩肛治疗。肛门括约肌松弛者，手术3日后做肛门收缩舒张运动，大便失禁者需二次手术。出院后发现异常应及时就诊检查。

二、直肠肛管周围脓肿

直肠肛管周围脓肿是指直肠肛管周围软组织内或其周围间隙发生的急性化脓性感染，并形成脓肿。脓肿破溃或切开引流后常形成肛瘘。脓肿是肛管直肠周围炎症的急性期表现，而肛瘘则为其慢性期表现。多见于青壮年。

（一）病因和病理

该病主要由肛腺感染引起，也可由肛周皮肤感染、损伤、内痔、药物注射等引起。肛腺开口于肛窦，肛窦开口向上。腹泻、便秘时易引起肛窦炎，感染沿肛腺的管状分支或联合纵肌纤维向上、向下、向外三处扩散到周围间隙引起感染。由于直肠肛管周围间隙为疏松的脂肪结缔组织，感染极易蔓延、扩散，形成不同部位的脓肿（图9-2）。

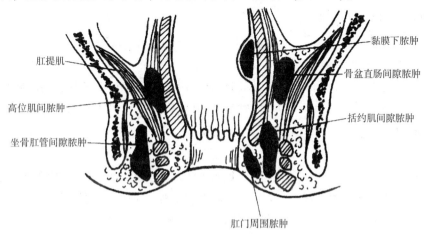

肛提肌
高位肌间脓肿
坐骨肛管间隙脓肿

黏膜下脓肿
骨盆直肠间隙脓肿
括约肌间隙脓肿

肛门周围脓肿

图9-2 直肠肛周脓肿

（二）临床表现

不同部位的脓肿，临床表现各有不同特点。

1. 肛门周围脓肿

以肛门周围皮下脓肿最为常见，位置多表浅，以局部症状为主，全身症状少见。疼痛、肿胀、局部压痛为主要表现。疼痛为肛周持续性跳痛，可因排便、局部受压、摩擦或咳嗽而加剧；患者因疼痛而坐立不安、行动不便。早期局部红肿、发硬，压痛明显，脓肿形成时有波动感，若自行溃破，则有脓液排出。

2. 坐骨肛管间隙脓肿

又称坐骨直肠窝脓肿，较多见。因该间隙较大，形成的脓肿较大且深，全身感染症状重。早期即出现寒战高热、乏力、食欲缺乏、恶心等全身中毒症状。病变局部由持续性胀痛逐渐发展为明显跳痛。有些患者可出现排尿困难、里急后重。初期局部无明显体征，随病情的发展可出现患处红肿及深压痛。较大脓肿可穿出皮肤，形成肛瘘。

3. 骨盆直肠间隙脓肿

又称骨盆直肠窝脓肿，较少见。因其位置深、空隙大，全身感染症状严重而无典型的局部表现。早期就可出现持续高热、恶心、头痛等。局部症状为会阴和直肠坠胀感，排便不尽感，有时伴排尿困难。肛门周围多无异常表现。

（三）辅助检查

1. 血常规检查

有全身感染症状者可见白细胞计数和中性粒细胞占比升高，甚至出现核左移及中毒颗粒。

2. B超检查

有助于深部脓肿的诊断。

3. 直肠指检

对直肠肛管周围脓肿有重要意义。病变位置表浅时可触及压痛性肿块，甚至有波动感；深部脓肿则有患侧深压痛，有时可摸到局部隆起。

4. 诊断性穿刺检查

局部穿刺抽出脓液则可确诊。

（四）治疗

脓肿未形成时可应用抗菌药治疗，控制感染；温水坐浴；局部理疗；为缓解患者排便时疼痛，可口服缓泻剂或液状石蜡以促进排便。脓肿形成后应及早手术切开引流。

（五）护理评估

1. 术前评估

（1）健康史：了解患者年龄、性别、饮食习惯。既往是否患直肠肛管慢性炎性疾病。

（2）身体状况：了解疾病的发展程度，是否有大便习惯和大便性状的改变；是否有大便表面带血及黏液或脓血便等症状。评估肛周有无明显体征，局部有否红肿及深压痛，肛周有无渗液、渗脓。了解血常规、直肠指诊等检查结果。

（3）心理—社会状况：患者和家属是否了解疾病和手术治疗的相关知识、健康指导内容及掌握程度等。患者和家属是否接受手术及手术可能导致的并发症；了解患者和家属的焦虑和恐惧程度。家庭对患者手术及进一步治疗的经济承受能力。

2. 术后评估

评估患者实施手术方式、麻醉方式、术中情况、术后恢复情况、并发症及预后情况。

（六）护理问题

1. 疼痛

与肛周脓肿及手术有关。

2. 便秘

与疼痛惧怕排便有关。

3. 体温升高

与全身感染有关。

4. 潜在并发症：肛门狭窄、肛瘘

与炎症粘连或扩散有关。

（七）护理目标

（1）疼痛减轻。

（2）不发生便秘。

（3）体温得到有效控制。

（4）没有并发症发生或并发症能被及时发现和处理。

（八）护理措施

1. 有效缓解疼痛

（1）体位：指导患者采取舒适体位，避免局部受压加重疼痛。

（2）热水坐浴：用1∶5 000高锰酸钾溶液3 000 mL坐浴，温度为43~46 ℃，每日2~3次，每次20~30分钟。

2. 保持大便通畅

（1）饮食：嘱患者多饮水，摄入香蕉、绿叶蔬菜、蜂蜜等有助排便的食物，鼓励患者排便。

（2）予以缓泻剂：遵医嘱给予麻仁丸或液状石蜡等口服。

3. 控制感染

（1）应用抗菌药：遵医嘱全身应用抗革兰阳性菌药或根据药敏试验结果选择用药控制感染。

（2）脓肿切开引流护理：对脓肿切开引流者，应密切观察引流液的色、量、性状并记录。定时冲洗脓腔，保持引流通畅。当引流量小于每日50 mL，脓液变稀薄时，可考虑拔管。

4. 控制体温过高

嘱患者多饮水，给以降温处理。

（九）护理评价

（1）疼痛是否减轻。

（2）便秘是否缓解。

（3）体温得到控制。

（4）有否发生肛门狭窄、肛瘘等并发症。

（十）健康教育

保持大便通畅，防止便秘；腹泻时及时应用抗生素控制感染。出现肛门不适、疼痛及时就诊。

三、肛瘘

肛瘘是肛管或直肠下部与肛周皮肤相通的肉芽肿性管道，由内口、瘘管、外口三部分组成。其内口常位于齿状线附近，多为1个；外口在肛周皮肤上，可为1个或多个；经久不愈或间歇性反复发作。多见于青壮年男性。

（一）病因和分类

绝大多数肛瘘由直肠肛管周围脓肿发展而来，少数为特异性感染，如结核、克罗恩病、溃疡性结肠炎等；其他如直肠肛管外伤继发感染、恶性肿瘤溃破感染所致。

由于致病菌不断由内口进入，而外口皮肤愈合较快，常致引流不畅发生假性愈合并发再形成脓肿；脓肿可从原外口溃破，也可从另处穿出形成新的外口，反复发作，可发展为瘘管迁曲、少数存在分支、有多个瘘口的复杂性肛瘘。

肛瘘按瘘管位置高低分为两种：①低位肛瘘，瘘管位于外括约肌深部以下；②高位肛瘘，瘘管位于外括约肌深部以上。按瘘管多少分为两种：①单纯性瘘，仅有1个内口，1个外口和1个瘘管；②复杂性瘘，1个内口，多个外口和瘘管。按肛瘘外口所在位置分为两种：①外瘘，肛瘘外口在肛门周围皮肤上；②内瘘，肛瘘内口和外口均在直肠肛管内。

（二）临床表现

1. 症状

主要症状是反复自外口溢出少量脓性、血性、黏液性分泌物，污染内裤；分泌物刺激肛周皮肤引起潮湿、瘙痒，有时形成湿疹。高位肛瘘可有大便或气体从外口溢出。当外口阻塞或假性愈合时，瘘管中脓液积存，可伴有明显疼痛或形成脓肿，自行溃破或切开引流后症状缓解。

2. 体征

肛周皮肤可见单个或多个外口，呈红色乳头状或肉芽组织突起，压之有少量脓液或脓血性分泌物排出。若瘘管位置较浅，可在皮下触及自外口通向肛管的条索状瘘管。直肠指检时内口处轻压痛，可触及硬结样内口及条索状瘘管。

（三）辅助检查

1. 肛门镜检查

有时可发现内口。自外口注入亚甲蓝溶液，肛门镜下可见蓝色液体溢入；观察填入肛管及直肠下段白色纱布条蓝染部位可判断内口位置。

2. X线检查

经外口注入碘剂造影，可以明确瘘管走向。

（四）治疗

肛瘘不能自愈，只有手术切开或切除，术中尽量减少肛门括约肌损伤，以防肛门失禁。手术方式有：肛瘘切开术、肛瘘切除术、挂线疗法（图9-3）。

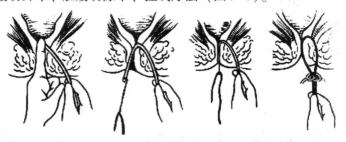

图9-3　肛瘘挂线疗法

（五）护理评估

1. 术前评估

（1）健康史：了解患者年龄、性别、饮食习惯。既往是否患直肠肛管慢性炎性疾病。

（2）身体状况：了解疾病的发展程度，肛周是否有溢出脓性、血性、黏液性分泌物；评估肛周皮肤的潮湿、瘙痒程度；有否大便或气体从外口溢出、疼痛、脓肿；评估肛周皮肤有无外口以及形状、颜色；有无分泌物及其性质，直肠指检时有无压痛、硬结及条索状瘘管等。

（3）心理—社会状况：患者和家属是否了解疾病和手术治疗的相关知识、健康指导内容及掌握程度等。患者和家属是否接受手术及手术可能导致的并发症；了解患者和家属的焦虑和恐惧程度。家庭对患者手术及进一步治疗的经济承受能力。

2. 术后评估

评估患者实施手术方式、麻醉方式、术中情况、术后恢复情况、并发症及预后情况。

（六）护理问题

1. 疼痛

与感染有关。

2. 便秘

与肛周疼痛惧怕解便有关。

3. 潜在并发症

肛门失禁。

（七）护理目标

（1）疼痛缓解。

（2）没有发生便秘。

（3）没有并发症发生或并发症能被及时发现和处理。

（八）护理措施

1. 保持大便通畅

（1）饮食：清淡饮食，忌辛辣食物，多进新鲜果蔬，多饮水。

（2）养成良好的排便习惯：应向患者解释术后排便的意义，在有便意时应及时排便，可口服缓泻剂，必要时应用止痛剂以缓解疼痛。

2. 加强肛周皮肤护理

（1）保持肛周皮肤清洁、干燥：嘱患者局部皮肤瘙痒时不可搔抓，避免皮肤损伤和感染。

（2）温水坐浴：术后第二日开始，浴后擦干局部，涂以抗生素软膏。

（3）挂线后护理：嘱患者每5~7日至门诊收紧药线，直至药线脱落。脱线后局部可涂生机散或抗生素软膏，以促进伤口愈合。

3. 术后并发症的预防和护理

（1）肛门狭窄：术后5~10日内可用示指扩肛，每日1次。

（2）肛门松弛、失禁：术后3日起指导患者进行提肛运动。一旦发生肛门失禁应保持肛周皮肤清洁、干燥，局部涂氧化锌软膏保护，勤换内裤。严重失禁者行肛门成形术。

（九）护理评价

（1）疼痛是否缓解。

（2）有无发生便秘。

（3）是否发生并发症或并发症发生时是否能被及时发现和处理。

（十）健康教育

保持会阴部清洁，经常更换内裤。术后观察排便有无变细、大便失禁，发现异常及时就诊。

四、痔

痔是肛垫病理性肥大和移位，但传统认为是直肠下端黏膜或肛管皮肤下的曲张静脉团。在肛肠疾病中发生率最高，成年人常见。

（一）病因和分类

病因尚未完全明确，有以下两种学说。

1. 肛垫下移学说

肛垫是位于肛管黏膜下的组织垫，由平滑肌、弹性组织、结缔组织及静脉丛构成，可协助肛管闭合，调节排便。正常情况下，肛垫在排便时被推挤下移，排便后可自行回缩至原位；若存在反复便秘、妊娠等引起腹内压增高的因素，则肛垫中的纤维间隔逐渐松弛，向远侧移位，并伴有静脉丛充血、扩张、融合，从而形成痔。

2. 静脉曲张学说

由于直肠静脉丛无静脉瓣，且其管壁薄、位置表浅，末端直肠黏膜下组织疏松。任何引起腹压增高的因素均可阻滞直肠静脉回流，导致血液淤滞、静脉扩张而形成痔。

按痔发生部位分内痔、外痔和混合痔（图9-4）。

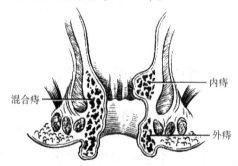

图 9-4　痔的分类

（1）内痔：最多见，位于齿状线以上，是直肠上静脉丛扩张、迂曲所致，表面为直肠黏膜所覆盖。内痔分四度。Ⅰ度：排便时出血，痔块不脱出肛门；Ⅱ度：常有便血，排便时痔块脱出，排便后可自行还纳；Ⅲ度：偶有便血，排便、久站等使痔块脱出，需用手辅助方可还纳；Ⅳ度：偶有便血，痔块脱出不能还纳或还纳后又脱出。

（2）外痔：位于齿状线以下，是直肠下静脉丛扩张、迂曲所致，表面为肛管皮肤覆盖。

（3）混合痔：位于齿状线上、下，由直肠上下静脉丛相互吻合、扩张、迂曲形成，表面为直肠黏膜和肛管皮肤覆盖。

（二）临床表现

1. 便血

无痛性间歇性便血是内痔或混合痔早期常见的症状，多因粪块擦破痔块表面黏膜引起。

轻者大便带鲜血或便后滴血，出血量少；严重者呈喷射状出血，可自行停止。便秘、饮酒及刺激性食物可诱发出血。长期出血可导致贫血。

2. 痔块脱出

Ⅱ、Ⅲ、Ⅳ度内痔和混合痔可出现痔块脱出。轻者排便时出现，便后自行还纳，并逐渐加重；严重者需用手辅助还纳或持续脱出于肛门，较大痔块不能还纳时可发生嵌顿。咳嗽、活动等引起腹压增加时可造成脱出。

3. 疼痛

单纯性内痔无疼痛。当内痔或混合痔并发血栓形成、嵌顿、感染时可出现疼痛；外痔血栓形成时，疼痛剧烈。排便、咳嗽等使疼痛加重。

4. 瘙痒

外痔或内痔脱出时常有黏液分泌物溢出，刺激肛门周围皮肤引起瘙痒或湿疹。

（三）辅助检查

1. 肛门视诊

内痔除Ⅰ度外，其他三度都可在肛门视诊下见到。对有脱垂者，最好在蹲位排便后立即观察，可清晰见到痔块大小、数目及部位。

2. 直肠指诊

虽对痔的诊断意义不大，但可了解直肠内有无其他病变，如直肠癌、直肠息肉等。

3. 肛门镜检查

不仅可见到痔块的情况，还可观察到直肠黏膜有无充血、水肿、溃疡、肿块等。血栓性外痔表现为肛周黯紫色长条圆形肿物，表面皮肤水肿、质硬、压痛明显。

（四）治疗

非手术治疗效果良好，主要应用注射和胶圈套扎疗法，手术只限于非手术治疗失败者。

1. 非手术治疗

（1）一般治疗：适用于痔的初期和无症状静止期。①避免久站久坐，改变不良排便习惯，保持大便通畅。②温水坐浴。③肛管内纳入含有消炎止痛的油膏或有润滑和收敛作用的栓剂；血栓性外痔可先局部热敷，再外敷消炎止痛剂，若疼痛缓解可不手术。④嵌顿性痔初期，清洗后用手轻轻将脱出痔快还纳，阻止再脱出。

（2）注射疗法：适用于Ⅰ、Ⅱ度内痔，效果较好。将硬化剂注射到痔核周围，产生无菌性炎症反应，使纤维组织增生，静脉闭塞，致痔核萎缩。

（3）红外线凝固疗法：适用于Ⅰ、Ⅱ度内痔。通过红外线照射，使痔核发生纤维组织增生、硬化萎缩。

（4）胶圈套扎疗法：适用于Ⅰ、Ⅱ、Ⅲ度内痔。将特制的胶圈套入到内痔的根部，利用胶圈的弹性阻断痔的血运，使其缺血、坏死、脱落而愈合。

（5）冷冻疗法：适用于Ⅰ、Ⅱ度内痔。应用液态氮，使痔组织冻结、坏死、脱落，以后创面逐渐愈合。

2. 手术治疗

适用于外痔、Ⅱ、Ⅲ、Ⅳ度内痔和混合痔。方法有单纯性痔切除术、痔环形切除术、血栓性外痔剥离术。

（五）护理评估

1. 术前评估

（1）健康史：了解患者年龄、性别、饮食习惯。既往是否患直肠肛管慢性炎性疾病。

（2）身体状况：了解疾病的发展程度，排便时便血、疼痛的性质，出现痔块脱出的具体情况：排便时出现的痔块能否自行还纳，还纳后是否不再脱出，痔块有无嵌顿。咳嗽、活动等腹压增加时可否引起脱出。

（3）心理—社会状况：患者和家属是否了解疾病和手术治疗的相关知识、健康指导内容及掌握程度等。

2. 术后评估

评估患者实施手术方式、麻醉方式、术中情况、术后恢复情况、并发症及预后的情况。

（六）护理问题

1. 疼痛

与疾病的类型有关。

2. 便秘

与肛周疼痛惧怕解便有关。

3. 知识缺乏

缺少有关疾病的治疗和术后预防复发的康复知识。

（七）护理目标

（1）疼痛缓解。

（2）没有出现便秘。

（3）患者能掌握有关疾病治疗及术后预防复发的相关知识。

（八）护理措施

1. 非手术治疗患者的护理

（1）饮食：多饮水，进食新鲜蔬菜、水果、粗纤维食物。忌食辛辣刺激性食物，忌酒。

（2）病情观察：观察患者排便时有无出血，出血量、颜色、便血持续时间。长期出血可出现贫血，注意防止患者在排便或淋浴时晕倒受伤。

（3）疼痛：对有剧烈疼痛者，给以止痛剂处理，肛管内纳入消炎止痛栓，肛门部位给予冷敷以缓解疼痛。

（4）坐浴：每次排便后应坐浴，清洁溃疡面或创面，减少污染，促进创面愈合，水温40~46 ℃，每日2~3次，每次20~30分钟。

（5）内痔：脱出者应用温水洗净，涂润滑油后用手轻轻将其还纳入肛管，阻止其脱出。

2. 手术治疗患者的护理

（1）术前准备：术前一日摄入半流质饮食，可给予缓泻剂，必要时清洁灌肠。

（2）术后护理。

1）一般护理：取侧卧位或仰卧位。仰卧者可在臀下垫气圈以减轻对伤口的压力。

2）饮食护理：术后一日进流质饮食，术后2~3日进少渣饮食，逐渐过渡到普食。

3）排便护理：为减轻对伤口的刺激，缓解疼痛，术后宜限制排便。术后2~3日口服阿片酊，减少肠蠕动，三日内尽量不排大便，以保持手术切口清洁并良好愈合。三日后应保持大便通畅。每次排便后应先清洗后坐浴，再换药。如便秘，宜使用缓泻剂，但禁忌灌肠。

4）伤口护理：肛门部术后多不缝合，需每日换药。每次便后坐浴，然后再换药。

5）并发症的观察和护理：因术后肛门疼痛，反射性引起膀胱括约肌痉挛；麻醉抑制作用使膀胱逼尿肌松弛，易发生急性尿潴留，通过诱导等促进排尿，必要时行导尿处理。排便困难、大便变细者，术后5~10日内可行扩肛。肛门括约肌松弛者，术后三日指导患者进行肛门肌收缩舒张运动。

（九）护理评价

（1）疼痛是否缓解。

（2）有无出现便秘。

（3）患者能否掌握有关疾病治疗及术后预防复发的相关知识。

（十）健康教育

（1）养成良好排便习惯，避免长时间久站或久坐。保持大便通畅，多饮水，多食蔬菜水果，少吃辛辣食物，不饮酒。

（2）保持肛门卫生，建议使用柔软、白色、无刺激的手纸，避免在肛门周围使用肥皂或用毛巾用力擦洗。

（3）如有便秘，多食高纤维食物，服用适量植物油或蜂蜜，促进肠蠕动，防止便秘发生。

（4）每日晨起或晚睡前做10分钟腹部按摩，即用手掌轻柔按顺时针方向反复按摩腹部。

（5）鼓励患者进行肛门括约肌收缩舒张运动。

（李　倩）

第三节　结、直肠癌

大肠癌包括结肠癌及直肠癌，是常见的消化道恶性肿瘤，仅次于胃癌、食管癌，好发年龄41~50岁。在我国直肠癌比结肠癌发生率高，二者发病比例约为1.5：1。随着饮食结构、生活习惯的改变，我国尤其是大都市，结肠癌发病率明显上升，且有超过直肠癌的趋势。

一、病因

根据流行病学调查和临床观察分析，结、直肠癌发生可能与以下因素有关。

1. 饮食习惯

大肠癌的发生与高脂肪、高蛋白和低纤维饮食有一定关系；过多摄入腌制食品可增加肠道中致癌物质，诱发大肠癌；而维生素、微量元素及矿物质缺乏均可能增加大肠癌的发病率。

2. 遗传因素

20%~30%的大肠癌患者存在家族史，常见的有家族性多发性息肉病及家族性无息肉结肠癌综合征，此类人发生大肠癌的机率远高于正常人。

3. 癌前病变

多数大肠癌来自腺瘤癌变，其中以绒毛状腺瘤及家族性肠息肉病癌变率最高。近年来研究发现，大肠的某些慢性炎症病变，如溃疡性结肠炎、克罗恩病及血吸虫性肉芽肿与结、直肠癌相关，已被列入癌前病变。

二、病理、分期和转移

1. 根据肿瘤的大体形态分型

分为肿块型、浸润型、溃疡型。

（1）肿块型：肿瘤向肠腔生长，易发生溃疡。恶性程度较低，转移较晚。好发于右侧结肠，尤其是回盲部。

（2）浸润型：肿瘤沿肠壁呈环状浸润，易致肠腔狭窄或梗阻。转移较早。好发于左侧结肠，特别是乙状结肠。

（3）溃疡型：肿瘤向肠壁深层生长并向四周浸润；早期可有溃疡，边缘隆起，中央凹陷；表面糜烂、易出血、感染或穿孔；转移较早，恶性程度高，是结肠癌最常见的类型。

显微镜下组织学分类较常见的是：①腺癌：占结肠癌的大多数；②黏液癌：预后较腺癌差；③未分化癌：预后最差。

2. 临床病理分期

结肠癌的分期普遍采用 Dukes 法。

（1）A 期：癌肿局限于肠壁，可分为 3 个分期。A_1：癌肿侵及黏膜或黏膜下层；A_2：癌肿侵及肠壁浅肌层；A_3：癌肿侵及肠壁深肌层。

（2）B 期：癌肿穿透肠壁或侵及肠壁外组织、器官，尚可整块切除，无淋巴结转移。

（3）C 期：癌肿侵及肠壁任何一层，但有淋巴结转移。

（4）D 期：有远处转移或腹腔转移或广泛侵及邻近器官无法切除。

3. 扩散和转移方式

结肠癌主要转移途径是淋巴转移。首先转移到结肠壁和结肠旁淋巴结，再转移到肠系膜血管周围和肠系膜血管根部淋巴结。血行转移多见于肝，其次为肺、骨等。结肠癌也可直接浸润邻近器官和腹腔种植。

三、临床表现

1. 结肠癌

早期多无明显症状，随着病程的发展可出现一系列症状。

（1）排便习惯和大便性状改变：常为最早出现的症状，多表现为大便次数增多、大便不成形或稀便；当出现部分肠梗阻时，可出现腹泻与便秘交替现象。由于癌性溃疡可致出血及感染，故常表现为血性、脓性或黏液性便。

（2）腹痛：也是早期症状。疼痛部位常不确切，程度多较轻，为持续性隐痛或仅为腹部不适、腹胀感。当癌肿并发感染或肠梗阻时腹痛加重，甚至出现阵发性绞痛。

（3）腹部肿块：肿块较硬似粪块，位于横结肠或乙状结肠的癌肿可有一定的活动度。若癌肿穿透肠壁并发感染，可表现为固定压痛的肿块。

（4）肠梗阻：多为晚期症状。一般呈慢性、低位、不完全性肠梗阻，表现为便秘、腹胀，有时伴腹部胀痛或阵发性绞痛，进食后症状加重。当发生完全性梗阻时，症状加剧，部分患者可出现呕吐，呕吐物为粪汁样。

（5）全身症状：由于长期慢性失血、癌肿溃破、感染及毒素吸收等，患者可出现贫血、消瘦、乏力、低热等全身性表现。部分结肠癌穿透肠壁后，引起肠内瘘和营养物质的流失，致使患者出现水、电解质、酸碱失衡和营养不良，乃至恶液质。

由于癌肿病理类型和部位不同，临床表现也各异。一般右侧结肠癌以全身症状、贫血、腹部肿块为主要表现；左侧结肠癌则以肠梗阻、腹泻、便秘、便血等症状为显著。

2. 直肠癌

早期仅有少量便血或排便习惯改变，易被忽视。当病情严重时才出现显著症状。

（1）直肠刺激症状：癌肿刺激直肠产生频繁便意，便前常有肛门下坠、里急后重和排便不尽感；晚期可出现下腹部痛。

（2）黏液血便：为直肠癌患者最常见的临床症状，多数患者在早期即出现便血。癌肿溃破后，可出现血性和（或）黏液性大便，多附着于大便表面；严重感染时可出现脓血便。

（3）大便形状变细和排便困难：癌肿增大引起肠腔缩窄，表现为肠蠕动亢进，腹痛、腹胀、大便形状变细和排便困难等慢性肠梗阻症状。

（4）转移症状：当癌肿侵犯前列腺、膀胱时可发生尿道刺激征、血尿、排尿困难等；侵及骶前神经则发生骶尾部、会阴部时续性剧痛、坠胀感；女性直肠癌可侵及阴道后壁，引起白带增多，若穿透阴道后壁，则可导致直肠阴道瘘，可见粪质及血性分泌物从阴道排出。

四、辅助检查

1. 直肠指检

是诊断直肠癌的最直接和主要的方法。女性直肠癌患者应行阴道检查及双合诊检查。

2. 实验室检查

（1）大便隐血试验：可作为高危人群的初筛级普查的方法。持续阳性者应进一步检查。

（2）血液检查：癌胚抗原（CEA）测定对大肠癌的诊断有一定的价值，但特异度不高，有助于判断患者疗效及预后。

3. 影像学检查

（1）X线钡剂灌肠或气钡双重对比造影检查：是诊断结肠癌的重要检查，可观察到结肠壁僵硬、皱襞消失，存在充盈缺损及小龛影。但对直肠癌诊断价值不大。

（2）B超和CT检查：有助于了解直肠癌的浸润深度及淋巴转移情况，以及提示有无腹腔种植转移，是否侵犯邻近组织器官或发生肝、肺转移等。

4. 内窥镜检查

可通过直肠镜、乙状结肠镜或结肠镜，观察病灶的部位、大小、形态、肠腔狭窄程度等。并可在直视下获取活组织行病理学检查，是诊断结、直肠癌最有效、可靠的方法。

五、治疗

手术切除是治疗大肠癌的主要方法，同时辅以放疗、化疗等综合治疗。

（一）手术治疗

手术方式的选择应根据癌肿的部位、大小、病理类型等因素来考虑。

1. 结肠癌

包括根治性手术和分期手术。

（1）根治性手术：切除范围包括癌肿所在的肠袢及其肠系膜和区域淋巴结。术式包括右半结肠切除术、横结肠切除术、左半结肠切除术及乙状结肠切除术（图9-5）。

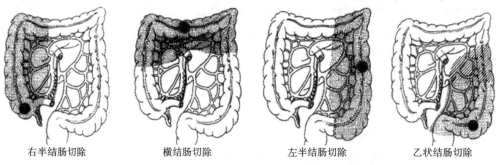

右半结肠切除　　横结肠切除　　左半结肠切除　　乙状结肠切除

图9-5　结肠癌根治术切除范围示意图

（2）结肠癌并发急性肠梗阻的手术：左半结肠癌发生梗阻是右半结肠的9倍。右半结肠癌梗阻较适合做一期切除肠吻合术；若患者全身情况差，可先行切除肿瘤、肠道造瘘或短路手术，待病情稳定后，再行二期手术。分期手术常适用于左半结肠癌致完全性肠梗阻的患者。

2. 直肠癌

包括根治性手术和姑息性手术。

（1）根治性手术：凡能切除的直肠癌，又无其他手术禁忌证，都应尽早施行直肠癌根治术。手术方式的选择根据癌肿所在部位、大小、活动度等因素综合判断，具体如下。

1）局部切除术：适用于早期瘤体小、局限于黏膜或黏膜下层、分化程度高的直肠癌。

2）腹会阴联合直肠癌根治术（Miles手术）：主要适用于腹膜返折以下的直肠癌（图9-6）。

3）经腹腔直肠癌切除术（直肠前切除术，Dixon手术）：适用于直肠癌下缘距肛缘5 cm以上的直肠癌（图9-7）。

4）经腹直肠癌切除、近端造口、远端封闭手术（Hartmann手术）：适用于身体状况差，不能耐受Miles手术或因急性肠梗阻不宜行Dixon手术的患者（图9-8）。

（2）姑息性手术：晚期直肠癌患者若排便困难或发生肠梗阻，可行乙状结肠双腔造口术。

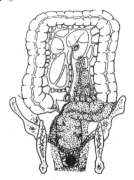
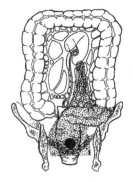
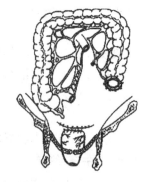

图9-6　Miles手术　　　　图9-7　Dixon手术　　　　图9-8　Hartmann手术

(二) 非手术治疗

1. 放疗

术前放疗可缩小癌肿、降低癌细胞活力及淋巴结转移，提高手术切除率及生存率。术后放疗多用于晚期癌肿、手术无法根治或局部复发者，以降低局部复发率。

2. 化疗

用于处理残存癌细胞或隐性病变，以提高术后生存率。目前，常采用以氟尿嘧啶为基础的联合化疗方案。给药途径包括区域动脉灌注、门静脉给药、静脉给药、术后腹腔留置管灌注给药等方法。

3. 局部介入等治疗

对于不能手术切除且发生肠管缩窄的大肠癌患者，可局部放置金属支架扩张肠腔；对直肠癌患者也可用电灼、液氮冷冻和激光烧灼等治疗。

4. 其他治疗

包括中医治疗、基因治疗、导向治疗、免疫治疗等。

六、护理评估

(一) 术前评估

1. 健康史

了解患者年龄、性别、饮食习惯。既往是否患过结、直肠慢性炎性疾病，结、直肠腺瘤，以及有无手术治疗史。有无家族性结肠息肉病，家族中有无患大肠癌或其他恶性肿瘤者。

2. 身体状况

了解疾病的性质、发展程度、重要器官状态及营养状况等。患者是否有大便习惯和形状的改变；是否有大便表面带血及黏液或脓血便；是否有腹痛、腹胀、肠鸣音亢进等症状；腹部是否有肿块等。患者有无贫血、消瘦、乏力、低热、恶液质等症状；有无腹腔积液、肝肿大、黄疸等肝转移的症状。大便隐血试验、直肠指诊、内镜检查、影像学检查及 CEA 测定等结果是否阳性。

3. 心理—社会状况

患者和家属是否了解疾病和手术治疗的相关知识；患者及家属对有关结、直肠癌的健康指导内容了解和掌握程度等。患者和家属是否接受手术及手术可能导致的并发症；了解患者和家属的焦虑和恐惧程度。家庭对患者手术及进一步治疗的经济承受能力。

(二) 术后评估

评估患者实施手术方式、麻醉方式、术中情况、术后恢复情况、并发症及预后的情况。

七、护理问题

1. 焦虑

与恐惧癌症、手术及担心造口影响生活、工作等有关。

2. 知识缺乏

与缺乏疾病和手术的相关知识有关。

3. 自理能力缺陷综合征

与手术创伤、术后引流及结肠造口有关。

4. 自我形象紊乱

与结肠造口的建立和排便方式改变有关。

5. 潜在并发症

出血、感染、吻合口瘘、造口缺血坏死或狭窄及造口周围皮炎等并发症。

八、护理目标

（1）患者焦虑缓解或减轻。

（2）了解疾病、手术及康复的相关知识。

（3）能自理或自理能力提高。

（4）能适应自我形象的改变。

（5）术后并发症能得到预防或及时发现和处理。

九、护理措施

（一）术前护理

1. 心理护理

（1）通过交流，针对患者的特殊心理进行状态评估，并进行有效的心理疏导。

（2）讲解治疗过程，术后护理技巧，消除患者对手术的顾虑。必要时请痊愈患者现身说法。

（3）如果做永久性人工肛门，会给患者带来工作和生活上的不便，会因自我形象的改变而自卑。应耐心倾听，顾虑和关心患者，说明手术的必要性，使其能以最佳心理状态受手术。

2. 饮食护理

加强营养，纠正贫血，增强机体抵抗力。补充高蛋白、高热量、丰富维生素、易消化的少渣饮食。对于贫血、低蛋白血症的患者，应给予少量多次输血。对于脱水明显的患者，应注意纠正水、电解质及酸、碱平衡紊乱，以提高患者对手术的耐受力。

3. 肠道准备

术前大量不保留清洁灌肠，是大肠手术必不可少的重要准备，目的是避免术中污染、术后腹胀和切口感染等。下文介绍3种灌肠方法。

（1）传统肠道准备法。

1）控制饮食：术前3日进少渣半流质饮食，术前2日起进流质饮食。

2）清洁肠道：术前3日番泻叶6 g泡茶饮用或术前2日口服泻剂硫酸镁15~20 g或蓖麻油30 mL，每日上午服用。术前2日每晚用1%~2%肥皂水灌肠1次，术前1日晚清洁灌肠。

3）使用肠道抗生素：可抑制肠道细菌，减少术后感染，如卡那霉素1 g，每日2次；甲硝唑0.4 g，每日4次。

4）补充肠道维生素：因控制饮食及服用肠道杀菌剂，使维生素K的合成及吸收减少，故患者术前应补充维生素K。

5）需行肛管直肠全切的患者，术前 3 日用 1：5 000 的高锰酸钾温水坐浴，每日 2 次。

（2）全肠道灌洗法：患者手术前 12~14 小时开始服用 37 ℃ 左右的等渗平衡电解质液（由氯化钠、氯化钾、碳酸氢钠配制），造成容量性腹泻，以达到清洁肠道目的。一般 3~4 小时完成灌洗全过程，灌洗液量不少于 6 000 mL。可根据情况，在灌洗液中加入抗生素。对于年老体弱，心肾等器官功能障碍和肠梗阻者，不宜使用。

（3）口服甘露醇肠道准备法：患者术前 1 日午餐后 0.5~2 小时内口服 5%~10% 的甘露醇 1 500 mL 左右。高渗性甘露醇口服后可吸收肠壁水分，促进肠蠕动，起到有效腹泻作用，达到清洁肠道的效果。此方法可不改变患者饮食或术前 2 日进少渣半流质饮食。另外，甘露醇在肠道内被细菌酵解，因此术中使用电刀，能产生易引起爆炸的气体。对于年老体弱，心、肾功能不全者禁用。

4. 其他护理

术日晨放置胃管和留置导尿管，若患者有梗阻症状，应早期放置胃管，减轻腹胀。如癌肿已侵及女性患者的阴道后壁，患者术前 3 日每晚应行阴道冲洗。

（二）术后护理

1. 体位

病情平稳者取半卧位，以利于呼吸和腹腔引流。

2. 饮食护理

患者术后禁食水，行胃肠减压，由静脉补充水和电解质。2~3 日肛门排气或造口开放后即可停止胃肠减压，进流质饮食。若无不良反应，进半流质饮食，1 周后改进少渣饮食，2 周左右可进普食。食物应以高热量、高蛋白、丰富维生素、低渣饮食为主。

3. 病情观察

每半小时监测血压、脉搏、呼吸一次，病情平稳后延长监测的间隔时间；观察腹部及会阴部切口敷料，若渗血较多，应估计量，做好记录，并通知医生给予处理。

4. 引流管护理

保持腹腔及骶前引流管通畅，妥善固定，避免扭曲、受压、堵塞及脱落；观察记录引流液的颜色、质、量；及时更换引流管周围渗湿和污染的敷料。骶前引流管一般保持 5~7 日，引流液量减少、颜色变淡，方考虑拔除。

5. 结肠造口护理

结肠造口又称人工肛门，是近端结肠固定于腹壁外而形成的粪便排出通道。

（1）造口开放前护理。

1）保护外露肠管：用生理盐水纱布或凡士林纱布敷在外露肠管表面，及时更换外层渗湿的敷料，防止感染。

2）保持造口通畅：留置造口引流者，术后及时将引流管接引流装置，保持通畅。

3）注意观察：观察外露肠管有无肠段回缩、出血、苍白、瘀血、坏死等现象。

（2）造口开放护理：造口一般于术后 2~3 日，肠蠕动恢复后开放。

1）患者应取造口侧卧位，防止造口流出物污染腹部切口敷料。用塑料薄膜隔开造口与腹壁切口，保护腹壁切口。

2）保持造口周围皮肤清洁、干燥，及时用中性皂液或 0.5% 氯己定溶液清洁造口周围皮肤，再涂上氧化锌软膏。

3）观察造口周围皮肤有无红、肿、破溃等现象。每次造口排便，以凡士林纱布覆盖外翻的肠黏膜，外盖厚敷料，起到保护作用。

（3）正确使用人工肛门袋。

1）选择袋口合适的造口袋。

2）及时更换造口袋，造口袋内充满 1/3 排泄物时，应及时更换。

3）除使用一次性造口袋外，患者可备 3~4 个造口袋用于更换。

4）每次换袋，注意观察有无肠黏膜颜色变黯、发紫、发黑等异常，防止造口肠管坏死、感染。

（4）造口并发症的观察与预防。

1）造口狭窄：术后由于瘢痕挛缩，可致造口狭窄。因此造口处拆线愈合后，每日扩肛 1 次。方法：戴上指套，外涂液状石蜡，沿肠腔方向逐渐深入，动作轻柔，避免暴力，以免损伤造口或肠管。

2）肠梗阻：观察患者有无恶心、呕吐、腹痛、腹胀、停止排气排便等症状。

3）便秘：患者术后 1 周，应下床活动，锻炼定时排便习惯。若进食后 3~4 日未排便或因粪块堵塞发生便秘，可将粗导尿管插入造口，一般深度不超过 10 cm 灌肠，常用液状石蜡或肥皂水，但注意压力不能过大，以防肠道穿孔。

6. 注意饮食卫生

避免进食胀气性、有刺激性气味、腐败及易引起便秘的食物。

7. 提高自我护理能力

帮助患者及家属逐渐接受造口，并参与造口护理。

（1）鼓励患者逐渐适应造口，恢复正常生活，参加适量的运动和社交活动。

（2）护理过程中保护患者的隐私和自尊。

（3）指导患者自我护理的步骤，使其能尽快回归家庭和社会。

8. Miles 手术护理

不宜过早半卧位，以免致脏器下垂。胃管、尿管待功能恢复后拔出。做好会阴部和基础护理。

9. 并发症的预防和护理

（1）切口感染：①监测体温变化及局部切口情况；②及时应用抗生素；③保持切口周围清洁、干燥，尤其是会阴部切口；④会阴部切口可于术后 4~7 日用 1：5 000 高锰酸钾温水坐浴，每日 2 次。

（2）吻合口瘘：①观察有无吻合口瘘；②术后 7~10 日不能灌肠，以免影响吻合口的愈合；③一旦发生吻合口瘘，应行盆腔持续滴注、吸引，同时患者禁食，胃肠减压，给予肠外营养支持。

十、护理评价

（1）患者焦虑是否缓解或减轻，情绪是否稳定，食欲、睡眠状况是否改善。

（2）是否掌握与疾病有关的知识，能否主动配合治疗和护理工作。

（3）能否自理或自理能力是否提高，能否正确护理造口。

（4）对造口的态度，能否接受造口，及有无不良情绪反应。

（5）术后并发症是否得到预防，是否及时发现和处理并发症。

十一、健康教育

（1）帮助患者及家属了解结、直肠癌的癌前期病变，如结直肠息肉、腺瘤，溃疡性结肠炎等；改变高脂肪、高蛋白、低纤维的饮食习惯。维持均衡的饮食，定时进餐，避免生、冷、硬及辛辣等刺激性食物；避免进食易引起便秘的食物；避免进食易引起腹泻的食物。

（2）对疑有结、直肠癌或有家族史及癌前病变者，应行筛选性及诊断性检查。鼓励参加适量活动和一定的社交活动，保持心情舒畅。

（3）做好造口护理的健康宣教。

1）介绍造口护理方法和护理用品。

2）指导患者出院后扩张造口，每1~2周一次，持续2~3个月。

3）若出现造口狭窄，排便困难，及时就诊。

4）指导患者养成习惯性的排便行为。

（4）出院后，每3~6个月复查1次。指导患者坚持术后化疗。注意观察造口排便通畅情况。避免过度增加腹压，以免引起人工肛门的黏膜脱出。Miles手术后排便次数会增多，排便控制功能较差者，指导做缩肛运动。

（李　辉）

第十章

伤口与造口护理

第一节　烧伤护理

　　烧伤治疗与护理在伤口治疗中属于花费高的医疗项目，其中大面积烧伤患者费用更高，治疗中所涉及的问题也比较复杂。烧伤治疗单位可粗略分为烧伤中心及烧伤治疗设施。一般没有生命危险、轻度的烧伤患者可采用烧伤治疗设施处理，较严重的烧伤患者应转至烧伤中心治疗。烧伤中心一般都会有较完善的隔离及深切治疗设施以应付因严重烧伤而引致的病变。其中患者的分流、转运需依地区的医疗政策执行。

一、烧伤护理服务计划

　　在临床护理中应根据工作单位的服务性质而制定有关的护理服务计划。制定计划时应以成本效益、未来 10 年服务的需求以及资源配合等因素做出计划，从而制订出适合医疗单位运作的短期、中期、长期的护理发展方向。

　　硬件方面，烧伤中心因经常处理严重的烧伤患者，外科沐浴及隔离设施的资源投放是不可缺少的。在烧伤治疗设施中，因患者一般都是较轻伤的伤员，基本急症医院外科部设备应足够应付治疗上的需要。但因转运严重烧伤患者的运输安排上需使用一定的仪器以维持患者的生命体征，相关转运时使用的仪器添置也是必需的。

　　软件上，根据烧伤患者在治疗复康过程中都会经过 3 个治疗期（表 10-1），在不同的治疗期中有不同的需要，护理培训上应使受训者有能力处理不同时期的患者需要，从而提高治疗的效率，加快痊愈。

表 10-1　烧伤治疗期及烧伤严重程度与治疗目标的关系

分期	严重烧伤	轻度烧伤
急救期	保存生命，防止伤害加深	防止伤害加深
急性期	防止并发症的发生，预防身体上的功能性伤害	伤口治疗
康复期	身体功能性的康复，生活自理需要的相关理疗康复	外观及整形上的康复治疗

二、烧伤患者的管理

　　烧伤中心的护士在护理患者过程中应注意一些细节及技巧，以使医疗单位能提供一个安全的治疗环境给烧伤患者。在决定采用特定的护理技巧及伤口护理技术前，其科学性、合理性及可行性都需进行详细的考证。

以下一些烧伤护理技巧是基于西方烧伤治疗知识，并运用于香港玛丽医院烧伤部中的一些常规性技术。

（一）环境控制

病室内的室温应控制在 20~26 ℃，以给患者提供一个温暖的休息环境，以减轻因失温而加重的新陈代谢负担。在急性期中患者的体温应以维持于 37~38.5 ℃ 为目标，因为皮肤中的巨噬细胞在此段体温功能最为活跃，轻微的身体表面温度增加有助伤口愈合。

病室除温度外，良好的空气流通也对治疗有着重要的作用。根据不同的隔离设施标准，房间的空气对流度有不同的标准。在普通不需隔离的烧伤治疗中，房间的空气对流度应维持在最低每小时 6 次。提供适当的治疗环境有助加速痊愈并减少并发症的发生。

在外科沐浴及伤口处理的房间，使用时应把室温控制在 29 ℃ 以上，以防失温。给烧伤儿童进行外科沐浴及伤口处理时尤需注意。

（二）疼痛处理

严重烧伤：早期静脉注射吗啡，然后逐渐过渡至肌内注射镇痛药，最后改为口服剂量。在一些情况下以上 3 种镇痛方法会同时使用，但必须有疼痛科专家细心观察及处方才能有效又安全地止痛。原则上在换药前必须先给予足够的镇痛药，并注意观察患者对镇痛药的反应及不良反应。

轻度烧伤：早期肌内注射镇痛药，尤其在换药之前。其后改用口服镇痛药。护士应重视患者对疼痛的主诉及细心观察，以确保止痛药有效安全地使用。

除了药物的不良反应外，需要相信患者对疼痛的主诉。除非患者拒绝服药，否则应当在换药前给予患者镇痛药。

若患者年龄超过 20 岁：每日安全吗啡用量（mg）= 100 - 年岁

（三）营养

除非有禁忌证，应给予高蛋白、高热量饮食并鼓励患者多饮流质。安排营养师会诊，给予严重烧伤患者量身定制饮食模式。

除了有禁忌证，所有烧伤患者应给予奶类制品作为营养补充。严重烧伤患者不应吃未经烹调的食物及不洁的生食（如鱼生、提子等）。由于汤类只含少量营养，所以只能算作液体吸收量。在广东一带民间普遍流行以汤水作身体调养，虽然良好的心理因素会增进食欲但不可过量饮用（注意：过量喝水或喝汤会使体液增多而引致血钠过低症）。

在一般成年人中每日能吸收的最大营养量是平常吸收营养量的 1.5~2 倍。过多的营养会引致腹泻，严重的腹泻会令体液流失。在需使用胃管喂食的严重烧伤患者中尤需注意，如发生腹泻应与营养师重新制定营养摄取量及饮食模式。禁食方面没有特别要求，但所有患者住院期间都须禁止吸烟，因吸烟会妨碍伤口愈合。

（四）日常个人卫生

及早照顾每日个人卫生是非常重要的，特别是面部烧伤患者，刷牙、剃须及良好的口腔卫生可防止进一步的面部发炎。可给予润唇膏或固体石蜡（凡士林）于面部烧伤患者搽于唇部以防干燥。

在严重烧伤患者中应鼓励患者尽早自我照顾日常个人卫生及进食，尽早自我照顾能帮助患者康复，虽然一定的疼痛会令患者不适，但护士应与患者家属一同合作鼓励患者以助其康复。当患者恢复相当体力后应尽早进行物理治疗及在日间多离床、多坐、多活动肢体以促进康复。

（五）预防感染

在感染控制及工作安全的前提下，当护理烧伤患者时，必须执行普及性预防。烧伤患者因伤口外露，生物传播病原体的概率非常高，护理工作上又必须常接触患者及其伤口，尤其在换药时，所以是极端高危的工作。所有护理人员在接触患者及其伤口时必须执行普及性预防。如接触到患者的排泄物、伤口体液或血液必须立即清洁。

在护理上防止相互传染主要在于手部清洁，洗手、用酒精洁手液搓手都可保持手部清洁。在护理患者前后都应清洁双手，处理伤口前后必须把双手彻底清洁干净。

在护理严重烧伤患者时应穿干净清洁的隔离衣，根据单位资源可引入防水的一次性使用隔离衣，以防止污染护士服，防止在患者间传播病菌。

在施行外科沐浴程序后，应由受训练的员工以正确的方法消毒沐浴仪器及房间。在不使用这些房间时应保持房间干燥及空气流通，以防止病原体滋生。

在直接护理患者中应合理地把多种护理程序组合，以减少护士与患者的接触次数。在需隔离护理的严重烧伤患者中更应加强组合性的护理以减少隔离间的进出，以保持隔离间的清洁及减少接触次数。

（六）患者及家属的心理护理

应给予患者及家属感情及精神上的支持，并以主动聆听技巧，细听患者及家属的需要，及早察觉因烧伤而引致的精神病或创伤后遗症，有需要时应尽早转介患者以接受精神科治疗。在早期的严重烧患者中应施行自杀的预防及提供相关治疗以支持患者克服自杀的念头及心理障碍。

（七）经济支援

如患者及家属有经济困难，应及早与其单位或相关部门联系以做出经济上的援助。

三、烧伤伤口的护理措施

伤口护理只是烧伤护理中的一小部分，但又是最费人力及最需要训练员工的工序。做好烧伤伤口护理主要在于如何快速、准确地进行伤口护理工作而又不违反上文所提出的一些烧伤护理的原则。下文将介绍一些处理烧伤伤口的基本方法，烧伤科护士在处理烧伤患者时，应以本部门的资源来设计适合部门运作的烧伤伤口护理及换药程序。

一般伤口换药及外科沐浴的指引包括：施行换药前应给予患者足够的止痛药。施行换药前，必须调整治疗室及外科沐浴室的温度至 29 ℃或以上，室温最低不可低于 26 ℃。换药时间切勿过久，否则患者易有体温过低的现象。施行换药时，应继续观察患者的情况，如情况恶化，应尽快抹干患者身体并在患者伤口盖上无菌治疗巾及停止换药程序。施行换药时应观察伤口情况，正确记录伤口的进展程度及使用正确的敷料。

在烧伤当日至伤后 5 日内，如出现水疱，应将水疱内的液体抽吸出，并保持水疱壁完整，切勿把水疱表皮剪去。如有全身感染征象及水疱已化脓，才可将水疱上的烧伤皮肤剪去，一般没有化脓的水疱外死皮都会自动退皮而不需剪掉，过早把水疱上的皮肤清除，会减慢伤口愈合。伤口换药的主要目的是使伤口依正常的病理过程发展、愈合中减轻患者的痛楚及保留最佳的美容效果。

（一）外科沐浴

无论烧伤面积大小外科沐浴都是必须的。沐浴时应以温水（36~38℃）淋浴来清洁患者身体，在浅度烧伤中可用较低的水温，因浅度烧伤患者的皮肤比较敏感。

在淋湿皮肤及伤处后先使用消毒清洁剂洗去伤口上剩余的药膏、腐肉、碎屑及伤口坏死组织，再用温水把所有消毒清洁剂彻底冲走。在外科沐浴时伤口的清洗须重复以上步骤两次。再以无菌消毒纱布或无菌布抹干伤口，敷上药膏或敷料。整个沐浴过程不宜过长，以防止低体温发生。

在初入院时，浅度烧伤的大水疱应以无菌的针以多孔穿刺水疱，并以消毒纱布把水疱中的水压出及将水疱壁平压在伤口上；当患者住院一段时间（约烧伤后5日），在小心观察伤口状况后才可将水疱外皮除去。因过早除去水疱外皮容易引致伤口过干而增加伤口深度。

在伤口敷上药膏或敷料时需根据身体不同部位的特性和敷料特性而选择不同的换药方法。烧伤伤口的覆盖根据治疗单位的运作及资源安排可以选用"开放式"或"密封式"处理。

病床上的床单、寝具需每日更换，在需要隔离的患者离开病室到外科沐浴时应将隔离病室作彻底清洁，所有表面都须以清洁剂及清水清洗以保持环境清洁。

（二）病床上换药

如患者的身体状况不稳定、生理上不适，因病情不能沐浴或科室条件所限不能进行外科沐浴时，可在病床上换药。在换药时以温暖的生理盐水与消毒纱布彻底清除伤口上的药膏及坏死组织，并重复两次。在室温控制方面应先增加病室温度，清洁伤口及身体后须把所有床单更换，敷上敷料。

（三）基本烧伤伤口处理

以伤口表面处理方法上可分为开放式及密封式伤口处理。无论患者的伤口是以换药的方法来帮助伤口愈合或以手术和植皮处理创面，伤口表面都须处理或覆盖。在以换药的方法来帮助伤口愈合时，密封式治疗会比开放式的治疗容易处理。在疼痛控制上密封式治疗比开放式的伤口效果更好。人有九孔，原则上一切有孔的身体烧伤部位都不应以密封式处理法覆盖。以下阐述开放式及密封式治疗法的应用及不同身体部位的烧伤伤口处理。

1. 开放式烧伤伤口处理

（1）面部、会阴：以适当的方法清洗后，以无菌液状石蜡（每小时1次）或无菌固体石蜡膏（凡士林）（每12小时1次）涂于伤口表面。每次涂抹前须将可见的伤口渗液及死皮清除干净。

（2）手：以抗菌药膏涂抹，如需要可用胶袋把手包住（每12小时1次）。

（3）眼：以无菌生理盐水及无菌技术清洗双眼并以抗菌药膏、人工泪液涂抹（需依处方次数）。

（4）耳：以无菌生理盐水及无菌技术清洗耳上伤口并以抗菌药膏涂抹（每12小时1次或依处方次数）。

2. 密封式烧伤伤口处理

身体及手脚（面部、会阴除外）：伤口表面如需涂抹药膏，先将药膏涂于伤口表面，再以两层液状石蜡纱布覆盖。如不须涂抹药膏可将液状石蜡纱布直接覆盖于伤口表面，再以消毒纱布覆盖，在卷上绷带前以骨科用棉花卷把纱布卷好再卷上绷带，并以药用胶布将绷带粘好（在严重烧伤中所有的敷料必须经过消毒处理）。

3. 其他特效伤口敷料的使用原则

在成人烧伤中伤口处于炎症期及渗液期时（烧伤后 1~4 日），上述处理方法一般都适用。但在渗液期过后因伤口表面开始干燥，保湿可保护新生纤维细胞增生，选择特效伤口敷料应以保湿能力佳的为主。在表皮生长期中，特效伤口敷料的选择应以可平衡伤口表面湿度及多日才需更换一次的敷料为佳。若伤口已进入肉芽增生期（烧伤后 28 日），敷料的选择应以能控制肉芽生长及吸收肉芽渗液的产品为佳。

（四）烧伤伤口评估及记录

烧伤伤口应最少一周评估一次，以观察伤口的愈合进展。在患者病情变差时更需尽快做出伤口评估。每次评估结果及治疗必须记录，并经常评估伤口处理的成效及治疗方案，以提高治疗质量。如条件许可，伤口状况评估记录应附加照片以补足文字及绘图的不足。在评估时应有资深的医护人员在场，如在可行的条件下，初级的医护人员也应同时在场以增加教学机会。因为无论如何完备的记录方法也不能完全反映患者和伤口的全部情况，现场的伤口评估是必须的。

（五）感染烧伤伤口处理

在烧伤伤口受感染时应每日观察患者身体状况，观察全身感染的症状，如有发热、发冷、不清醒、食欲下降等情况，患者可能已有脓毒血症，需及早诊治。基本检查包括：全身感染症状的观测如体温、血压、脉搏，微生物化验包括血液、尿液及痰液做细菌培养，检查肝、肾功能等。

在伤口方面应加强观察，抽取伤口拭子作细菌培养检查，肉芽增生的伤口可取伤口组织作细菌培养。

如有需要应使用抗菌药膏以减少伤口感染，并观察抗菌药膏的疗效。如需使用抗生素，在使用前须先询问患者的过敏史，观察抗生素的疗效及不良反应。

在有任何需要转诊的情况都必须通知主诊医生以及早跟进。如发生败血性休克必须做重点监护，以确保患者生命安全。

（六）支架的使用

在严重的烧伤患者中尽早使用支架（夹板）固定受伤的四肢，有助于维持关节的正常功能位置及预防因伤口愈合时的收缩引致关节变形，以便康复治疗。原则上所有大关节深度烧伤都需尽早使用支架以防变形。在使用时需依照医嘱给患者带上，在患者使用支架时须留意有无疼痛等不适，以防止因支架过紧引致被固定位置发生压疮等问题。

（七）烧伤患者的康复护理

烧伤患者的康复护理中，家庭和心理支持是非常重要的。烧伤后瘢痕形成主要使用压力衣及伤愈后的整形外科手术治疗。烧伤、烫伤患者的伤口一般会在 7~28 日愈合。愈合后的皮肤还需要很长一段时间康复，此期为烧伤康复期。根据烧伤或烫伤的严重程度，康复期可以短至 1 个月，也可长至 2 年。

（1）如果在出院时伤口未愈合，应依照医护人员的指示，到医院门诊或请社区护士上门，定期换药。并需定时复诊以跟进伤口的愈合进度及愈合后瘢痕的状态。

（2）因为皮肤的生长和伤口成熟可能需要两年时间，所以烧伤伤口已经愈合后仍需按时复诊。如伤口或愈合皮肤出现变化，如大量流血、有异味、流脓、流水、肿胀或突然剧痛都需要就医。

（3）按照现代医学观点，提倡均衡饮食，在饮食方面不需忌口。

（4）如愈合后的皮肤受伤，不沾水伤口不一定能较快再愈合。因为伤口的清洁也很重要，一般来说，每日洗澡清洁身体是必须的。详细的伤口处理，应按医嘱处理。

（5）（室内）如在冷气开放地方工作，应留意皮肤的湿润，如有需要可在干燥的皮肤部位使用润肤用品，并应穿棉质衣物。在户外工作时，应尽量避免阳光照射到烧伤愈合后的皮肤。一般在烧伤后 1 年都需要避免阳光曝晒。

（6）患者可以进行适度的运动锻炼，但运动后应清洁身体，因为汗水会刺激愈合后的皮肤，引起瘙痒。

（7）不是所有烧伤患者都需要穿压力衣。如有需要应按职业治疗师或理疗师的指示穿压力衣。穿压力衣的治疗最重要的是长时间穿着，如在穿上压力衣时有皮肤受伤，应按医嘱处理伤口，一般以生理盐水清洗后，以无菌敷料盖上伤口后才穿压力衣。

（8）患者可以如常洗澡，但在洗澡后应擦上润肤露。如感觉皮肤干燥可以用防敏感的润肤膏涂擦皮肤，例如凡士林。

在烧伤康复护理上，对于轻度烧伤的伤员，其康复一般都可达到较为满意的结果。其身体功能及外观的复原一般都会在可接受的范围。但在严重烧伤的患者中，其康复过程是漫长及痛苦的，在护理上需对患者及其家属做出心理上的支持，帮助其家属、朋友了解患者的痛苦，以使患者得到社交上的支持及亲友的重新认同。对于烧伤患者来说护理工作非常重要，当患者因烧伤而使身体有永久性残缺时更应加强其心理及社交支持，以弥补身体上的不足，支持患者恢复个人自理的生活。

四、烧伤外科手术护理

烧伤治疗内容包括伤员的急救、伤口的处理、外科手术治疗及康复后的整形治疗等。常见的烧伤手术治疗有：焦痂切开术、皮肤移植以及皮瓣移植。

（一）焦痂切开护理

大面积及深度的严重烧伤患者较易发生环状深层烧伤，四肢或身体因烧伤焦痂的约束及组织水肿，容易引起急性受压综合征而引致肢体坏死及呼吸困难。焦痂切开术可令烧伤焦痂引致的约束减小，从而防止急性受压综合征。

1. 术前护理

在患者需要作焦痂切开术前，如患者清醒须向其说明此治疗的必要性，得到患者同意后才可进行。如患者已昏迷，需先通知家属及在两位医生的同意下才可进行。其他术前护理包括电烧灼仪器的准备、消毒、血凝检查等。

2. 术后护理

焦痂切开术后伤口一般都会因水肿而被拉开，应以无菌生理盐水纱布覆盖后再包扎伤口，如需使用其他敷料请遵照医嘱并在每日换药时检查伤口有否感染。

（二）皮肤移植护理

在一般的情况下伤口愈合过程会由局部炎症反应发展至伤口表皮更生。伤口愈合分为一期愈合、二期愈合和三期愈合。

如伤口不能以一期或二期愈合，便须考虑以外科手术作三期愈合。在修补伤口缺损时，皮肤是最好的敷料，如伤口因感染或其他原因不能实时盖上移植的皮肤，表皮皮肤片（人或其他动物）可作为覆盖的敷料。皮肤移植或皮瓣移植是作为外科手术治疗需三期愈合的伤口的一种手段。

1. 术前护理

皮肤移植术前护理包括血型及血液检验、伤口预备（观察有否感染的症状，局部的血管供应状况）、术前指导等。手术后伤口痛、痒、活动范围受限及植皮部位的术后固定等知识都须在手术前向患者宣传以得到良好的心理预备及手术后的合作。

2. 术后护理

皮肤移植后需维持正确姿势：高举移植的部位，高于心脏的位置为 5～10 日。如受皮部位以密封式方法处理应避免有压力于敷料上，以及小心移动患者以避免创伤，受皮部位需固定并预防移植皮肤的移动。在包扎着厚敷料的情况下观察敷料表面有无不正常的渗液或血渍以估计移植位的皮下有无血肿或液体积聚的可能，并需每日观察敷料及受皮部位的疼痛程度及渗液、气味或肿胀。依医嘱可于术后第 4 日、第 7 日、第 10 日及第 14 日做第一次检查移植位，移除最后一层纱布前必须用足够的时间以生理盐水或油剂使敷料湿润以减轻脱去纱布时的痛楚及损伤植皮。

如受皮部位以开放式方法处理，受皮部位需固定并预防移植皮肤的移动。在手术后第 1 日需每小时观察植皮表面有无不正常的渗液或血渍，及早发现血肿或液体积聚。如移植位的皮下有血肿或液体积聚应尽早排出以防植皮浮起，可用蘸有无菌液体石蜡的消毒棉花棒将积聚的液体挤出来并继续观察以防再有液体积聚。其他观察同密封式方法。

在手术后第 14 日如植皮保存良好，用水溶性的乳脂在植皮上揉抹直至干燥的焦痂脱落及皮肤恢复弹性。

捐皮区如以密封式处理，护理上须保持敷料密封及周围皮肤干燥 14～20 日。

如有水疱切勿穿刺水疱，因水疱内的液体会自行吸收。穿刺水疱会增加皮肤感染的机会。

（三）皮瓣移植护理

在外科整形重建中如需代替全层皮肤的缺陷，而植皮又不能满足受皮位置功能上需要时皮瓣移植是常用的方法（如骨、肌腱、神经、血管或其他敏感结构的外露需要盖上软组织以作保护）。以外科重建修补伤口的缺陷时需要平衡美学及功能的目的，以及对于捐皮或受损组织的部位所造成的功能性损害进行评估再决定。选择皮瓣手术的方法基于很多因素，简单来说以能提供最优良的外观、最好的功能于受皮区而又最小影响捐皮区的方法为最佳。

1. 术前护理

皮瓣移植一般术前护理同皮肤移植。其他皮瓣移植的术前指导如疼痛、活动能力障碍及有关术后被固定的身体部位及术后体位固定的训练都必须进行。特别是手术前的量度及画记号等需于患者沐浴后才标记于皮肤上，如在手术前记号变淡，需重画。如术后需支架固定体位，需于手术前做好并留有空间，于手术后再作微调。

2. 术后护理

接受皮瓣移植后的患者需要一个温暖、清洁的环境休息，必须保持病室温暖。维持体位：植皮位抬高 5~10 日，但不能高过心脏位置。如受皮位置以密封式处理，护理上与以密封式处理皮肤移植一样。如受皮位置以开放式处理，护理上需特别处理。受皮区及血管进入皮瓣处应避免压力及小心避免意外创伤。手术后需每半小时至 1 小时观察皮瓣。观察项目如下见表 10-2。

表 10-2 观察皮瓣的项目

项目	注解
温度	用掌心或红外线探热器测试及比较附近组织温度
颜色	正常皮肤表面粉红；如有问题见苍白或蓝色
微循环	受轻微压力后微小血管的血回流速度
肿胀、水肿	水肿是不正常的症状
出血	除手术后在缝线部位小量渗血是正常的，其他一切出血皆不正常
体位	需经常留意有无因固定体位引致不适
触感	正常皮瓣是软的，有问题时皮瓣是硬实的，因皮瓣静脉充血引致

皮瓣须固定于特定的体位 7~10 日或需支架辅助。缝线的护理需用电筒检查及以抗生素乳液换药。手术后 14 日如皮瓣良好可恢复自由活动。捐皮瓣的位置一般会以植皮覆盖，护理上同皮肤移植受皮区的护理。

烧伤护理团队是整个烧伤治疗中不可或缺的，护士 24 小时不间断地看护患者。烧伤患者的看护、治疗及复康都需要整个医护团队的合作才能有效进行。烧伤护士团队与其他医疗团队一定要有良好合作，并协调不同的专科治疗以达治疗成效。烧伤科护士应有充足知识，使用实证的护理概念、技术来提供优质的服务。在直接服务患者时需考虑患者的生理、社会、心理及生活背景，以给予合适的护理。

在培训上资深的护士需多带教，把知识、判断方法及经验传给下一代的护士，以保持及提高服务水平。初入烧伤部工作的护理人员须细心观察、小心护理及用心关怀患者以使患者重新振作，努力完成治疗及成功康复。

（李超男）

第二节　手术切口感染护理

手术切口感染是外科术后常见的并发症，是外科患者最常见的医院感染之一，占外科医院感染的 13%~40%。手术切口感染可导致切口裂开、延迟愈合等，住院时间延长，影响疾病的康复，增加患者的痛苦，同时增加医疗费用，加重患者负担，严重者引起全身性感染、器官功能障碍，甚至死亡。术后切口的顺利恢复可增强患者术后康复的信心，促进其术后生活自理和尽早回归社会。因此，有必要预防术后切口感染，出现切口感染时及早采取适当的处理措施，控制切口感染，根据切口的不同愈合时期应用不同的伤口敷料，创造一个有利于切口愈合的环境，促进切口尽早康复。

一、手术切口的分类

不同类型的手术切口有不同的感染发生率，手术切口可分为 4 类。

1. 清洁切口

无炎症；手术未涉及消化道、呼吸道和泌尿生殖道；完全缝合的切口或只于需要时才放置闭合性引流的切口及非穿刺性切口。

2. 清洁污染切口

手术涉及消化道、呼吸道和泌尿生殖道，但无内容物溢出的手术切口或无感染性的胆道、阑尾、阴道、口咽等部位的手术切口；以及手术过程中没有明显污染的切口。

3. 污染切口

开放性，新形成的意外切口；手术时无菌技术有明显缺陷（如开胸心脏按压），手术过程中有空腔器官内容物溢出污染，手术时患者为急性炎症期但无脓性分泌物。

4. 感染切口

有坏死组织的陈旧外伤切口，内脏穿破或已有化脓性病灶的手术切口，感染于手术前就存在于手术部位。

二、切口感染的分类

手术切口在术后 1 个月内出现脓性分泌物、脓肿或蜂窝织炎，即被定义为手术切口感染。手术切口按感染的轻重或范围分为切口浅层感染、切口深层感染和器官或体腔感染 3 个层次。

1. 切口浅层感染

一般指发生在术后 1 个月内，皮肤及皮下组织的感染。表现为切口局部红热、肿胀、疼痛或压痛，切口浅层有脓性分泌物，切口分泌物培养有细菌生长。

2. 切口深层感染

一般指发生在术后 1 个月内（如有人工植入物则为术后 1 年），切口深部筋膜或肌层的感染，有时切口深部感染来自腹腔内的感染。表现为切口裂开或由医生打开，切口局部疼痛或压痛，红肿表现可不明显，有脓性分泌物，可有体温升高，经手术或影像学检查显示深部脓肿形成。

3. 器官或体腔感染

一般指发生在术后 1 个月内（如有人工植入物则为术后 1 年），手术部位的器官或腔隙感染。表现为放置于器官或腔隙的引流管有脓性引流物，液体或组织培养发现致病菌或手术或病理组织学或影像学诊断器官/腔隙感染。

三、切口感染的细菌来源、传播途径及侵害程度分级

1. 切口感染细菌的来源

可分为内源性和外源性。内源性微生物指来自患者身体部位，如皮肤、鼻腔、胃肠道、阴道的细菌感染，一般为条件致病菌，在发生部位迁移（从正常寄生部位迁徙至切口）或

机体抵抗力下降时造成感染；外源性微生物来自于患者身体之外，如手术室人员、环境、医生、仪器、设备、材料等，此类细菌多为致病菌。

引起切口感染的微生物多种多样，最常见的是金黄色葡萄球菌、白色葡萄球菌、链球菌、革兰阴性杆菌、大肠埃希菌、铜绿假单胞菌等。此外，厌氧菌已成为手术切口感染的主要致病菌。

2. 手术切口感染的细菌传播途径

细菌传播途径包括直接接触传染、空气传染和自体传染。直接接触传染包括手术人员和患者皮肤上的细菌通过潮湿的衣物直接或间接传入手术区域，使用未经彻底灭菌或术中被污染的器械、敷料及用品，手术时空腔脏器的内容物溢出或经手术者的手、器械等污染手术野。虽然目前没有证据指出，细菌最常经由何种途径进入切口，但术前和术后医护人员及切口护理人员的刷手和洗手是减少切口感染的一个重要因素。

3. 细菌切口侵袭的分期

（1）污染：切口内存在微生物，但没有复制；此阶段处于宿主控制阶段，人体通过自身防御机制可以完全抑制细菌数量和毒力。

（2）定植：切口内存在着可复制的细菌黏附于切口上，但不会对宿主造成细胞性损害；这一阶段仍处于宿主控制中，细菌数量明确，菌群平衡。

（3）严重定植：切口中的微生物数量明确，菌群失衡，对宿主的细胞损伤增加，引发局部免疫反应，但不是全身反应，没有临床典型的感染体征；此阶段宿主抵抗力已减弱，如不加以治疗和干预，将很快进入感染阶段。

（4）感染：细菌大量复制，引起宿主反应，引发机体全身和局部的免疫反应，可出现各种临床症状，严重者可引起毒血症或败血症，导致生命危险。此阶段为细菌控制阶段，必须给予全身和局部的抗菌治疗。

四、导致手术切口感染的因素

（一）主要因素

切口的感染主要归因于两方面：一是切口局部原因，即细菌的沾染和繁殖，并发展为感染；二是机体的全身状况，即抗感染的能力和易感染因素之间的平衡关系。

1. 致病菌的数量

细菌数量的多少和被污染的组织是否发生感染有直接关系。此外，细菌和新鲜组织接触的时间越长，定植和繁殖的细菌数量越多，感染的机会越大。

2. 环境因素

切口的异物、失活和坏死的组织、血凝块等均为细菌的滋生创造良好条件。存留在体内的异物可使切口感染、长时间不愈合，即使切口已愈合，异物存留的局部仍可有细菌存在，可能在某种条件下重新化脓。另外，手术室和病房环境因素不可忽视，包括手术器械、物品的无菌控制，环境的卫生管理，严格的洗手制度，特殊感染患者的管理等，管理不善容易出现切口感染。

3. 人体防御机制

机体的免疫防御机制包括天然免疫和获得性免疫，两者互相协调，密切配合，共同完成复杂的免疫防御功能。人体的免疫防御机制减弱无疑会增加感染的机会。

（二）相关因素

1. 患者因素

（1）年龄：老年人与儿童容易发生切口感染。高龄患者组织和器官功能发生退行性改变，免疫功能减退，常伴有多系统的慢性疾病，手术时间相对延长等增加切口感染机会；儿童自身免疫力功能不完善增加切口感染的可能性。

（2）营养不良：低蛋白血症影响免疫细胞的生成和功能。

（3）肥胖：肥胖者除容易患糖尿病及心血管疾病外，由于脂肪肥厚，脂肪组织血循环不良，容易坏死和液化，同时易影响手术操作，使手术时间延长，感染机会明显增加。

（4）精神压力：紧张、焦虑、抑郁等不良心理可刺激交感神经系统引起血管收缩，导致切口局部缺血、缺氧，使切口愈合困难。

（5）术前全身或局部存在感染性病灶，如没能控制，可增加术后切口感染的机会。

（6）住院时间与切口感染率呈正相关，住院时间长，存在交叉感染的可能，增加切口感染的机会。

（7）术前皮肤准备情况：术前未做好手术区域皮肤清洁，尤其是脐部清洗，备皮导致局部皮肤微小损伤甚至肉眼可见的划痕，破坏皮肤的解剖屏障，细菌容易入侵。

（8）肠道准备情况：涉及胃肠道的手术如没做好肠道清洁，可大大增加术后切口感染的机会。

2. 术者因素

如手术人员无菌观念不强，切口保护不力，切口受到污染；手术操作不熟练，使用电刀电凝时间过长及面积过大，止血不彻底形成血肿，游离脂肪颗粒未消除，液化后形成切口内积液，术中冲洗不彻底，引流不通畅，切口缝合技术欠缺等因素都影响切口愈合，增加术后切口感染的机会。

3. 其他因素

（1）手术时间延长1小时，感染率可增加1倍，主要原因是切口暴露时间长，增加了感染机会。此外，长时间的操作，出血量增多，且麻醉时间的相应延长，也导致机体抵抗力下降，感染机会增多。

（2）引流不畅，创腔积血、积液未能及时排出；伤口敷料沾湿或污染没有及时更换，切口脂肪液化未能及时正确处理等均可导致切口感染的发生。

（3）对切口感染的高风险患者如涉及消化道、呼吸道等污染手术，开放性创伤手术，糖尿病、营养不良、免疫功能低下等未预防性应用抗生素。

五、切口感染的临床表现

（一）局部表现

切口感染典型的局部表现为切口红、肿、热、痛、化脓。慢性切口感染表现为切口裂开，疼痛加剧，切口渗液增加，有脓性分泌物，渗液有臭味，肉芽组织变色、脆弱、易出血，周围皮肤有湿疹，切口延迟愈合或不愈合或切口扩大。准确的判断方法是切口分泌物培养结果$>10^5$/高倍镜。

（二）全身症状

感染严重或并发全身感染时，可出现发热、不适、乏力等全身症状。可伴有外周血白细胞数增多、核左移等。

六、切口感染的诊断标准

根据《医院感染诊断标准》，具备下列条件之一即可诊断切口感染。①切口有红、肿、热、痛或脓性分泌物；深部切口引流出脓液或穿刺抽出脓液；自然裂开或由外科医师打开的切口，有脓性分泌物或伴有发热，体温≥38 ℃，局部有压痛；再次手术探查、组织病理学发现涉及切口脓肿或其他感染证据。②临床诊断基础上，伴随病原学诊断依据，即分泌物培养阳性。③排除标准，切口脂肪液化，液体清亮；调查的资料不全。

七、切口感染的预防

（一）术前预防

（1）进行术前评估及充分的准备，控制基础疾病，改善全身情况，增强机体抵抗力以降低切口感染。在围手术期加强患者的营养，饮食多样合理，保证蛋白质、矿物质和维生素的供给，按照其食欲情况，鼓励少量多餐，如果不能进食，可静脉给予营养，如输血、白蛋白、脂肪乳等以纠正患者营养状况。

（2）缩短患者术前住院时间。有资料表明术前住院时间越长，患者切口感染率越高，它是切口感染的联合致病因素之一。可在门诊做好术前各项检查和准备工作，既可加快病床周转及使用率，减少切口外源性感染，也可减少患者经济负担。

（3）通过调查，发现未预防性使用抗生素的切口感染危险是预防性使用抗生素的2.5倍。因此术前要根据手术类型、常见致病菌与抗感染药物抗菌谱及手术部位与抗感染药物组织浓度分布特点选择，预防性应用抗生素，使手术过程中血液和组织中有足够抗生素浓度，能杀灭可能污染的细菌，达到预防目的。

（4）做好全身清洁及手术部位皮肤准备。毛发并不比皮肤含有更多细菌，因此在毛发稀少的部位或颈部、胸部、上腹部等无须常规剃毛。在毛发浓集的部位如阴部、腋窝等最好以剪毛代替剃毛，以避免皮肤的微小损伤破坏皮肤的解剖屏障，利于细菌的定植和入侵。细菌在皮肤破损处的定植和入侵随着时间的推移而加重，剃不剃毛对感染无统计学意义，应该把备皮的重点放在皮肤清洁上，确需备皮者备皮时间离手术时间愈近愈好。

（5）胃肠道手术患者做好术前肠道准备工作，降低肠腔细菌密度，减少术中肠道内容物污染手术野造成切口感染的概率。

（6）择期手术患者如病情允许，尽量选择在温度适宜的季节手术。

（二）术中预防

（1）提高手术者专业技术水平和手术操作的熟练程度。术中操作轻柔熟练，减轻手术的创伤程度；对脂肪层较厚者尽量不用电刀或应用电刀时调好电刀的电流强度，缩短电刀与皮下组织接触时间；切开腹壁时止血要彻底；缝合时使切口对齐，不留死腔，缝合间隔适当，缝线松紧适度，必要时进行减张缝合。

（2）注意严格执行无菌操作和加强手术室环境管理。加强手术室手术人员、手术器械、物品及环境等管理，注意病室的通风换气及温湿度调节，定期清洗空调及空气净化机的滤网。

（3）参与手术人员分工明确，与手术者密切配合，使手术有序进行，缩短手术时间，确保手术质量。

（4）手术中用大量的生理盐水及抗生素冲洗创腔，并注意彻底吸引干净，正确选用及放置引流管。

（三）术后预防

（1）对于肥胖患者及手术时间较长有液化倾向者，术后要注意观察，必要时切口撑开检查。

（2）术后保持引流管的通畅、固定，避免脱落，注意无菌操作，防止感染。

（3）伤口敷料有浸湿、污染时及时更换，换药时严格执行无菌操作。

（4）合理应用抗生素。根据切口分泌物或引流液细菌培养及药敏结果，合理使用抗生素，预防和控制局部及全身感染。

（5）术后根据患者情况补充能量、白蛋白、维生素，保持水电解质平衡，尽量缩短住院时间。

（6）术后早期下床活动能促进全身血液循环，增加局部血流量，利于切口积血渗液及腹腔渗液的吸收，同时能增加切口局部白细胞数量，提高机体抗菌能力。另外，锻炼能促进肠道功能早期恢复，早期进食，增加机体能量，增强机体抵抗力。

八、切口感染的护理

早期发现和处理切口感染是加速切口感染愈合的前提。因此，术后应密切观察切口情况，如出现轻度发热、切口跳痛不适、局部红肿、渗出应及时处理，以减轻感染造成的局部损害，缩短愈合时间。

（一）切口评估

评估切口的部位、大小、深度、潜行，渗出液性质和量，基底组织情况和周围组织情况等。

（二）局部切口处理

积极的局部处理是加速感染切口愈合的关键。

（1）若发现切口有感染征兆，应及时拆除缝线，充分引流。

（2）局部清洁清洗可降低细菌浓度，有效控制切口感染。

1）清洗液的选择：切口周围皮肤用安尔碘或酒精消毒，切口一般用0.9%生理盐水清洗即可，但当切口有异味或脓性分泌物较多时，可用过氧化氢、呋喃西林等消毒溶液清洗，但需再予0.9%生理盐水冲洗干净，以减少消毒液的毒性作用和对组织产生不良影响。

2）清洗方法：临床常用的清洗方法有棉球擦洗、冲洗等。对外口较大、基底充分暴露的切口可用棉球擦洗的方法进行局部清洗；但对于外口小、基底较深或潜行较深的切口，用棉球擦洗的方法较难清洗深部组织，并容易导致棉纤维残留于切口内，影响切口的愈合，故主张用冲洗的方法进行切口清洗。采用30~50 mL注射器连接18~22号针头进行冲洗，产生的压力为8~15 psi，可将切口表面的坏死组织与细菌代谢废物移除，并不损伤新生的肉芽组织。如切口外口更小者建议使用30~50 mL注射器连接吸痰管或去针头的头皮针软管进行冲洗，注意避免冲洗压力过高，一方面可引起正常组织损伤，患者疼痛增加，另一方面可将切口内的细菌冲入组织内，影响切口愈合。冲洗后可用手轻轻按压切口周围组织，使冲洗液流出或将连接冲洗管的注射器边退出边回抽冲洗液，直至冲洗液澄清为止。

（3）彻底清创。清除积脓、积血、坏死组织、异物和无效腔，消除细菌繁殖的场所。将有活性的组织暴露于创面，才有利于感染的控制和切口的愈合。常用的清创方法有外科清创、机械性清创和自溶性清创。应根据切口坏死组织的性质、数量、与基底组织粘连情况和患者的具体情况灵活选择一种或两种清创方法协同进行。

1）如坏死组织与基底组织粘连疏松，可通过外科清创的方法如手术剪除或搔刮快速清除坏死组织。

2）如切口无渗液或少量渗液，坏死组织量多且与基底组织粘连紧密，可用保湿敷料进行自溶性清创。方法：切口上涂抹水凝胶，再用湿润的生理盐水纱布覆盖切口，外层贴上透明薄膜敷料以软化坏死组织，便于手术清创。一般一日更换1次。

3）如切口渗出液多且有坏死组织时，可用吸收性较强的敷料如藻酸盐敷料或亲水性纤维敷料或美盐敷料填塞切口，以尽快清除坏死组织，外层可用泡沫敷料或棉垫类敷料，根据伤口敷料的渗液情况决定更换敷料的次数，一般1~2日更换1次。

当患者身体条件差，不宜接受外科清创时，可采用保守的外科清创或机械性清创，再选择水凝胶敷料进行自溶性清创，既可达到快速清创的目的，又能保证彻底清创的效果。

（4）充分引流。切口感染时应开放切口并充分引流，可留置引流条或引流管，使切口局部减压，促进切口愈合。

1）引流物的放置原则：引流条应放置于切口的低位，便于充分引流。并注意填塞时松紧适宜，过松容易使切口外口缩小，不利于切口换药处理；过紧会导致引流不畅，并使切口内组织受压，使局部血液供应受阻，影响切口愈合。放置引流条时注意引流条的尾端应留在切口外，便于取出。并注意清点和记录放置引流条的数量，保证安全。

2）引流物的选择：传统常用的引流物包括胶片、胶管、油纱或碘方纱等，传统引流物只有引流的作用，但不具有控制切口感染、吸收渗出液、促进肉芽生长等作用。随着湿性愈合理论的推广应用，许多新型的伤口敷料可作为切口引流物用于切口处理中，既能充分引流渗出液，又能促进切口愈合。如切口感染期可应用银离子敷料、美盐等作切口引流；在肉芽生长期但切口渗液较多时可用藻酸盐填充条、亲水性纤维敷料、优拓等填塞引流；有些新型伤口敷料吸收渗液后形成凝胶不易取出而残留于切口内，因此，对于外口狭小的切口宜选用剪裁后无碎屑且吸收渗液后不残留于切口的伤口敷料作引流物，如美盐、优拓、爱银康等。

（5）根据切口情况选择合适的敷料。

1）感染期：首选抗菌敷料如银离子敷料（优拓银、爱银康、爱康肤银等）或局部使用高渗盐敷料（如美盐），也可根据切口情况选用磺胺嘧啶银、聚维酮碘软膏等局部抗菌药物，二级敷料为纱布和棉垫，根据切口外层敷料的浸湿情况决定更换次数，每日或隔日更换一次，视渗液情况更换二级敷料；局部抗菌敷料的使用时间视切口情况而定，切口感染控制后应停止应用，改用其他新型伤口敷料。一些报道提出，某些特殊切口可在切口处理时使用磺胺、庆大霉素，但极易产生耐药性，目前已不提倡在切口局部使用抗生素。

2）增生期：当切口感染情况得到控制时，可改用常规方法（如使用藻酸盐、亲水性纤维等新型保湿敷料）进行换药；如肉芽组织生长但切口渗液多，应用既能吸收较多渗液，又能保持局部切口湿润的敷料，如藻酸盐、亲水性纤维等，以控制切口渗液，防止肉芽水肿,刺激血管再生,促进肉芽组织生长;根据切口外层敷料的浸湿情况决定更换次数,每日或隔日更换一次,并应做好切口周围皮肤的保护,防止皮肤浸渍,可使用皮肤保护粉或创口保护膜进行皮肤保护;当肉芽组织生长且切口渗液减少时选用保持切口湿润、促进肉芽组织生长的敷料,如凹陷切口可局部涂抹水胶体糊剂,外层可用片状水胶体敷料或泡沫敷料,3~5日更换1次;如肉芽组织长满或接近长满切口,可直接粘贴水胶体敷料或泡沫敷料,5~7日更换1次;为缩短切口愈合时间,当切口肉芽组织生长、基底100%红色且渗出液减少时,可用免缝胶布或蝶形胶布将切口拉合或行二期缝合。

对于经久不愈的创面,肉芽组织常过度增生或老化、纤维化,可刮除过度增生、老化的肉芽组织,高渗盐水换药,使肉芽组织转为新鲜或切除老化、纤维化的创面后缝合。

3)塑形期:目的是保护新生的上皮组织,促进上皮爬行。可用水胶体薄膜敷料覆盖切口,5~7日更换1次。

(三) 全身应用抗生素

一般轻度切口感染无需全身应用抗生素,若严重感染或为防止感染扩散或当切口出现临床感染体征(如切口周围红肿、蜂窝织炎,疼痛,肉芽水肿、颜色改变等),应全身使用抗生素。使用之前必须进行切口分泌物或引流液的细菌培养。但以下情况需特别注意。

1. 溶血性链球菌感染

一定要进行全身治疗。

2. 协同感染

联合应用抗生素治疗。

(四) 去除易感染的诱因或治疗相关疾病

改善局部血液循环,控制血糖,纠正低蛋白血症等。

综上所述,对感染性切口应正确评估患者全身及切口局部情况,选择有效、安全的清洗液或清洗方法,彻底清除创腔坏死组织,为切口创造良好的愈合环境,充分引流切口分泌物,根据切口不同情况、不同的愈合时期选用不同的伤口新型敷料,根据切口分泌物细菌培养和药敏结果选择抗生素控制感染,提供全身系统支持以促进切口愈合。

(马晓波)

第三节 肠造口术前评估及护理

一、肠造口手术前患者的评估

造口手术的实施解救了许多患者的生命,同时也给患者带来身体和心灵的创伤。尤其是排便方式的改变,长期佩戴造口袋,使患者形象发生改变,心情压抑,自觉衰老,与配偶及朋友的关系趋于冷淡,从而出现抑郁等心理障碍,严重影响患者的生活质量。为了更好地促进造口患者的术后康复,提升生活质量,做好术前评估是关键。通过评估可以获得每一位将行造口手术患者的相关信息,以便制订个体化的护理计划。评估的内容主要包括以下10个方面。

1. 现病史

有利于评估造口手术的可能性和造口类型。

2. 既往史

如曾做过肠道手术，造口的手术位置可能会有改变；如曾患有脑卒中的患者，有可能导致双手的灵活性欠佳，将会影响造口术后的自我护理。

3. 职业和生活规律

患者的职业特点将不同程度地影响造口位置的选择。例如：电工需戴工具带、司机须长期坐位开车、警察腰间佩戴枪带、体育教练常弯腰下蹲等。所有这些患者在进行造口位置选择时，往往不能按常规的造口定位选择造口位置，而应结合其职业特点选择适合的造口位置。

4. 皮肤情况

了解皮肤过敏史，如过敏体质的患者应考虑进行皮肤接触试验，同时在应用造口用品期间注意观察是否有过敏反应；造口袋粘贴的稳固性与造口周围皮肤状况有很大的关系，术前评估腹部拟开设造口的区域皮肤是否完整，是否有局部或全身皮肤疾病等。

5. 语言沟通能力

语言能力包括听、说以及阅读和理解能力。尽管丧失听力并不是造口护理的一个障碍，但会影响患者接受健康教育的效果。阅读和理解能力程度不同，接受能力有很大的差别。故在进行健康教育或造口护理指导时，应根据患者的个体情况来制定不同的措施。对听力障碍的患者，造口护理教育可选择写或看的形式进行信息交流，如看录像带、幻灯片、图片、造口护理的小册子等，尽量使用最简单的方法来指导患者掌握造口护理方法。

6. 视力

患者的视力状况直接影响造口护理目标的制定、造口器材的选择及造口护理计划的实施。如果视力明显损害，可通过触觉的方法来指导患者使用造口器材，术前可选择一个非黏性的比造口稍大的模型或造口袋给患者练习。同时术后鼓励患者家属协助患者做好造口护理。

7. 手的灵活性

造口护理需要手的灵活配合。评估患者手指是否健全及其灵活性，了解患者是否患有影响手指灵活性的疾病（如脑卒中后肢体活动障碍、意向性震颤、限制性关节炎等），双手能否进行协调操作等；通过观察，护士可明确知道患者能否打开夹闭的锁扣、引流的阀门、裁剪造口底盘或把造口袋粘贴在腹部上。患者双手的灵活性将影响造口器材的选择，一件式的造口袋比两件式的造口袋使用简单，一些裁剪好的造口袋对手的灵活性较差的患者是比较合适的。对个别手的灵活性较差的患者，应给予更多的时间和耐心去指导和帮助。对于手指残缺不能自理、术后需要家属帮助者，术后应指导患者家属掌握造口护理方法。

8. 对造口手术的了解程度及接纳程度

解释手术的目的和意义，造口的类型，引荐手术成功病例，安排造口患者回访。让患者及家属对造口手术有所了解，造口手术只是排便出口不同，佩戴合适的造口袋，护理妥当，对生活不会造成太大的影响。希望患者，特别是家属能接纳造口，在术后早期，家属协助护理，多给予关心和照顾，帮助患者渡过困难时期。

9. 社会—心理状况

造口手术后由于肠造口没有括约肌的功能，排泄物的排空无法控制，将会给患者和家属带来很大的烦恼。对直肠癌患者的心理分析发现有 27% 的患者出现恐惧心理，不能或不愿意配合医生进行治疗，甚至有一例患者因恐惧而精神崩溃未治出院，有 4 例患者拒绝腹部造口而放弃手术。许多患者认为肠造口术后就会成为残疾人，极度恐惧。有些患者意识到行造口手术是必然的选择，但对手术后的恢复缺乏信心，同时因手术后需要长期护理腹部造口，担心术后自己的生活不能自理，遭家人嫌弃，这类患者往往出现抑郁心理。老年患者担心术后无法自理造口，自觉生存无价值，将给家庭和子女带来麻烦和不便，表现出悲观甚至绝望。通过评估制订有针对性的心理疏导计划，可在一定程度上减轻或消除心理压力，帮助并支持患者渡过这一困难时期。

10. 经济状况

许多患者造口将伴随他们余生，造口产品的费用将会加重患者的经济负担。因此，要了解患者的经济情况，以便更好地指导患者选择合适的造口用品。

二、肠造口手术前的健康教育

因受传统观念的影响，患者及家属往往对于肠造口手术难于接受，容易产生抗拒、悲观甚至绝望的心理，同时因对手术恐惧而产生焦虑，随着手术日期的临近，患者的忧虑和恐惧可达高峰。做好患者术前健康教育对减轻患者的术前心理压力、促进术后康复起重要作用。

1. 向患者和家属讲述造口手术的原因、重要性

利用肠道解剖图向患者和家属讲解肠道的解剖和生理，目前患病的情况，因疾病治疗的需要，必须行肠造口手术，使之明确造口手术的重要性。

2. 向患者和家属讲述造口的类型和相关的造口护理知识

利用书籍、造口模型及图片向患者及家属讲解肠造口的手术方式、造口的位置、造口的排便功能及造口手术后的生理，还可以通过使用幻灯、录像等视听设施及派发肠造口护理手册，使患者认识到造口手术只是排便出口途径的改变，对胃肠道功能无影响，只要掌握造口护理知识，术后仍然可以过普通人的生活。

3. 向患者及家属讲述造口袋的作用

介绍造口袋的作用和特性，让患者和家属对造口袋的作用有初步的感性认识，必要时让患者试戴造口袋，使其初步体会到其实造口袋隐蔽性很高，不会对日常生活造成影响，从而消除患者对佩戴造口袋的恐惧感，增强接受造口手术的信心。

4. 针对性进行心理辅导

每个患者会因年龄、文化修养、职业特点、宗教信仰的不同而对肠造口手术的认识程度和接受程度存在差异，可有针对性地给予患者心理疏导，减轻其心理压力，帮助其树立信心。

5. 安排已行造口者探访

针对即将行造口手术的患者对造口的困惑与恐惧等心理问题，仅仅依靠医务人员的帮助是远远不够的。安排已行造口手术的患者进行术前访视，通过其现身说法，在缓解患者的心理压力上可起到重要作用。同时让患者亲身感受到造口后可以重返社会健康地生活和工作，以便解除顾虑，增强治疗的信心。

6. 鼓励家属给予支持

家庭成员的心理状况如何，能否给患者以精神上的支持和鼓励对患者的心理起着直接影响。良好的家庭支持可以影响患者的行为，当家庭成员提供照顾时，可以增强患者的自尊和

被爱的感觉，起到互相协调、共同面对疾病的作用。

患者一旦诊断明确，确定造口手术时就要进行健康教育，且健康教育要反复多次，特别是对造口手术存在恐惧、焦虑的患者，也要对家属进行健康教育，并且需要耐心聆听患者及家属的倾诉。

三、术前肠道准备

术前肠道准备的目的：清除所有粪便及减少肠腔内细菌，防止术后腹胀和切口感染。

1. 饮食

术前 3 日低渣半流质饮食，术前 1 日流质饮食，术前晚 8 时后开始禁食。

2. 药物

口服肠道抗生素，以抑制肠道细菌。首选的抗菌药物：甲硝唑 0.4 g，庆大霉素或卡那霉素 8 万 U，术前 3 日开始服用，每日 3 次；或术前 1 日服用 3 次，术晨加服 1 次。

3. 清洁肠道

（1）服用泻药（肠梗阻或不全梗阻者禁服）：无梗阻者，首选泻药。

1）口服番泻叶法：番泻叶 10 g 放入 500~1 000 mL 沸水冲泡，术前 1 日下午 4 时开始口服，晚 8 时再服，直到排出无渣的清水样便。

2）口服和爽（复方聚乙二醇电解质散）：和爽 1 包 137.15 g，溶于 1 500~2 000 mL 温水，术前 1 日下午 4 时开始口服，首次喝至有饱胀感，稍后视可承受程度将余下液体追加喝下，再饮 1 500~2 000 mL 温水，直到排出无渣的清水样便，当喝完泻剂后仍有便渣时可继续增加喝水量。

3）口服恒康正清（复方聚乙二醇电解质散）：恒康正清 2~3 盒，溶于 2 000~3 000 mL 温水，术前 1 日下午 4 时开始口服，首次服用 600~1 000 mL，以后每隔 10~15 分钟服用一次，每次 250 mL，直至喝完或排出无渣的清水样便为止，当喝完泻剂后仍有便渣时可继续增加喝水量。

4）口服辉灵泻药法：辉灵 2 瓶（90 mL）溶于 1 500~2 000 mL 温水，术前 1 日下午 4 时开始口服，首次喝至有饱胀感，稍后视可承受程度将余下液体追加喝下，再饮 1 500~2 000 mL 温水，直到排出无渣的清水样便，当喝完泻剂后仍有便渣时可继续增加喝水量。

5）口服硫酸镁：术前 1 日下午 4 时 25%硫酸镁溶液 200 mL 口服，10 分钟后口服 5%糖盐水 1 500 mL，2 小时内服完，直到排出无渣的清水样便，当喝完泻剂后仍有便渣时可继续增加喝水量。

6）口服甘露醇：20%甘露醇溶液 500 mL，术前 1 日下午 4 时开始口服，先服 20%甘露醇溶液 250 mL，然后喝水或糖盐水 1 000 mL；再服余下的 250 mL，然后喝 1 000 mL 以上液体，服用液体量的多少以排出清水样便为度。

（2）清洁灌肠：对于不能耐受口服泻药或口服泻药后出现呕吐及年老，体弱，心、肺、肾疾病患者可选用术前晚及术晨清洁灌肠。

（张晓楠）

第四节　肠造口术后评估及护理

一、造口手术后早期护理

成功协助患者接受造口是对护士的一个挑战，因为除了给予基础护理外，护士更要给予患者心理支持、提升患者的自我形象及引领患者回归社区活动，过有信心、有质量的生活。最理想的是护士能在患者听到有癌症需要做造口手术前便开始与患者进行接触及认识，循序渐进地讲解手术及造口情况，对患者进行整体的生理及心理评估，也可预先向患者介绍造口产品及造口护理知识，这一切对患者术后康复及自我形象改变的接纳都有很大的帮助。如果手术前未能认识患者，则在手术后尽早接触患者，提高患者对护士的信任。每个人虽然有不同的人生经历及感受，但当面对手术带来不明朗的前景时，都会感到彷徨及恐惧，特别需要别人耐心聆听及了解，而护士应该在他们需要的时候，给予关怀及支持。

二、手术后一般护理及观察

首要是协助患者保持良好的呼吸功能及监测生命体征。手术后可能发生的最大危机是休克及出血，护士应注意观察患者的生命体征，检查伤口敷料，如出现休克及出血等情况，及时报告并给予抢救。在病情稳定后，尽早协助患者取半坐卧位（约30°），指导患者作深呼吸及咳痰运动以保持气道通畅。同时要观察患者的出入量、电解质的平衡情况。早期患者禁食，留置胃管进行胃肠减压。患者需要静脉营养支持，所以准确观察及记录患者的出入量，维持电解质的平衡及营养是很重要的：一般手术后2~3日，随着胃液减少，胃肠功能恢复，胃管可以拔除，之后患者便开始饮少量清水，并渐进式进食流质饮食如粥水、半流食（如稀饭、面条）、普食（如米饭），静脉输液也停止。

同时注意评估伤口疼痛程度，必要时按医嘱给予镇痛剂，并在进行更换床单、床上浴等基础护理及协助患者转换体位时，动作要轻柔，以减轻疼痛及促进患者的舒适。当患者充分休息及疼痛减轻时，鼓励患者于术后24~48小时下床活动，早期活动可减少术后并发症，并确保早日康复。

三、造口手术后特别护理及观察

（一）伤口方面

伤口在手术后48小时内可能会有轻微的渗血，所以护士要观察伤口渗液的颜色、量。若于短时间内伤口敷料渗血量大或有内出血症状应及时报告医生。有些伤口于手术后6~7日才出现出血，可能是由于缝线松脱或感染等原因。由于伤口较接近造口，护士应特别留意伤口敷料是否被大便或尿液污染，如有应及时给予更换伤口敷料，同时遵医嘱给予抗感染的预防。伤口缝线一般7~10日拆除。

（二）引流方面

引流的种类很多，但其目的都是将手术部位的积液、积血引出。注意观察引流液的颜色、量，并作记录。也需注意观察引流管周围是否有液体渗出，流出的渗液会刺激皮肤引致皮肤损伤，需要清洗及保护引流管周围皮肤。另外患者半坐卧位或坐位有利于引流，但需注意引流部位必须高过引流袋或引流瓶，防止引流液逆流。同时做好引流袋/引流瓶的悬挂及固定，以防患者转动体位时牵拉引流管而致脱落；注意保持引流通畅，指导患者勿压迫管道或使管道扭曲，注意评估引流管是否有血块或黏液阻塞现象，如有此情况要及时报告医生处理。引流袋/引流瓶的引流量会逐渐减少，一般术后 5~7 日便可拔除。

(三) 造口方面

1. 造口的评估

(1) 造口的类型：常见的造口类型是回肠造口、结肠造口、泌尿造口、输尿管造口等等。造口的模式分为单腔的、袢式的、双口式的、分离的。

(2) 造口的大小：测量造口的长度和宽度，并测量造口突出的高度。

(3) 造口的形状：可以是圆形、椭圆形、不规则形、蘑菇形。

(4) 造口的高度：可能与皮肤齐平，也可能是突出的，一般造口的高度 1~2 cm。

(5) 造口的血运情况：造口正常的颜色是粉红色、淡红色或牛肉红色，并有光泽、湿润。手术后初期有轻微水肿，水肿状况会于术后约 6 周内逐渐减退。不正常的颜色是紫红色、淤红色或黑色，要留意造口的黏膜是否出血或有坏死组织情况等。

(6) 观察造口黏膜与皮肤缝合处的缝线有无松脱而导致出血或分离。

(7) 造口的支架管：通常用于袢式的回肠及结肠造口，一般于术后第 7 日拔除。要观察支架管是否有松脱或太紧压伤黏膜及皮肤。泌尿造口通常有 2 条输尿管支架管，用以将尿液引出体外，输尿管支架管一般 10~14 日拔除。

2. 造口周围皮肤

正常情况下造口周围皮肤平坦，没有下陷现象；皮肤完整干燥，无皮肤损伤、溃疡等情况出现。

3. 造口的排泄物

注意观察造口排泄物的量、颜色等。回肠造口及结肠造口初期排出多是黏液或俗称"潺"，随后会有气体排出而没有其他排泄物"粪便"，主要原因是手术前已进行肠道清洁，而手术后未曾进食。当渐进式进食开始后，排泄物便会渐渐地排出，排泄物会因食物形态而改变。如食物是流质，排泄物也较稀和次数频密，饮食正常、体能恢复后，排泄物会转为条状或固体，排泄物次数会相继减少。通常回肠造口排泄物较为稀软，而结肠造口排泄物多为固体状。泌尿造口初期排出的尿液多呈微红色及伴有黏液，随着饮水量增加，渐转为一般的黄色尿液及没有黏液。

(四) 心理护理

患者虽然于手术前已知需要做造口，但他们仍会抱一丝希望，寄望最后是不需要做造口或只是暂时性的造口。护士如能在患者术后回病房时告诉患者造口已形成，会帮助他们早日面对现实及减轻不必要的焦虑。第一次更换造口袋或患者学习护理造口时，护士可先用空气清新剂以消除粪便/尿液气味，清洁造口及周围皮肤后才让患者观看造口，这会增加患者接受造口的信心。要给予充足的时间及渐进式地教导患者护理造口，这会协助患者恢复自信及独立性。尽早让患者参与造口护理，同时鼓励患者家属多支持和帮助患者。组织已做造口患者探访会增强患者接纳造口的信心，有利于患者康复。

四、造口术后早期并发症的观察与护理

一般手术后可能发生并发症（如休克、肺栓塞、呼吸困难），可参考其他外科书籍，这里不详述。造口手术后早期可能发生的并发症，可分为肠道手术后的并发症及造口的并发症。

（一）术后肠道并发症

1. 肠麻痹

长时间的手术、使用大量麻醉药及行造口时触摸及刺激肠管等都会引致肠蠕动缓慢、甚至停顿。患者表现为嗳气、恶心、呕吐及腹胀，腹鸣音减弱或消失及无排气或排便。一般需要留置胃管行胃肠减压，以便减轻腹胀情况。

2. 肠梗阻

肠梗阻原因主要是肠粘连、肠吻合口狭窄或大便堵塞。根据严重程度可分为不完全性和完全性梗阻。梗阻初期肠鸣音活跃或高调，可伴气过水音。梗阻进展后肠鸣音渐渐减弱，甚至停顿。一般留置胃管行胃肠减压会减轻肠梗阻症状，严重及持续性梗阻则需要手术以防止肠坏死及肠穿孔发生。

3. 吻合口漏

患者常出现腹痛、腹胀、发热、心率加快、局部性或者弥漫性腹膜炎的症状和体征，有时表现为突然发生的弥漫性腹膜炎和休克。引流管引出浑浊液体（如稀便、尿液），发热（体温持续≥38.0 ℃）。观察到这些情况需要立即通知医生，及时做好相应处理。

（二）术后造口并发症

1. 造口水肿

主要是手术时，造口肠黏膜受创伤令造口容易水肿，而颜色可能为淤红色；或由于造口底盘开口太小，压迫造口所致。手术后应使用透明造口袋，方便观察异常情况。造口底盘裁剪的开口比造口大 4~5 mm，避免压迫造口。一般手术后约 6 周水肿会渐渐退减，颜色也转为鲜红色，此时将造口底盘裁剪的开口比造口大 2~3 mm 便可。如果水肿情况持续严重，则要通知医生处理。

2. 造口缺血

供应造口的血管可能在手术期间受到创伤，令造口受到暂时性缺血，造口颜色呈深红色。轻微及短暂缺血只需观察，清洁造口时注意清除坏死造口肠黏膜，重现鲜红色造口。严重造口缺血可能是因为外科手术所导致，通常在手术后 1~2 日观察到造口呈黑色，需要立即通知医生处理。

3. 造口出血

造口肠黏膜像口唇一样容易破损出血，只需轻轻在出血处加压便可。另外造口黏膜与皮肤缝线之间也可能有出血情况，可尝试在出血处加压 5~10 分钟，如情况持续，可撒上护肤粉或使用藻酸盐敷料再加压止血。如从造口流出血液，则需要立即通知医生处理。

4. 造口回缩

造口与皮肤缝线太紧会令皮肤凹陷不平，皮肤受大便或尿液浸渍太久便容易损伤。可用防漏膏填平凹陷不平处，预防渗漏，避免皮肤损伤。另外也可选用凸面底盘填平凹陷不平

处。手术后腹部肿胀会使造口严重下陷，甚至缝线部分或全部脱落。这种情况需要密切观察及护理，先要评估回缩的程度，如果是部分缝线脱落及轻微回缩，在造口周围皮肤填补防漏膏才贴上造口袋。如果全部缝线脱落及造口严重回缩，则需要立即通知医生处理。

（郭庆杰）

第五节　造口底盘发生渗漏的护理

造口没有控制功能，造口患者需要佩戴造口袋来收集从造口排出的尿液或粪便。造口底盘粘贴稳固，将会增强患者生活的信心，提高造口患者的生活质量。造口底盘发生渗漏可使患者出现尴尬，自尊心受伤害；同时频繁更换造口袋也会增加患者的经济负担，甚至容易引起皮肤的损伤，增加患者的痛苦，影响生活质量。

一、造口底盘发生渗漏的临床表现

患者主诉有粪便或尿液从底盘的某一点位置渗漏出来，造口底盘粘贴不牢固。有些患者每日需要更换造口底盘（两件式）或造口袋（一件式）4~6次，甚至次数更多。

二、造口底盘发生渗漏的原因及护理对策

（一）造口护理技能差

1. 原因

患者受生理性因素的影响，如手的灵活性差、视力差等原因或者造口自我护理不熟练等因素的影响，使患者未能将造口周围的皮肤清洁干净，造口周围皮肤不干爽等导致造口底盘粘贴不牢固或造口底盘与皮肤之间粘贴不平稳出现缝隙等而发生渗漏。

2. 护理对策

（1）手的灵活性和视力差的患者：①造口治疗师或护士需要耐心指导；②需要给予更多的时间进行造口护理的训练；③尽量选择操作简单的造口袋，如一件式会比两件式的操作简单；选择已剪裁好的造口袋；④视力差的患者建议佩戴眼镜或学习触觉技术；⑤鼓励家属提供支持和帮助；⑥使用开口袋的，尽量不使用便袋夹来固定，可以考虑使用橡皮筋或粘贴条来固定开口。

（2）造口自我护理不熟练患者：①在造口治疗师或护士的指导下进行反复多次的自行操作，每次操作时造口治疗师或护士多给予鼓励、赞扬的话语，以增强患者自我护理的信心；②给患者提供操作流程；③难以看见造口的患者，指导换袋时使用镜子帮助。

（二）造口袋过度涨满

1. 原因

造口底盘粘贴在造口周围的皮肤上，承受的粘贴能力有一定限度，如造口袋过满而未能及时排放，造口底盘因受重力的影响而容易脱落。如果造口排气过多，造口袋气体胀满同样会导致渗漏。

2. 护理对策

（1）排泄物水样或较稀的，指导患者当造口袋1/3满时便要清放；排泄物为固体的则

— 211 —

应在每次排泄后清放。

（2）排气过多的患者，建议选用带有碳片的造口袋；指导减少进食容易产气的食物。

（三）造口袋使用过久，不及时更换

1. 原因

由于造口袋价格较贵，很多患者特别是老年患者为了节省费用，造口袋粘贴使用时间长，造口底盘达到饱和仍然继续使用。少数患者发现渗漏后，在渗漏位置粘贴胶带继续使用。

2. 护理对策

（1）告知患者，造口底盘吸收功能是有限度的，如粘贴过长，甚至渗漏还继续使用，不但会漏出粪臭气味或尿味，影响周围的人，同时渗漏也会弄脏患者的衣物，甚至会引起周围皮肤的并发症，如皮炎、增生等。

（2）建议患者造口底盘一般每隔 3~5 日更换 1 次，尽量不超过 7 日，尤其是回肠造口和泌尿造口者，出现渗漏随时更换。

（四）造口袋选用不恰当

1. 原因

造口周围皮肤出现凹陷的患者选用两件式平面底盘或一件式非凸面造口袋，致使底盘的粘贴面容易翘起，无法与皮肤完全接触，排泄物容易从底盘下渗漏。

2. 护理对策

造口周围有凹陷，建议使用两件式凸面底盘或一件式凸面造口袋，使用凸面底盘配合佩戴腰带，效果更好。必要时在凹陷区域使用防漏膏或防漏条、垫片等垫高后再粘贴造口底盘。

（五）体形改变

1. 原因

患者造口手术后解决了疾病的痛苦，同时很多患者手术后在家休养，营养补充加强，而缺乏锻炼，因而容易使体重突增，引起腹部膨隆，难以看见造口或出现造口回缩现象，影响造口底盘粘贴的稳固性；而肿瘤无法切除仅行造口手术的患者往往因肿瘤的发展，体重逐渐下降，随着病情的进展，体重有可能猛烈下降，导致造口周围皮肤出现皱褶而影响造口底盘粘贴的稳固性。

2. 护理对策

（1）难以看见造口的患者，建议更换造口底盘或一件式造口袋时使用镜子帮助。

（2）造口回缩者建议使用凸面底盘，另配戴腰带或腹带；造口周围有皱褶在粘贴造口底盘时先用手将皱褶部位的皮肤拉紧再粘贴底盘，必要时在皱褶部位粘贴防漏条或补片。

（3）体重过度增加者建议减肥，过度消瘦患者鼓励多进食高蛋白、高脂肪的食物。

（六）体位和活动改变

住院期间患者大部分时间卧床，平卧位时很难发现造口周围有凹陷和皱褶，因此很少发生渗漏。患者出院回家后下床活动较多，通常采用坐位和站位，造口周围皮肤容易出现凹陷和皱褶而发生渗漏。

（1）建议患者定期随访，特别是手术后 1 个月内最好能回院复查 1 次。

（2）认真评估患者造口及其周围情况，指导选择合适的造口底盘或一件式造口袋。

（3）重新指导患者造口护理技能。造口周围皮肤有皱褶，可用防漏膏填满凹陷处再贴造口袋，也可用造口底盘裁减下来的材料填平凹陷处（补片）。必要时可指导患者在裁剪好的底盘内圈处每间隔 1 cm 裁剪一个小切口，使底盘有良好的顺应性，能较好地粘贴在造口周围的皮肤上，防止渗漏。

（七）造口位置差

由于手术前没有进行造口位置的选择，造口开在患者看不见的位置或在髂嵴旁，粘贴造口底盘的难度大，影响了造口底盘的稳固性。

（1）做好预防是关键，术前实施造口定位。

（2）认真做好评估，根据造口及其周围情况指导选择合适的造口底盘或一件式造口袋。

（3）耐心指导患者掌握造口护理技能。

（八）造口或造口周围并发症

造口回缩、造口脱垂或造口旁疝、造口周围皮肤破损等并发症的存在，增加粘贴造口底盘或一件式造口袋的难度和影响造口底盘粘贴的稳固性。

（1）建议患者定期随访。

（2）针对相应的并发症，给予预防和护理指导。

（3）根据造口及其周围情况指导选择合适的造口底盘或一件式造口袋。

（耿健鹏）

第六节 肠造口周围并发症的预防及处理

一、肠造口周围皮肤并发症的预防及处理

肠造口术的目的是重建患者正常的排泄功能或为治疗上所必要施行外科手术的结果，以期延长患者生命，若肠造口周围皮肤时常受损，甚至溃疡发生，不仅造成粘贴造口袋困难，更会严重影响患者对肠造口的自我控制感。幸运的是，造口用具一直在日新月异的改良中，相比 50 年前担心渗漏问题的造口产品，目前的造口材质已有显著进步，但肠造口周围皮肤的并发症仍是目前患者常见的问题之一。因此正确地选用造口用具、有效预防及妥善处理造口周围皮肤并发症，是肠造口护理十分重要的一个环节。

（一）肠造口周围皮肤受损的相关因素

人体健康皮肤由表皮层及真皮层组成，皮肤表层酸碱值（pH）在 4.5~6.8 时可避免细菌、病毒感染；皮脂能保持皮肤湿润，防止体内水分及电解质的损失，预防化学性、物理性及辐射线的刺激。但当皮肤暴露在潮湿物质中，如尿液、粪便、汗液或伤口分泌物时，皆会造成皮肤受损或皮肤炎症问题，尤其肠造口周围皮肤更需特别当心，因长时间粘贴造口底盘及暴露在尿液、粪便、汗液浸润的环境中，皮肤的弹性与质地会下降，较容易造成皮肤受损，因此了解造成肠造口周围皮肤受损之相关因素是十分重要的。

1. 皮肤湿度

汗液、尿液及液态粪便（化学性刺激）的刺激、皮肤通透性差、清洗皮肤后未待皮肤

干爽即粘贴造口底盘或使用不透气材质的胶布等，皆易造成皮肤潮湿，而造口底盘渗漏浸润将会使皮肤变得薄、脆，因组织耐受力变差容易导致皮肤出现受损溃疡问题。

2. 皮肤酸碱度（pH）

尿液或粪便会改变皮肤酸碱度，当酸碱值接近 7.1 时会对局部皮肤造成伤害。大量尿素和氨促使皮肤酸碱值增加至 8 以上。而随着时间延长，皮肤酸碱值越偏碱性，造成皮肤受损问题也会增加。

3. 清洁

清洁皮肤时若选用药液性清洁液或碱性肥皂，易刺激皮肤。若选用粗糙质料之纱布或用力擦洗，会增加表皮摩擦力，使皮肤的保护力下降，甚至破损。而清洁皮肤的水温过高，则会造成皮肤过度干燥。

4. 排泄物刺激

患者肠造口周围的皮肤若长时间处于潮湿环境中，并发渗漏问题，易使皮肤酸碱值上升，造成皮肤炎症。而临床上发现造口袋的渗漏时常和造口位置不佳有关，排泄物的持续渗漏造成皮肤溃疡破损，患者疼痛不堪，其中排泄物刺激皮肤严重度以回肠造口的水样便最严重，其次为膀胱造口的尿液或糊状粪便，而成形粪便对皮肤的伤害性较小。

5. 个人皮肤状况

随着年龄增长，皮下脂肪减少、真皮层变薄、弹性纤维减少，会造成皮肤的弹性与饱满度下降，免疫力降低；当肠造口周围的皮肤损伤时，细菌易在皮肤损伤处生长繁殖，更增加感染的危险性。而患者本身的疾病，如红斑狼疮等免疫力缺损、糖尿病也易增加感染概率，影响整体的皮肤状况，不可忽视。

6. 微生物生长

皮肤长时间受尿液、粪便及汗水刺激，使用不当的隔离产品，选用不适当的造口底盘、不透气胶布等，皆容易增加菌落生长和感染的机会。而肥胖者的皮肤皱褶处易积存污垢。

7. 造口产品选用不当

目前造口厂商所制作的造口用具种类繁多，包括一件式造口袋、两件式造口袋、垫高环、防漏膏、皮肤保护粉、腰带、防漏条、不含酒精的皮肤填补胶、皮肤保护霜等。若选用不适当的造口产品常会使造口底盘的保护皮与皮肤密合度差，排泄物容易渗漏刺激皮肤，需频繁更换造口底盘，造成皮肤耐受力下降。因此建议肠造口底盘更换时机为回肠造口 3~5 日，结肠造口 5~7 日，但实际上仍要视患者排泄情况调整。常见影响造口袋粘贴时间长短的因素有底盘密合度、天气闷湿、皮肤易流汗、周围皮肤有瘢痕、腹部脂肪皱褶、饮食、活动度等。

（二）肠造口周围皮肤并发症的种类与护理原则

研究指出，肠造口并发症中周围皮肤并发症的发生率为最高。患者有时来医院求治，时常抱怨有皮肤破损、疼痛、发痒及起皮疹等诸多情形，使造口用具无法有效、稳固地粘贴于腹部皮肤上，导致排泄物泄漏问题，使患者感到羞耻、肮脏，缺乏自信心而退缩，严重影响其日后身心恢复的效果。因此，造口治疗师常需要协助患者及家属评估造口袋渗漏的因素，适时向患者提供肠造口评估及处理造口周围皮肤并发症的技巧，减缓皮肤破损的发生。

1. 造口周围皮肤浸润破损

常见于造口位置设置不当或腹部皮肤不平整，造口用具与皮肤之间粘贴的密合度差，排泄物由造口底盘处漏出而刺激周围皮肤，引起皮肤痒、溃烂、红肿、疼痛，甚至排泄物会浸渍至肠造口旁的手术切口上，造成伤口污染。

预防的方法最重要的是造口治疗师于术前提供正确的造口定位，以减少因造口位置选择不佳而发生术后自我护理的困扰。肠造口位置原则上应该在患者的视线之内，避开骨隆突，腹部凹凸不平的皱褶、瘢痕处，更重要的是需考虑患者日常生活活动时的姿势是否影响造口袋的粘贴稳固性；在腰部两侧较易出现皮肤皱褶缝隙，造口袋粘贴困难性较高，所以术前肠造口定位应避开此位置，使患者在居家中护理肠造口问题减少到最低，加强患者自我护理造口的信心，进而提升其生活质量，使其能早日恢复原本的生活方式。

但临床上急诊手术时，常无法做到术前定位，因此术后在教导患者或家属造口袋粘贴技巧时，需特别注意患者的坐、平躺、侧卧、弯腰等姿势，指导他们如何评估腹部不平整的地方，针对腹部凹陷不平之处，利用可裁剪的造口保护皮、防漏条或者防漏膏填补凹陷处，防止患者姿势改变时发生渗漏。

而造口周围皮肤浸润破损也和患者本身的造口状况有关，如造口回缩，易增加造口用具粘贴的困难度，此时若患者因经济状况选择价格较低廉的一件式或两件式底盘，而舍弃垫高环的使用，就较易发生造口袋频繁渗漏，故依照造口类型选用适合的造口用具，是有效预防皮肤问题产生的第一道防线。

在粘贴造口袋时，应测量肠造口的直径，底盘的剪裁要大于肠造口直径 2 mm，若底盘裁剪过小，易影响患者肠造口的血液循环；若底盘裁剪过大，排泄物会持续浸渍裸露的皮肤，造成患者周围皮肤浸润疼痛。故裁剪适当大小及形状的造口底盘，使用保护皮填补肠造口周边皮肤空隙，以达到全面有效的皮肤保护。

临床上，回肠造口较结肠造口更易发生皮肤问题，因回肠造口排泄物为水样便，内含有大量的消化酶，易腐蚀造口周围的皮肤，因此教导患者预防为主的造口护理观念是相当重要的。

2. 接触性皮肤炎

多由于造口用具选择不适当或是在清洗皮肤过程中未将清洗剂擦拭干净，以致引起皮肤的问题，常见脱皮、发红。其护理原则为评估造口用具是否适当，了解患者及家属造口周围皮肤的清洁方式，是否有使用优碘、沙威隆、过氧化氢、酒精等消毒液擦拭。清洗肠造口周围皮肤，只需用弱酸性沐浴液及普通清水即可，务必将残余的泡沫或者残胶清洁干净，最后还需将周围皮肤擦拭干后才可粘贴造口袋。

临床上，也有患者因造口底盘粘贴过久，如粘贴天数达 7 日以上，加上天气闷热，皮肤流汗，患者对胶布出现过敏反应，无法有效透气，故轻则常发现底盘周围及胶布粘贴之处皮肤出现瘙痒、发红等症状，严重者皮肤会有浸渍、溃疡的状态。预防方法为指导患者定期更换造口底盘，且对胶布易过敏的患者，建议使用全造口保护皮材质的底盘，周围皮肤尽量选择透气、胶质温和的胶布粘贴；若遇到天气闷热时，勿出门太久，可选择待在有空调的室内。严重溃疡的皮肤治疗方法以保持干爽为原则，每次更换造口底盘时用生理盐水清洁皮肤及擦干后，可先用水胶体敷料后，再贴造口底盘；周边胶布粘贴处可再依医师处方涂抹类固醇的药膏治疗炎症反应，若大范围的伤口则不建议涂抹药膏以免影响底盘黏着度，可使用喷雾式皮质类固醇。

过敏性皮炎患者，通常大部分是因特异体质对某些造口底盘过敏，其临床表现为皮肤发红、温热，通常范围与造口底盘的形状相同；若过敏反应剧烈时，则会出现皮肤痒、水疱，甚至灼热感。现今市面上造口用具厂商不下六七家，每家厂商的底盘保护皮的成分虽大同小异，但是针对某些特异体质患者，最好在手术前能先做皮肤过敏测试：即将所有厂商的保护皮各剪一小块贴于患者腹部皮肤上，评估患者皮肤是否有红、肿、痒、烧灼感或其他过敏反应（皮肤成斑试验时间可分为 24、48、72 小时）；并给予选择两种以上最适当的保护皮，于术后开始做肠造口护理时有两种以上不同厂牌的造口底盘交替更换使用，可减少患者对造口保护皮产生敏感性。若对任何厂商的造口底盘都过敏，则建议两种处理方式：第一可先贴水胶体敷料保护皮肤后，再贴造口底盘；第二为两种不同厂商的造口底盘交替使用或者降结肠造口患者选择结肠灌洗法，不需粘贴造口袋。

其他过敏的情况还可表现为造口底盘裁剪的开口边缘有一圈红斑，此多因患者对防漏膏过敏，因为防漏膏内含有酒精成分，有些人会对酒精过敏。处理上不可再使用防漏膏，改用防漏条或皮肤保护粉喷撒于肠造口周围 0.2 cm 缝隙处即可。而少部分的人则对造口腰带、束腹带过敏，出现皮肤发痒的症状，此时建议在腰带、束腹带内铺上棉质的手帕或毛巾，隔绝与皮肤的接触及减少摩擦。

3. 念珠菌感染

肠造口周围皮肤感染念珠菌，与造口种类并没有直接的关系。通常发生在患者免疫力较差、口服抗生素或是造口底盘容易渗漏时。当造口底盘与皮肤的密合粘贴性差时，排泄物便会渗进底盘的缝隙中，念珠菌利用温暖、湿润的环境繁殖导致皮肤伤害。念珠菌感染起初表现为皮肤瘙痒，若未及时清洁皮肤及用药膏治疗，即会出现白色疹子的脓疱及界线清楚的皮肤红斑，皮肤会奇痒无比。其鉴别诊断除了靠临床症状外，还可通过皮肤刮除法，从高倍显微镜下观察染色的 10% 氢氧化钾菌丝及芽胞形状来确诊。

念珠菌感染预防方法是需重新评估患者的造口底盘选择是否适当，以免周围皮肤受到排泄物污染；粘贴造口底盘的皮肤区域若有毛发时，需指导患者用剪刀剪除毛发，不可用剃刀剃除；更换造口底盘时需用弱酸性沐浴液将皮肤清洗干净后擦干；平时若出现造口底盘渗漏即应马上重新更换。当出现白念珠菌感染时，建议于每次更换造口底盘时，使用医师处方耐丝菌素抗真菌药物于皮肤上，且持续使用 2~3 周，千万勿当症状改善即立即停药，以免影响治疗成效。

4. 放射线损伤

患者接受放疗后，放射线会引起肠造口及其周围皮肤损伤。通常放疗时都会以铅板覆盖、保护肠造口，所以因放疗引起肠造口损伤较少见。放射线损伤造成的皮肤炎，可发现患者造口周围皮肤真皮弹性纤维组织受损，皮肤表层变薄及破皮；皮肤末梢微小血管受损，使皮肤呈现发红状态，时日过久便会出现皮肤黑色素沉淀、纤维化、肥厚欠弹性。

放疗期间皮肤护理非常重要。在急性期预防肠造口处再受伤害，应避免使用刺激性物品，如油脂类、有机溶剂。患者接受放疗时，需用铅板覆盖在肠造口处。此外，可建议患者于治疗期间使用较柔软的卡拉亚材质的造口袋，以避免因用力撕除造口底盘造成二次皮肤破损。肠造口周围皮肤已溃烂时，则需先使用藻酸盐敷料或亲水性纤维敷料覆盖吸收伤口渗出液，再用水胶体敷料粘贴后，再粘贴造口袋；需密切监测敷料吸收伤口分泌物后的情况，给予适时伤口换药，及早更换造口袋，以免造成再度伤害。

5. 毛囊炎

毛囊炎顾名思义是毛囊发炎，与患者本身有体毛有关。患者常会抱怨撕除造口袋时，会有毛发拉扯的疼痛感，故他们常用剃刀刮除体毛，太频繁的刮毛会伤害毛囊。

其临床症状若为造口周围皮肤毛囊处出现红疹则是初期刺激造成，此时，需教会患者当周围皮肤有毛发时，用剪刀将其剪平，不可用剃刀剃毛，以免伤到皮肤的毛囊。教导患者撕除造口袋时，一手按压皮肤，一手缓慢撕除造口底盘；若底盘粘贴过紧，不易撕除时，则用湿纱布先湿敷几分钟后再移除。避免使用过多及黏性过强的防漏膏，以免造成更多伤害。如果毛囊出现脓疱时，应怀疑是否有真菌或金黄色葡萄球菌感染，并针对具体菌种，遵医嘱使用抗炎的粉剂药物。

6. 尿结晶

正常泌尿造口排出的尿液酸碱值（pH 值）呈弱酸性 5.5~6.5。而尿液结晶的发生与饮食中摄取较多碱性食物有关，如水果及蔬菜类，再加上水分摄取不足所引起。其临床表现为造口周围皮肤一圈白色，有砂砾状的沉淀物。

预防方法：建议泌尿造口患者平时可多吃酸性食物，如肉类、燕麦、面包、蛋及面类等，增加水分摄取 2 000~2 500 mL/d。有研究指出多喝蔓越莓汁也可酸化尿液。平时，在更换造口尿袋时，皮肤宜用弱酸性沐浴液将少许的沉淀物清洗及擦拭干净，若不易将结晶清洁干净，可用 1 : 3 的食用醋加水的稀释液湿敷后擦拭或用稀释的小苏打水擦拭。

7. 增生

紧邻造口周围皮肤区域出现疣状突起，通常在泌尿造口或回肠造口等潮湿的环境下才会引起，加上造口底盘裁剪过大，造口周边皮肤长期浸泡在尿液及水样便里，皮肤会有发红、溃疡、疼痛问题。长时间影响之下，便会演变成湿疣状似的皮肤组织增生，围绕在造口边缘。

护理：重新评估肠造口状况，患者的造口用具是否适当，了解患者粘贴造口用具操作步骤，并重新给患者进行示教。增生皮肤的处理，则需配戴凸面造口底盘将增生压迫，如增生的皮肤有糜烂，可以使用皮肤保护粉以吸收渗出液。而对于上皮严重增生的患者，建议手术治疗。

8. 皮肤癌细胞蔓延

当造口周围皮肤出现癌细胞蔓延时，造口及周围皮肤组织的评估是相当重要的。常见皮下组织摸到硬块，按压患者肠造口周围皮肤主诉会有疼痛感，有些患者若是肿瘤细胞侵犯到肠道，便会造成肠道出血的可能。要确诊是否为癌细胞转移，则需对病灶的皮肤进行病理切片检查才可确诊。由此可知，肠造口患者于癌症末期由于癌细胞蔓延，往往易造成肠造口周围组织的变化，护理人员评估其护理的方式需相当的谨慎小心，以防患者受到伤害。

若周围皮肤癌细胞仍潜藏于皮下组织，因外观上无伤口，如粘贴一件式造口袋时，须选用较柔软、胶质温和、撕除时黏性不可太强的造口用具，如卡拉亚材质，以防肠造口周围皮肤癌细胞组织受到损伤。造口底盘口径裁剪时须比肠造口周围皮肤癌细胞组织大，不可压贴到癌细胞的组织，以防造成出血。但若患者无法适用卡拉亚造口袋，为避免两件式造口袋在密合袋子时按压皮肤造成疼痛，可先密合底盘与袋子，再粘贴于皮肤上；若肿瘤已浸润上皮细胞及周围淋巴、血管造成的皮肤溃疡或形成瘘管时，在护理上是极富挑战的。

在更换肠造口用具时发生出血，可用一块小纱布包着小冰块直接放在癌细胞组织的出血点，其对小的出血点有止血作用或用海藻片敷盖于流血处；若流血严重时除医疗上的止血外，则建议粘贴伤口无菌引流袋，随时注意伤口出血状况。而结肠灌洗患者于灌洗时造成肠造口周围皮肤癌细胞处流血或有血便回流时，则不可再进行结肠造口灌洗。

9. 肝门静脉高压征象

肝门静脉高压征象是门静脉压力过高，造成腹部微血管静脉曲张，临床上造口周围皮肤呈现薄、透，清晰可见辐射状的蜘蛛丝，因患者并不会有任何疼痛感，所以当发现时，常是因小血管爆裂造成出血而紧急就医。此时首先要确诊出血的位置。小量出血，可运用冰敷，按压止血点；如大量流血，需用医用止血棉。进一步分析其出血量、时间、近期出血的频率。

护理原则：肠造口患者若并发有肝硬化或腹腔积液，不可使用垫高式造口用具，因为此时腹部微血管及皮肤非常脆弱，而垫高环对肠造口周围皮肤所造成的压力过大，易造成皮肤损伤，造成出血的可能；需选用较柔软的卡拉亚材质造口袋或一件式造口袋，造口袋内层擦凡士林软膏，勿让肠造口黏膜直接接触造口袋，以减少造口黏膜与塑料质接触产生的摩擦。

10. 银屑病（又称牛皮癣）

少数患者因皮肤状况差，易对造口底盘的成分产生反应或撕除底盘时产生皮肤刺激，角质细胞过度增生、角化，角质细胞会开始剥落，造成一些类似像鳞屑状的银白色片状表皮受损，皮肤呈红斑状。治疗方法需依皮肤科医师处方用药，此病症因在临床上非常少见，建议多咨询皮肤科医师，并选择使用非黏性的卡拉亚材质的造口袋来降低皮肤损害。

（三）肠造口周围皮肤护理

正确的肠造口周围皮肤护理是有效预防肠造口周围皮肤并发症的保证。除了正确选用造口用具外，正确地撕除造口底盘、清洁肠造口周围皮肤及掌握准确的肠造口周边皮肤评估技巧，才能有效地预防及减少肠造口周围皮肤并发症的发生。

1. 撕除造口底盘步骤及注意事项

撕除造口底盘时，不可强硬撕下，必须一手固定造口底盘边缘皮肤，一手慢慢将造口底盘撕除。若不易撕除时可用湿的纱布湿润造口底盘边缘后再撕除；若造口底盘周围有粘贴纸胶布不易撕除时，可先用婴儿油或矿物油沾湿纸胶布，待1分钟后，婴儿油或矿物油的油质渗透过纸胶与其胶质溶合，撕除时则不易损伤皮肤。千万不可使用石油苯清去除胶质，以免皮肤受到伤害。

2. 肠造口周围皮肤正确的清洁方法

患者手术后1~2周：由于肠造口旁有伤口，而肠造口边缘缝线尚未吸收，所以清洗时应用生理盐水纱布将肠造口黏膜上的排泄物先擦洗干净，后用一块湿纱覆盖肠造口开口处，再用多块生理盐水纱布将肠造口边缘缝线清洗干净，最后清洁周围皮肤，并用干纱布擦干，才粘贴造口用具。注意在清洗肠造口过程中，动作须轻柔。

在居家造口护理时，需准备数块无纺布用清水将其沾湿，清洗肠造口周围皮肤，只需用弱酸性沐浴液（pH 5.5）及普通清水，以环状方式由外往内将肠造口周围皮肤清洗干净，需轻轻擦拭，不可太用力。务必将残余的泡沫或者残胶清洁干净，最后将周围皮肤擦拭干后，若有毛发需定期用剪刀修剪才可粘贴造口袋。平时保养方面，研究指出擦拭皮肤保护霜可稳定皮肤的pH，保持皮肤平滑，预防皮肤浸润红肿；或使用无痛性保护膜隔绝皮肤与造口用具的接触，也可舒缓长期使用造口用具所引起的皮肤干燥或过敏。

3. 肠造口皮肤的评估技巧

利用自然光或手电筒照亮观察肠造口周围皮肤，检查是否有红疹、破皮、溃烂或感染等，并详细记录位置、范围。除此之外，需与患者或家属详细讨论皮肤为何发生这样的情况，以协助患者明白其造口周围皮肤并发症的原因；观察造口排泄物的颜色、性质、次数、量和气味而判断皮肤受损是否因排泄物所致；观察底盘保护皮渗漏溶解的部位。正常情况下，撕除的造口底盘应该是平整、干燥的，若有排泄物残留于造口底盘上时，表示造口底盘与造口旁皮肤未密合粘贴，此时须详细检查造口周围皮肤是否有皱褶不平整，若有须以防漏膏或将肠造口保护皮剪成小片填平。

若肠造口位置设定在手术切口上，并发周边皮肤不平整时，缝线处需以薄装水胶体敷料粘贴以加强保护。造口边缘涂抹防漏膏，肠造口周边皮肤不平整处剪一小片保护皮覆盖，再粘贴一件式造口用具。

（四）小结

肠造口周围皮肤的并发症是一件让患者和家属相当困扰的事，不仅造成皮肤受损，更增加日后肠造口护理的困难和经济负担，患者心理也会因此受到影响，对人际关系感到退缩；若处理不好，甚至会影响患者的身心恢复。临床上，造口周围皮肤并发症的预防及处理，对造口治疗师而言，无疑是一种挑战。故造口治疗师不但需了解肠造口周围皮肤受损的相关因素及并发症种类，还要明确预防胜于治疗的重要性，教导肠造口患者及家属正确清洁、评估、保护肠造口周围皮肤是预防肠造口皮肤并发症的根本。而日后也需常留意患者及家属的护理技巧，适时向他们提供评估及处理造口周围皮肤并发症的技巧，减少皮肤破损的发生，提升患者的生活质量。

二、肠造口周围并发症的预防和处理

（一）造口旁疝

造口旁疝是最常见的肠造口周围并发症。造成造口旁疝的常见因素为肠造口周围的腹壁组织薄弱（高龄者、腹部多次手术者）、持续性腹内压增加（如打喷嚏、咳嗽、用力解便排尿等）、造口没有设置在腹直肌之上、肌膜切口过大导致腹壁肌开口扩大或裂开。

轻度者引起肠造口基部或周围隆起，严重者小肠会经由肠壁疝出或引起嵌顿性腹壁疝气或肠阻塞。

处理方式：教育患者不可提举重物，咳嗽时需用双手约束肠造口部位，以减少腹部压力。单腔乙状结肠造口或单腔降结肠造口如进行结肠造口灌洗者，需停止灌洗。使用普通腹带或束裤加以支持固定，以预防造口疝形成。造口用具宜选用一件式造口袋，避免选用两件式尤其凸面造口袋，减少在填贴或操作造口扣环与收集袋密合时，增加患者腹部用力问题。当无法改善时，需行外科手术矫正。腹部松弛厉害者，较易发生此问题，所以须特别注意。

（二）肠造口与腹部伤口形成瘘管

多因手术引起。患者营养不良、腹部伤口感染、糖尿病等因素也会造成腹部伤口与肠造口之间形成瘘管。有时结肠造口灌洗不当时也会造成瘘管形成。处理方式如下。

（1）先用无菌生理盐水将肠造口及伤口瘘管处彻底冲洗干净，以纱布擦干水分。勿用棉签擦拭，预防瘘管伤口变大。

（2）以新霉素软膏擦拭伤口瘘管处或用海藻类敷料覆盖伤口瘘管处。

（3）均匀喷撒皮肤保护粉于新霉素软膏上，若用海藻类敷料覆盖就不需喷洒皮肤保护粉。

（4）使用纸胶粘贴伤口处，再以防漏膏均匀涂抹在纸胶上，造口周边缝隙处用防漏膏填补，预防排泄物渗入伤口内或使用水胶体敷料粘贴伤口处，再以防漏膏均匀涂抹在水胶体敷料上。

（5）粘贴一件式造口袋。3日更换一次造口袋。露在造口袋外之伤口，每日换药两次或贴上伤口无菌引流袋，避免排泄物污染、促使伤口愈合。

（6）给予充分的营养，以促进伤口愈合。

（庄佳铭）

参考文献

[1] 杨艳杰，曹枫林．护理心理学[M].5版．北京：人民卫生出版社，2022.

[2] 李小寒，尚少梅．基础护理学[M].7版．北京：人民卫生出版社，2022.

[3] 姜丽萍．社区护理学[M].5版．北京：人民卫生出版社，2022.

[4] 何文英，侯冬藏．实用消化内科护理手册[M].北京：化学工业出版社，2019.

[5] 邵小平，黄海燕，胡三莲．实用危重症护理学[M].上海：上海科学技术出版社，2021.

[6] 尤黎明，吴瑛．内科护理学[M].7版．北京：人民卫生出版社，2022.

[7] 葛艳红，张玥．实用内分泌科护理手册[M].北京：化学工业出版社，2019.

[8] 任潇勤．临床实用护理技术与常见病护理[M].昆明：云南科学技术出版社，2018.

[9] 胡三莲，高远．实用骨科护理[M].上海：上海科学技术出版社，2022.

[10] 胡雁，陆箴琦．实用肿瘤护理[M].上海：上海科学技术出版社，2020.

[11] 陈凌，杨满青，林丽霞．心血管疾病临床护理[M].广州：广东科技出版社，2021.

[12] 熊云新，叶国英．外科护理学[M].4版．北京：人民卫生出版社，2018.

[13] 王霞，王会敏．实用肿瘤科护理手册[M].北京：化学工业出版社，2019.

[14] 李卡，金静芬，马玉芬．加速康复外科护理实践专家共识[M].北京：人民卫生出版社，2019.

[15] 邵小平．实用急危重症护理技术规范[M].上海：上海科学技术出版社，2019.

[16] 蒋红，顾妙娟，赵琦．临床实用护理技术操作规范[M].上海：上海科学技术出版社，2019.

[17] 李乐之，路潜．外科护理学[M].7版．北京：人民卫生出版社，2022.

[18] 曹梅娟，王克芳．新编护理学基础[M].4版．北京：人民卫生出版社，2022.

[19] 李俊红，叶丽云．实用呼吸内科护理手册[M].北京：化学工业出版社，2018.

[20] 冯岚，张雪梅，杨晓燕．脊柱外科护理学[M].北京：科学出版社，2021.